硬・軟組織
マネジメント
大全

ENCYCLOPEDIA OF HARD AND SOFT TISSUE
MANAGEMENT IN IMPLANT TREATMENT

石川知弘 著

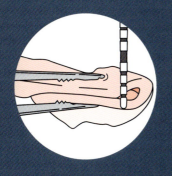
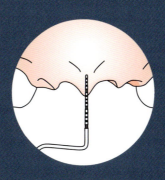
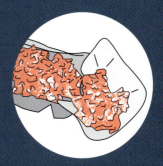
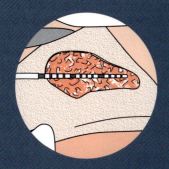
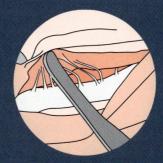
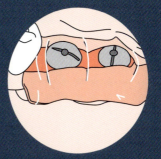

クインテッセンス出版株式会社　2024

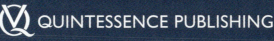

Recommendation

It has long been known that Dr. Tomohiro Ishikawa is a gifted clinician, and he has proven this in many lectures and publications. The fact that Dr. Tomohiro Ishikawa can achieve outstanding results, especially with very complex problems, is demonstrated by this book, which I was unfortunately unable to read due to a lack of understanding the Japanese language but was able to study the illustrations of in detail. Thanks to the detailed pictorial documentation, the reader benefits greatly from the author's extensive knowledge and experience. I would like to congratulate Dr. Tom Ishikawa on this book.

　石川知弘先生がすぐれた臨床医であることは以前から知られており、彼は多くの講演や出版物でそれを証明してきました。石川先生が、とくに非常に複雑な問題を抱えた症例ですぐれた結果を達成できるという事実は、この本によって実証されています。残念ながら、私は日本語が理解できなかったため本書を読むことができませんでしたが、臨床写真やイラストが治療の詳細を十全に伝えてくれています。詳細な図解のおかげで、読者は著者の豊富な知識と経験から大きな恩恵を受けることができます。親愛なるトム石川による本書の出版を祝福したいと思います。

Dr. Ueli Grunder
スイス・チューリッヒ近郊で歯科医院を開設。インプラント外科・補綴に関する多数の文献を発表し、多くの講演を行っている審美インプラント治療のパイオニアの1人で、スイス口腔インプラント学会、ヨーロッパ審美歯科学会の元会長。

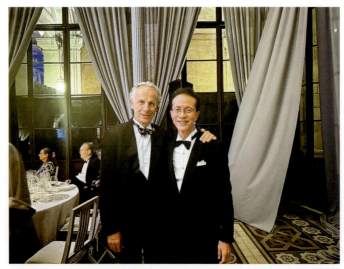

EAED（European Academy of Esthetic Dentistry）Porto 2024のGala DinnerにてGrunder氏と。

Dr. Ishikawa's latest work is an impressive textbook that stands out not only for its in-depth clinical expertise, but also for the way in which he addresses complex dental challenges. With a clear structure and a large number of spectacular clinical cases, the book provides a valuable contribution for any dental practitioner dealing with difficult initial situations and demanding treatments. It is remarkable how he reconciles the principles of tooth preservation with the latest advances in implant dentistry - a true masterpiece of clinical finesse and methodological precision. A must-have for anyone who wants to get to grips with the cutting edge of modern dentistry.

　石川先生の最新作は、臨床に関する深い専門知識だけでなく、複雑な歯科治療の課題への取り組み方においても際立ったすばらしい教科書です。明快な構成と多数のすぐれた臨床例により、本書は困難な初期状況や高度な治療に取り組む歯科医師に価値ある貢献を果たしています。歯の保存の原則とインプラント歯科の最新技術をどのように調和させているかは注目に値し、臨床的な巧妙さと方法論的な正確さが結実した真の傑作といえるでしょう。現代歯科医療の最先端を理解したい方には必携の1冊です。

Dr. Arndt Happe
ドイツ・ミュンスターで歯科医院を開設。2023年からはウルム大学（ドイツ）で研究と教育をこなす傍ら、審美治療やインプラント治療、軟組織マネジメントに関するレクチャラーとして国際的に活躍している。

The only thing that I can say is that it is excellent work. Beautiful, very well documented. CONGRATULATIONS, Dr. Tom.　I am looking forward to seeing you soon.

　私に言えることは、すばらしい作品だということだけです。美しく、そして非常によく記録されています。石川先生、おめでとうございます。またすぐにお会いできるのを楽しみにしています。

Dr. Istvan Urban
ハンガリー・ブダペストで歯科医院を開設。数多くの硬・軟組織マネジメントに関する論文を発表し、従来のGBRに対する概念を変えた世界のトップランナーの1人。

前書き

筆者が歯科医師になった1988年頃、インプラント治療はまだ一般的ではなかった。現在、インプラントといえばオッセオインテグレーテッドタイプであるが、当時はいくつかあるインプラントの種類のうちの1つとして認識されていた。その後、短期間にその他のインプラントは淘汰され、欠損補綴の画期的な治療法として広まってきた。現在では、すべての歯学部でカリキュラムに含まれ、インプラント治療の科学性に異を唱える者はいなくなり、患者自身がインプラント治療を希望して来院されることも少なくない。

当初は残存する骨にインプラントという異物をできるだけ慎重に埋入し、オッセオインテグレーションを獲得することが主たる目標であったが、その治療計画は外科主導の埋入から補綴主導へと変遷を遂げてきた。埋入のタイミング、組織の造成や荷重プロトコルなど、報告当初は特殊と思われた処置がスタンダードとして日常の臨床に取り入れられている。近年ではデジタル技術が進歩し、治療計画立案から補綴装置作製までのステップにも大きな変革が起きつつある。

多くの歯科医師がインプラント治療を手掛け、多くの患者を治療することによって、トラブルもまた頻発している。外科関連では短期的に発生する血管や神経などの解剖構造の損傷、感染、埋入ポジションや組織のマネジメントの不良による審美性・清掃性の低下、中長期的に発生する組織の退縮、インプラント周囲炎などの問題は、適切に対処していれば防げる可能性が高い。すぐれた治療効果の代償として、患者は身体的、経済的、時間的なコストを負っているため、その治療結果が思わしくなければ落胆は非常に大きい。われわれは治療の成功のために、ベストを尽くす責任を負っている。

硬組織および軟組織の状態がどのようになっていれば良い治療結果が得られ、それが長期的に安定するのかが明らかになりつつあり、またそのためにはどのようなテクニックが有効なのかが日々探求され続けている。抜歯後に必ず発生する組織の吸収は、歯の喪失原因が歯周病や歯根破折、外傷などであれば、さらに大きなものとなるであろう。

長期的な成功を収めるためには、ていねいなインプラント埋入処置だけでなく、硬組織と軟組織のマネジメントを必要とする頻度が高い。そして、その目的、目標、テクニカルなポイントは部位ごとに異なる点も多い。

本書は部位ごとに必要と思われる硬・軟組織マネジメントを検討している。筆者が歯科医師になってから現在まで、個人開業医レベルで硬・軟組織を再建できる技術が著しく発展し、日常の臨床項目となってきた。これは歯科の醍醐味の一つであると感じている。本書が、この分野に興味をもたれた歯科医師の臨床の一助になれば幸いである。

2024年10月　石川知弘

Contents

9　1章　概 論

- 10　インプラント治療の有効性
- 14　Guided bone regeneration(GBR)
- 14　スペースの維持
- 22　治癒のポテンシャル
- 26　GBR概論のまとめ
- 27　インプラント周囲軟組織マネジメント
- 27　軟組織マネジメントの目的と必要性
- 31　骨造成後にわかる軟組織の不足量とその対処
- 32　歯間乳頭の再現
- 36　ドナーサイトの特徴と選択
- 43　軟組織マネジメントのまとめ

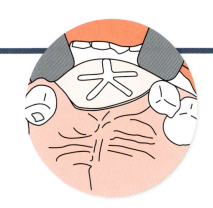
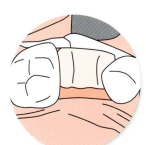

47　2章　下顎臼歯部

- 48　はじめに
- 50　ショートインプラントの役割
- 52　垂直的GBRの有効性
- 55　下顎臼歯部における垂直的骨造成のフロー
- 64　小括
- 66　下顎臼歯部における垂直的GBRテクニック
- 81　おわりに

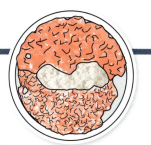
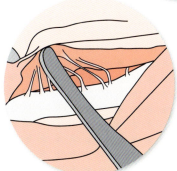

Contents

83 | 3章 上顎臼歯部

84	上顎臼歯部のインプラント治療と上顎洞底挙上術
88	上顎洞底挙上術の難度をあげる解剖学的な特徴と対応
98	小括
99	上顎洞底挙上術後の上顎洞粘膜の自然経過
100	副鼻腔の要所たる篩骨漏斗
102	上顎洞隔壁について
102	抜歯窩と隔壁が存在する複雑な上顎洞底挙上術のテクニック
111	まとめ

113 | 4章 下顎前歯部

114	下顎前歯部の特徴
115	インプラント治療を選択する前に
118	スペースマネジメントと補綴デザイン
119	下顎前歯部のインプラント治療
131	小括
132	下顎前歯部における硬・軟組織マネジメントのテクニック
145	まとめ

147	5章 上顎前歯部
148	上顎前歯部の重要性
148	術前のゴール設定
150	4 mm VS 2 mm
152	現存する組織の応用
162	小括
163	再建的な硬・軟組織マネジメント
163	審美性獲得のための硬・軟組織再建のゴール
169	審美的インプラント周囲硬・軟組織再建のステップ
181	再現性のある上顎前歯部の硬・軟組織マネジメント
188	きわめて困難な上顎前歯部の硬・軟組織マネジメント
193	上顎前歯部インプラント周囲組織再建のテクニック
207	再建的な硬・軟組織マネジメントのまとめ

211	6章 組織の退縮とインプラント周囲炎に対する硬・軟組織マネジメント―トラブルシューティング
212	はじめに
212	組織の退縮
219	インプラント周囲炎への対応
234	おわりに

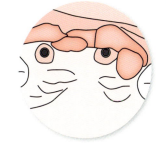

執筆協力者（敬称略）

荒木康智
Yasutomo Araki
東京都：鼻のクリニック東京

大杉和輝
Kazuki Osugi
三重県開業：大杉歯科医院

小川雄大
Yudai Ogawa
静岡県勤務：石川歯科
東京都開業：U Dental Office 恵比寿

片山　昇
Noboru Katayama
三重県開業：宇治山田歯科医院

菊地康司
Koji Kikuchi
千葉県開業：浦安ブランデンタルクリニック

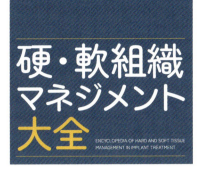

1章
概論

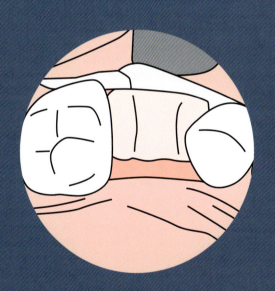

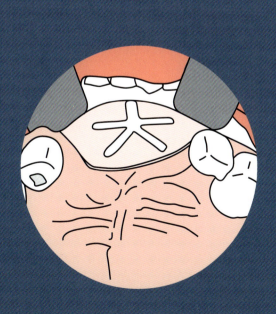

インプラント治療の有効性

インプラント治療は欠損補綴において高い機能を発揮し患者の人生の質を向上させ[1]、今日では、欠損補綴の選択肢として一般的にも広く認識されている。インプラントでなければ、このような結果を得ることはできなかったであろうと思わせる症例にもしばしば遭遇する（図1-1～3）[2]。

垂直的硬・軟組織マネジメントが不可欠なケース

患者は23歳男性。10代前半に交通外傷で 2+3 を喪失しブリッジを装着、経年的に開咬となった。また、支台歯に感染が進行し重度な骨欠損を生じていた。抜歯後、軟組織の治癒を待ち、硬・軟組織を増大しつつインプラント治療によって審美と機能の回復を行った。現在安定して治療結果を維持している（図1-4）。

インプラント治療が非常に効果的であった症例

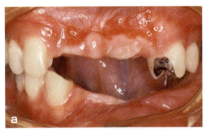 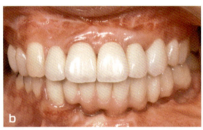 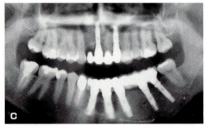

図1-1a～c　初診時23歳女性。交通外傷により顔面多発骨折でICUに入院中、母親より相談があり退院後来院した。上下顎骨骨折により咬合平面が傾斜し、左側では補綴スペースが不足していた。前歯部を含む多数歯を歯槽骨ごと喪失していた（a）。治療後の正面観とX線写真（b、c）。受傷前より綺麗になったと喜んでもらえた。

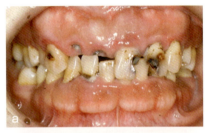 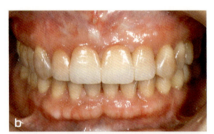

図1-2a　38歳女性。歯科恐怖症であったが、ご主人の強い勧めで来院。全顎的な歯周病、歯の病的移動、重度の審美障害を認めた。

図1-2b　治療後の正面観。審美的、機能的にも満足され、性格も明るくなられた。歯周病もコントロールされている。

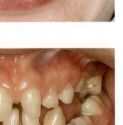 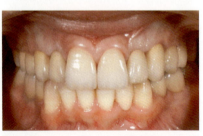

図1-2c、d　同口元（c）およびX線写真（d）。

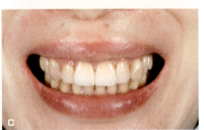 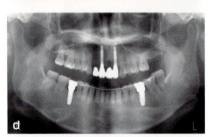 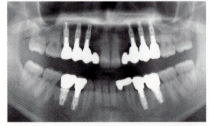

図1-3a　19歳女性。13本の先天性欠損があり、晩期残存乳歯はアンキローシスを起こしていたためインフラオクルージョンとなっている。永久歯は矮小化し、位置異常をともなっている。

図1-3b　インプラントを固定源として残存歯を矯正し、矮小歯はほぼ無形成でラミネートベニアにて形態の修正を行っている。治療結果に患者、家族とも大変満足された。

図1-3c　同X線写真。上顎側切歯は戦略的に近心延長ポンティックとしている。

垂直的硬・軟組織マネジメントが不可欠であった症例

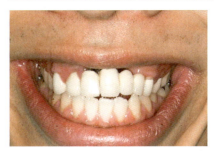

図1-4a 患者は非常に高いスマイルを有している。

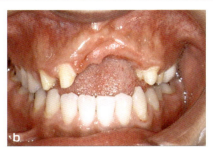

図1-4b、c 保存不可能な歯を抜歯し軟組織の治癒を待つと予測どおり重度の三次元的欠損を生じた（b）。本来4歯欠損であるが、4を3とすることにより良好な咬合関係が得られると診断された。垂直的な硬・軟組織の欠損が最大のハードルとなる（c）。

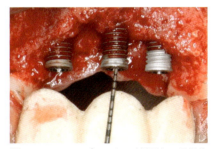

図1-4d インプラントは補綴的に理想的な位置に埋入されている。

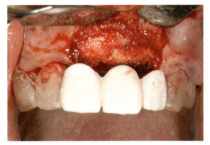

図1-4e 2回のチタンメッシュを応用したGBRによって目標となる硬組織の増大が達成された。

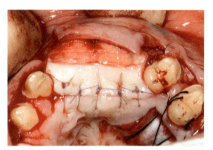

図1-4f 軟組織の増大と歯肉-歯槽粘膜境（MGJ）の変位の修正を目的にインターポジショナルグラフトを行った。

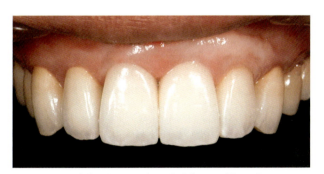

図1-4g 治療終了後の正面観。歯間乳頭の形態はパーフェクトではないが、良好な審美性に十分な患者満足が得られた。

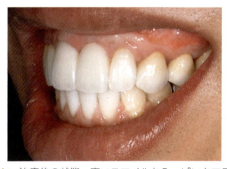

図1-4h 治療後の状態。高いスマイルから、ピンクマテリアルを使用すると残存軟組織、隣在歯との調和が困難になることがわかる。

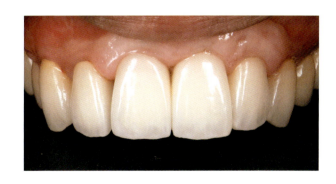

図1-4i 治療後9年の状態。若干のインフラオクルージョンが認められるが、インプラント周囲組織は安定している。

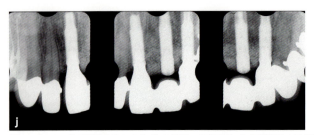
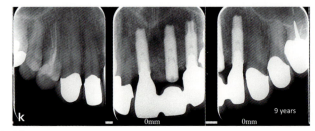

図1-4 j、k　治療終了時と9年後の比較。X線的にも長期的に安定している。

　インプラントは健全な歯槽骨内に埋入されることが大原則であるが、現実的には抜歯が行われれば特に唇側において最大およそ50%の幅が失われると報告されている[3]。また、骨欠損のない抜歯窩であっても水平的に3.8mm、垂直的に1.2mm程度吸収する可能性があることが示されており[4]、たとえソケットプリザベーションを行ったとしても、歯槽堤の形態を完全に維持することはできない[5〜7]。さらに、歯周炎やインプラント周囲炎、歯根破折、エンド病変のような、感染性の疾患による骨吸収が存在していれば、抜歯後の歯槽堤の萎縮はより大きくなるであろう[8]。さらに、可撤性義歯を使用した際の機能圧により歯槽骨は吸収し、咀嚼機能の低下に加え、インプラントの埋入さえも困難となることがある[9]。

　インプラントに支持される補綴装置が、快適で良好な清掃性をもち、長期的に維持されるためには、インプラントが三次元的に良好な位置に埋入され、その周囲に十分な骨と軟組織が存在するほうが良いと考えられる[10,11]。たとえば、インプラントが骨内に埋入されたとしても、インプラントの外側の骨幅が薄ければ、インプラント体によって骨髄組織の裏打ちを奪われ、さらに骨膜を剥離されることによって骨膜からの血液供給を遮断され、わずかに残ったインプラント体外側の骨は吸収する可能性が高い[12,13]。

　筆者は快適で良好な補綴装置を長期にわたって維持するには、インプラント周囲に2mmの骨を獲得することを目標としている。しかし、すべての症例において目標となる骨の条件を達成できるわけではない。骨吸収が起こって骨からスレッドが露出したとしても、その外側に十分な軟組織が存在し、適切なプラークコントロールが実施され続ければ、良好に経過する可能性は十分にある[14〜16]。

　一方、インプラント周囲軟組織が菲薄で角化組織が欠如している場合、経時的に軟組織が退縮する。アバットメントが口腔内に露出すれば、審美性が低下し、さらにスレッドやラフサーフェスが露出すればプラークの停滞をまねき、インプラント周囲疾患のリスクが高まる[17]。また、軟組織の厚さは、インプラント周囲にBiologic width（生物学的幅径）が形成されることにより生じる、アバットメント接合部における骨吸収に関与しており[18,19]、インプラント周囲の骨を維持するためにも十分な厚さの軟組織が求められる。

　骨吸収により萎縮した歯槽堤は、骨のみならずそれを被覆している軟組織も喪失している。その量は骨造成後の術後、つまり減張操作の後にMGJの移動、角化組織の不足、歯槽頂の形態不良として現れる。**インプラント治療において適応症拡大と快適性、審美性、長期安定性を獲得するには、硬・軟組織のマネジメントが必要な症例が多い。**本書は、部位ごとに、術前の状態に応じて、最善の結果を得るためにどのように硬・軟組織マネジメントするかを以下のような症例を通して検討していく（図1-5〜7）。

1章 概論

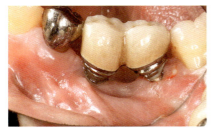
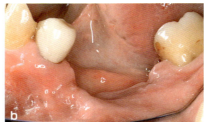
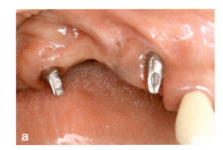

図1-5a　55歳男性。13年前に他院で治療したインプラント補綴の不調を訴えて来院した。

図1-5b、c　インプラント撤去後半年。この状態で良好な補綴装置を作製するのは困難である。

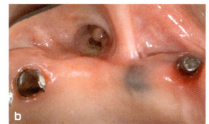

図1-6a、b　68歳女性。右側上顎臼歯部の補綴に対する審美障害と鼻腔への水分漏洩を訴えていた。6⏌部の歯肉頬移行部に視認できる口腔上顎洞瘻孔が存在した。重度の垂直・水平性歯槽堤吸収を呈していた。

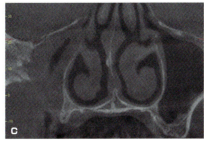
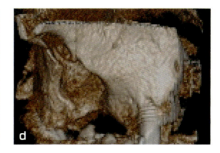

図1-6c、d　CT像では上顎洞炎が認められ、自然孔も閉塞していることがわかる。頬骨突起に達する上顎洞外側壁、底部の骨が大きく喪失している。

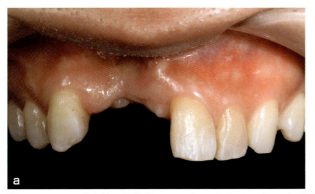
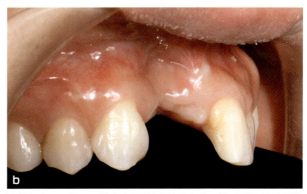

図1-7a、b　30歳女性。前歯部のインプラントをインプラント周囲炎の進行によって失い、重度の組織欠損を生じた。⎿1の近心歯周組織もダメージを受けており、歯間乳頭が喪失している。

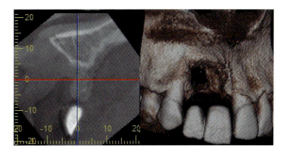

図1-7c　CT像では深刻な骨欠損が認められた。

Guided bone regeneration(GBR)

　GBR（骨再生誘導法）は、数ある骨造成テクニックのなかでもっとも頻度の高い処置であろう[20]。バリア膜によって軟組織を排除し、スペースを維持することによって血餅が骨に置換することを期待する処置であり[21]、この原理は骨の枠組み内だけでなく、外側性の骨再生においても発揮される[22]。自家骨移植と併用するほうがより多くの骨再生を得られるが、現在では骨補填材を併用しても同等の再生を得られることが示されている[23]。これによって、自家骨のブロック移植に比べて低侵襲で多様な骨欠損に対応できる。近年のシステマティックレビューでは垂直的にも水平的にも平均およそ3〜4mmの骨造成が可能であることが示されている[24,25]。

　先にも触れたように、GBRによる歯槽堤の増大によって適応症の拡大、審美性の獲得が可能になる。しかしそのためには、**現存する歯槽堤の外側に骨再生を図らなければならない場合が多い**。外側性に歯槽堤を増大するためにはバリア膜によって形成された外形を完全に被覆し、一次治癒を達成させるフラップマネジメント、骨が成熟するまで軟組織の圧力に耐えスペースを維持し続ける能力、母床骨から遠く離れた膜直下の部位まで骨再生が到達するヒーリングポテンシャルが求められる。本章ではスペースの維持、治癒のポテンシャルについて検討を加えたい。

スペースの維持

吸収性コラーゲン膜

　コラーゲン膜は除去手術を不要とし、生体親和性を高めてより安全にGBRを行う目的で開発され、1990年代初頭から臨床応用されている[26]。近年GBRに関連する研究者の関心は非吸収性膜よりもコラーゲン膜のほうが高く、発表される論文数も圧倒的に多い[27]。現段階では、粒子状の自家骨および骨補填材のコンポジットグラフトとコラーゲン膜の併用がもっとも汎用性の高い術式であることに異存はないであろうし、筆者の臨床においても同様である[28]。現在、数多くのコラーゲン膜が入手できるようになっているが、すべてを自身の臨床で比較検討できるわけではないので、インプラントシステム同様に、科学的・非科学的な要因と術者の好みで選択されているのが現状であろう。吸収性コラーゲン膜に求められる性質と照らし合わせて、筆者の考えを紹介したい。

■ 生体適合性(Biocompatibility)

　これまでに、コラーゲン膜は非吸収性膜に比べ、周囲の硬・軟組織に為害作用がなく術後の軟組織の裂開のリスクも低いこと[29]、特にネイティブコラーゲン膜は生体本来がもっているコラーゲン構造が保存されているため高い親和性がある。また、化学的にクロスリンクされたコラーゲン膜は比較的高い確率で露出することが示されている[30]。

■ 組織結合(Tissue integration)

　コラーゲン膜は、膜自体に周囲の組織が埋入し結合が進行する。近年ネイティブコラーゲン膜は単なるバリアとしてだけではなく、その存在によって骨再生にアクティブに作用する可能性が示されている[31]（図1-8）。また、リボース（リボ核酸の構成成分）によりクロスリンクされたコラーゲン膜は、他のクロスリンクコラーゲン膜よりも耐吸収性があり、生体に自らの組織と認識されやすく、膜の内外においてより成熟度の高い骨の新生を示すことから、コラーゲン膜が吸収してなくなるのではなく、**生体との相互作用により骨の再生を促す足場として作用するマテリアルとなることが示唆されている**[32,33]（図1-9）。

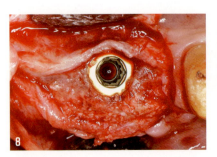
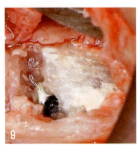

図1-8　ネイティブコラーゲン膜を使用して6ヵ月後の状態。膜は完全に吸収し再生した組織の表面には骨補填材の粒子が認められ、一部は軟組織に被覆されている。

図1-9　リボースによりクロスリンクされたコラーゲン膜を使用したGBR後6ヵ月の状態。コラーゲン膜内に骨組織が形成されている。このような場合、カバースクリューを露出するためにはバーによる切削が不可欠である。

三次元的な骨欠損に比較的硬いクロスリンクコラーゲン膜を応用した症例

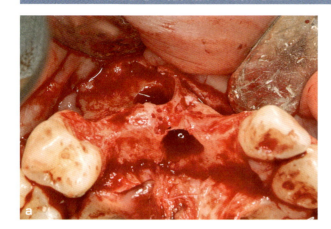
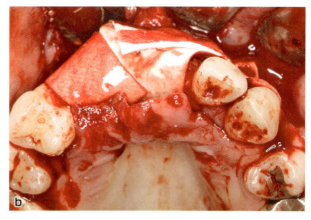
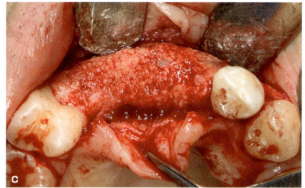

図1-10a〜c　三次元的な骨欠損（a）、膜設置直後（b）、術後1年の咬合面観（c）。水平的には十分な増大が得られ、この後インプラント埋入と同時にチタンメッシュを応用した垂直的なGBRが行われた。

■ 形態安定性（Dimensional stability）

　良好な骨造成を図るためには、一定期間その形態と位置を保持し機能を発揮し続ける必要がある。生体親和性の高いネイティブコラーゲン膜は組織の侵入が速くより早期に吸収し、十分なバリア機能を発揮できない可能性がある[34]。それに対してクロスリンクされたコラーゲン膜は吸収期間が延長しグルタールアルデヒドによる化学的なクロスリンクよりも、リボースを利用した酵素反応によるクロスリンクのほうがより耐吸収性を有することが示されている[35]。

■ 操作性（Handling）

　理想的には、しなやかで破れにくく、移植部位周囲の骨面に吸着し動きにくく、また進展性や膜どうしの粘着性があって、重なった部分が適度に張り付いてくれれば、引き伸ばしたり重ね合わせたりして弯曲した顎堤に三次元的に適合させやすい。そして、いったん設置が終われば硬化して形態を維持することが求められる。しかし、現状ですべてを満たす膜は存在しない。厚紙のごとく硬い膜も存在するが、術野に対するアダプテーションは容易ではない（図1-10）。

■ 透過性（Permeability）

　不要な軟組織を排除しつつ、膜内には骨形成に関与する細胞と栄養を供給し、また膜を覆うフラップに対しても必要な栄養供給を妨げないことが求められる。

■ スペース維持機能（Space making function）

　コラーゲン膜のみでは、膜を支持する骨壁がない欠損の場合、治癒期間中に膜のコラプス（崩壊）が起こり十分な骨再生が得られない。通常は骨補填材との併用が行われるが、それでも不十分である。3壁性の骨欠損において形態を整えて骨補填材を設置したとしても、インプラントプラットフォームレベルにおいては、縫合直後には軟組織の圧力によって設定された幅から約1mm、およそ増大した幅の40％が失われ、またコラーゲン膜の基底部をボーンタックで固定し、骨補填材の移動を制限した場合の減少量は約0.5mm、およそ20％に改善したと報告している[36]。外側性の欠損においては、縫合後プラットフォームレベルでは幅が63.5％減少するが、基底部をピンで固定することによって減少量は32％になる。さらに非吸収性膜を応用すれば、3.7％とほとんど変化がないことが示されている[37]。また、しなやかなネイティブコラーゲン膜の代わりに、より硬い合成膜を使用することで縫合によ

ソーセージテクニックが効果的であった臼歯部症例

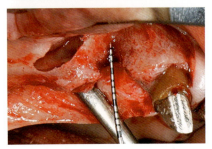

図1-11a ⌊4部には、範囲は狭いが7mmの垂直性骨欠損が存在した。⌊765部はサイナスリフトが行われている。

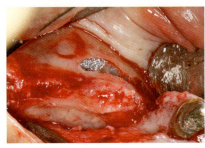

図1-11b ⌊7654部にかけて骨幅も不足している。⌊4部は特に吸収が大きい。

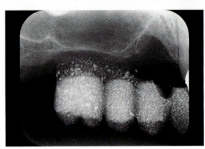

図1-11c 術前のX線写真。歯槽部の吸収と上顎洞の存在によって同時埋入は困難であることがわかる。

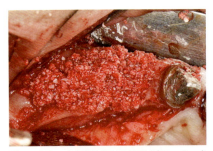

図1-11d 上顎洞内はDBBM（Bio-Oss）と血液を混合して移植。歯槽堤にはボーンスクレイパーで採取した自家骨とDBBM、血液を混合し十分な量を設置した。

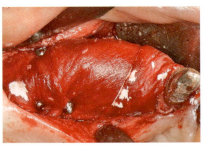

図1-11e ノンクロスリンクコラーゲン膜（Bio-Gide）を使用し、ソーセージテクニックを実施した。

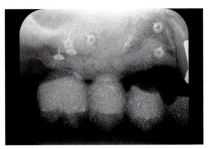

図1-11f 9ヵ月後のX線写真では、歯槽堤および上顎洞内で垂直的な増大が達成されている。

図1-11g 9ヵ月後の側方面観。コラーゲン膜は完全に吸収している。歯槽堤は三次元的に増大されているが、表面の骨組織は未成熟で、骨補填材の粒子が認められる。

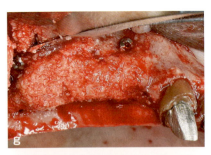

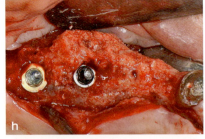

図1-11h インプラント埋入後の咬合面観。右側上顎大臼歯部は十分な骨幅が得られている。小臼歯部は術前より改善しているが、膜設置後（e）と比較すると、設定した形態は治癒期間中に軟組織の圧迫によってコラプスしたと考えられる。

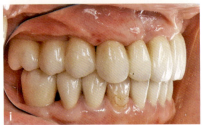

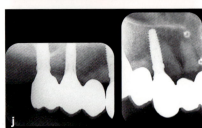

図1-11i、j GBR後6年の側方面観と右側上顎部のX線写真。

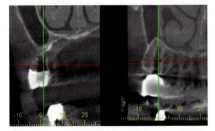

図1-11k ⌊4部の術前・術後のCT像の比較。GBR後6年でも良好に推移している。

るコラプスを軽減できることが報告されている[38]。

　Urbanらは、多数のボーンタックで骨移植材の移動を防ぎつつ、より多くの骨移植材を填入することによって物理的強度を高め、形態を付与する「ソーセージテクニック」（図1-11～13）を開発し、吸収期間の短いネイティブコラーゲン膜であっても外側性のGBRが可能であることを示した[39,40]。その他にも、バリア膜を骨膜と舌側、口蓋側のフラップに縫合によって固定し、骨移植材の移動を制限し形態を維持する

1章 概論

ソーセージテクニックで幅は獲得されたが、高さを失った症例①

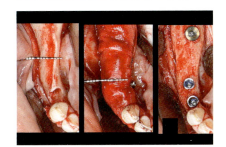
図1-12a　55歳の女性。可撤性義歯の使用により重度な骨吸収が生じている。インプラント埋入は困難と考えソーセージテクニックによるGBRを行い、6ヵ月後に十分な初期固定をもってインプラントを埋入。

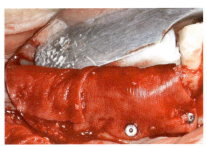
図1-12b　メンブレン固定後の側方面観。臼歯部は下顎管との距離が短く、ボーンタックによる損傷のリスクがあったため、固定しなかった。

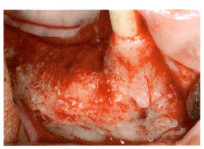
図1-12c　6ヵ月後。歯槽堤中央部では十分な骨幅が得られた。基底部では近心のボーンタックが再生した骨に被覆されている。

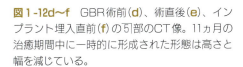
図1-12d〜f　GBR術前(d)、術直後(e)、インプラント埋入直前(f)の5⏋部のCT像。11ヵ月の治癒期間中に一時的に形成された形態は高さと幅を減じている。

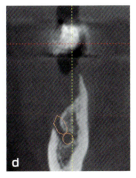
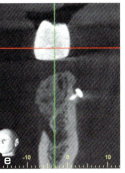
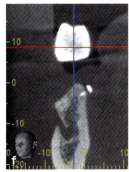

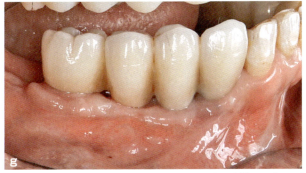
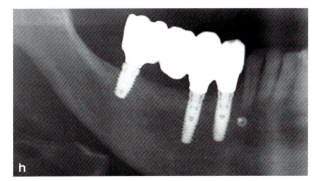
図1-12g、h　治療終了後の側方面観とX線写真。歯槽堤は高さを減じているが、ステージドアプローチであったため問題なく治療できた。

方法[41]や、フラップ形成の基底部において部分層弁を応用し骨膜のエンベロープを形成し、そこにコラーゲン膜を挿入または縫合することにより膜下の骨移植材が根尖側へ移動するのを防ぐ方法[42]、PRP(platelet rich plasma；多血小板血漿)によって骨移植材にある程度賦形性を与える方法[43]などが挙げられる。

筆者は、骨移植材の配置を歯槽頂上にオーバーコレクションし、舌側、口蓋側のフラップにも十分な可動性を与え、唇側のみに圧力が集中しない状態で縫合し、さらに縫合後に再度フラップ上から圧を加えることで形態を修正することも可能であろうと考えている[43]。

これらの工夫によって手術終了時に良好な形態が得られる可能性は高まる。しかしながら本当に大切なのは、膜下の骨移植材の粒子間に形成された血餅が、新生骨に置換するまでの期間中に軟組織から加わる圧力に耐え、骨再生のスペースを維持することである。つまり、縫合前後の形態の違いよりも、手術直後の形態と数ヵ月後、すなわち骨再生後の形態との差が問題となる。異種骨ブロックとrh-PDGF(recombinant human platelet derived growth factor)、ネイティブコラーゲン膜を併用し垂直的GBRを試みた報告では、治癒期間中に軟組織の圧力に負けて異種骨ブロックが崩壊した[44]。

ソーセージテクニックで幅は獲得されたが、高さを失った症例②

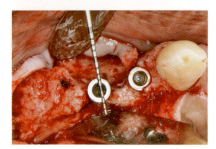

図1-13a 54歳の男性。水平的な吸収が大きくインプラント埋入後、頬側・口蓋側のスレッドが露出し軽度に垂直的な欠損となった。

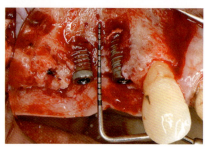

図1-13b 埋入後、5|部インプラントの遠心にはプラットフォームより高い位置に骨頂が存在している。大臼歯部にはサイナスリフトを行った。

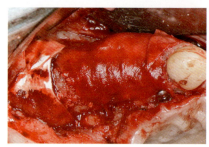

図1-13c 図1-12の症例と同様にソーセージテクニックを応用した。この形態が維持されれば十分な幅の顎堤が得られるはずである。

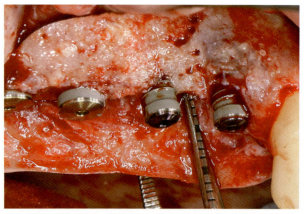

図1-13d 19ヵ月後。埋入時に露出していた部分の根尖部は再生した骨で被覆されたが、歯槽頂は吸収し、インプラントの頭部は露出して垂直的な欠損となっていた。埋入レベルを5 4|部のインプラントに合わせて7 6|部に追加埋入した。

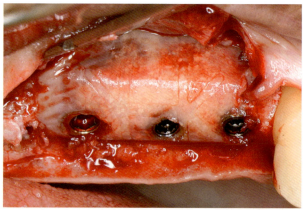

図1-13e 再度、チタンハニカムメンブレン(後出)で垂直的なGBRを行った5ヵ月後の状態。インプラントは再生した組織で被覆されている。

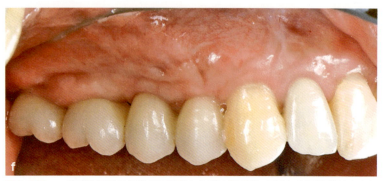
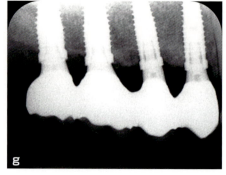

図1-13f、g 治療終了後2年半の口腔内およびX線写真。再生した硬組織は安定している。

　残存する歯槽堤が広範囲にわたって菲薄な場合、基底部では骨幅を十分獲得できても、歯槽頂部では吸収が起こり、骨高径が術前より減少する場合もある(図1-12)。ステージドアプローチの症例であれば、再生した顎堤の形態を評価し適切な深度にインプラント埋入を行うことができるが、GBRと同時に埋入が行われている場合、歯槽頂部が吸収するとインプラントが歯槽堤より垂直的に露出し大きな問題となる(図1-13)。

　したがって、水平的な欠損でも重度の吸収がある場合は、たとえ臼歯部であってもステージドアプローチとするか、確実にスペースを維持できる非吸収性バリア膜、チタンメッシュなどを選択したほうが無難と考えている(Dr. Urbanと

コラーゲン膜で対応できる骨欠損①

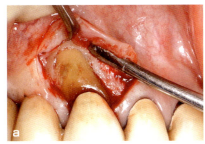
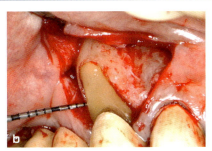
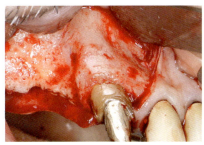

図1-14a、b ③頬側はセメント質剥離により骨欠損が生じた。再生療法後は経過良好であったが、後方の支台歯が破折したため⁷⁶⁵⁴部にインプラント治療を行う。汚染している歯根表面（a）と、デブライドメント後の状態（b）。歯根は骨のエンベロープから1mm以上突出している。自家骨移植、エムドゲイン、Bio-Gideによって再生療法を行った。

図1-14c 再生療法後2年半（29ヵ月）。インプラント埋入のためフラップを展開すると完全な骨再生を認めた。

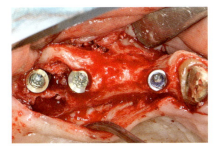
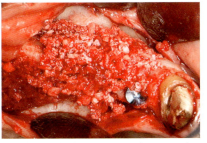
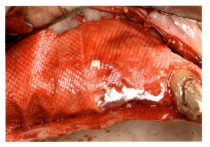

図1-14d ⁶⁵⁴部は歯槽堤が狭窄しているため骨造成が必要であったが、③の骨再生によりGBRにとって好条件が整った。

図1-14e 自家骨とDBBM（Bio-Oss）、血液を混合した骨移植材をオーバーコレクションとなるように設置。

図1-14f 骨移植材をクロスリンクコラーゲン膜（OSSIX Plus）で十分に余裕をもって被覆した。

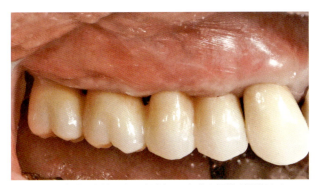

図1-14g 術後の側方面観。頬側には十分な組織が獲得されている。

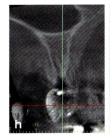
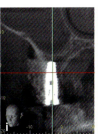
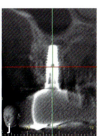

図1-14h〜j 術前（h）、インプラント埋入後（i）、治療終了後（j）のCT像。治癒期間中に圧縮を受けているが、最終的には良好な形態となっている。

の個人的な意見交換による）。また、最近のイスにおけるランダム化された研究では、規格化された外側性の骨欠損で歯槽頂を覆うようにDBBMを移植しネイティブコラーゲン膜をピンで留めた部位と、同様の骨移植材をリボースクロスリンクコラーゲン膜で被覆したのみの部位を比較し、後者のほうがより多くの骨再生を得たと報告している[45]。

以上のことをふまえ、筆者の臨床では、臼歯部の裂開状欠損でインプラント埋入後の歯槽頂における残存骨幅径が3mm以上の場合は、自家骨とDBBMのコンポジットグラフトを、十分な骨伝導能を有する表面を確保するため欠損周囲（歯槽頂上も含め）にたっぷりと広範囲に移植し、リボースによるクロスリンクコラーゲン膜で十分に被覆することによるGBRを行っている（**図1-14、1-15**）。そして、インプラント埋入後の残存歯槽堤が3mm以下となる場合や、前歯部多数歯欠損、3mmを超える垂直的な欠損のように目標となる歯槽堤を精密に三次元的に増大したい場合は、非吸収性のマテリアルをバリア膜として、第一選択としている（**表1-1**）。

コラーゲン膜で対応できる骨欠損②

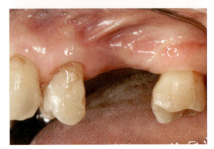

図1-15a　66歳の女性。6の歯槽堤の狭窄と7近心に6mmのポケットの残存を認める。

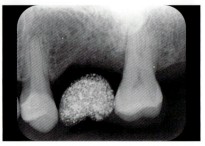

図1-15b　術前のX線写真。口腔内所見に一致する像を認める。

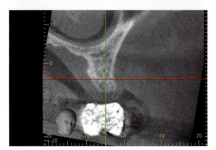

図1-15c　同CT像。高径は十分であるが、幅径は直径4.7mmのインプラントを埋入するには不十分であった。

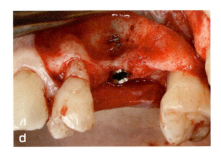

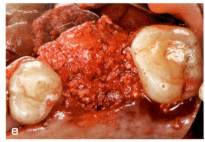

図1-15d　埋入後の状態。プラットフォームの頬側には一層の骨が残っているが、ただフラップを閉じただけでは治癒期間中に完全に吸収してしまうことが予想された。7近心には広くて浅い骨欠損が認められる。

図1-15e　骨移植後。7近心の骨縁下欠損には自家骨、他には自家骨とDBBMの骨移植材を、歯槽頂を越えて十分に設置した。

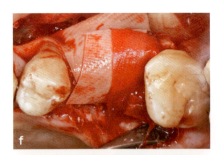

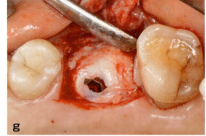

図1-15f　7近心骨縁下欠損部(歯周組織再生)にはネイティブコラーゲン膜(Bio-Gide)を、GBRの部位にはリボースクロスリンクコラーゲン膜(OSSIX Plus)を骨移植材が十分に被覆されるように設置し、特に固定することなくフラップを閉鎖した。

図1-15g　4ヵ月後。歯槽頂の角化組織を部分層にて頬側に移動し、アバットメントを連結した。OSSIX Plusはまだ吸収していないが、除去する必要はなく、長期的に骨が添加される足場として機能する。

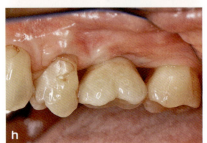

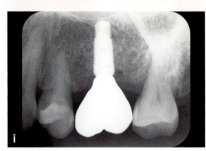

図1-15h,i　治療終了後の口腔内およびX線写真。7近心骨欠損も改善している。

図1-15j　治療終了後のCT像では良好な形態に骨再生が起きていることがわかる。

表1-1　筆者の臨床におけるGBRの選択基準

インプラント埋入後の歯槽頂の残存骨幅が3mm以上(臼歯部)	インプラント埋入後の歯槽頂の残存骨幅が3mm以下(臼歯部)	前歯部多数歯欠損	3mm以上の垂直的骨欠損
自家骨とDBBM(Bio-Oss)のコンポジットグラフト ＋ クロスリンクコラーゲン膜(OSSIX Plus)	自家骨とDBBM(Bio-Oss)のコンポジットグラフト ＋ 非吸収性膜(チタンハニカムメンブレン)		

図1-16a　チタンハニカムメンブレンの実体顕微鏡像。厚さ20μmの膜に直径20μmの孔が開いている。口腔内の細菌は通過するが栄養供給は大きいと思われる。

図1-16b　術中に膜を圧迫すると内部から血液が透過してくる。d-PTFE膜にはこのような現象は認められない。フラップに対する栄養供給が期待される。

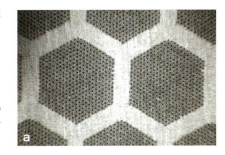
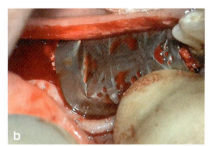

非吸収性膜による三次元的なGBRが審美性の獲得に有効であった症例

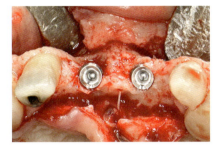
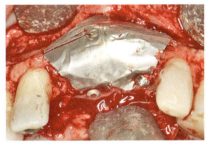
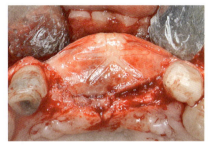

図1-17a　インプラント埋入後の咬合面観。正中の歯間乳頭をサポートする骨組織が欠如している。

図1-17b　チタンハニカムメンブレンを三次元的に調整し設置した状態。

図1-17c　6ヵ月後。歯槽堤は三次元的に増大され、インプラントの唇側において正中の歯間乳頭を支持できる形態となった。

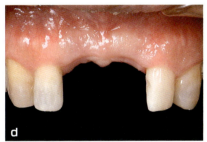
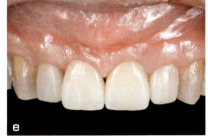
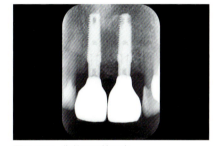

図1-17d、e　GBR術前(d)と治療終了後(e)の状態。垂直的にも重度に吸収していた歯槽堤は、硬・軟組織の増大により良好な軟組織形態が得られている。

図1-17f　術後のX線写真。

非吸収性膜・チタンハニカムメンブレン

萎縮した歯槽堤の外側に骨を再生したい場合、再生のスペースを形成、維持するには非吸収性のマテリアルの信頼性が高い。選択肢としてd-PTFE(dense polytetrafluoroethylene)膜、チタンメッシュとコラーゲン膜の併用、チタン製膜が挙げられる。チタンメッシュとコラーゲン膜の併用に関しては拙著で詳述しているので参考にしていただきたい[43]。

チタンハニカムメンブレン(モリタ社、以下ハニカムメンブレン)は、厚さ20μmのチタン製膜に径20μmの栄養孔が50μm間隔で開けられている。d-PTFE膜であるサイトプラストの孔は0.2μmなので100倍の大きさとなり、高い栄養透過性があると考えられる(図1-16a)。術中に設置後のハニカムメンブレンを軽く圧迫すると内部の血液が透過することが確認できる(図1-16b)。歯槽堤を外側性に再建するということは、サージカルテンプレートが示す歯列弓に沿って三次元的な形態を再現することを意味する。つまり、頬舌的な弯曲と近遠心的な弯曲を与えつつ再建する能力が求められる。ハニカムメンブレンは内蔵されたチタンフレームを屈曲させて膜部を部分的に折りたたむことによって、弯曲した歯槽堤に精密に適合させることができる[46](図1-17)。

筆者の施設内で、100症例に使用した時点ではヒーリングコンプリケーションを7例経験し、感染のない3mm以内の露出(Class 1)が3例、感染のない3mm以上の露出(Class 2)が3例、露出のない感染(Class 4)が1例であった[47]。感染例以外は追加の処置を必要とせず、計画どおりの治療が可能であった。感染例においては骨再生量が減少したが、インプラントは残存し最終補綴が可能であった。

母床骨付近と歯槽頂では骨再生のポテンシャルが異なることを示す症例

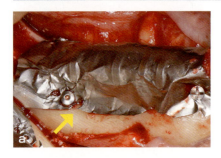
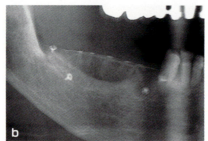

図1-18a、b　患者は72歳の女性。右側下顎部の垂直性GBRの際、遠心部の膜を一部損傷した（矢印）。

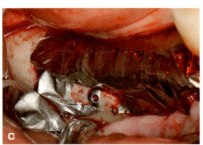
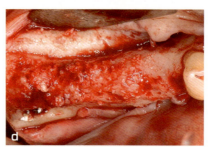

図1-18c、d　16ヵ月後。頬側は膜外まで骨が再生していた一方、歯槽頂付近には一部未成熟な部分が認められた。

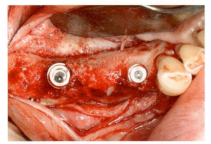
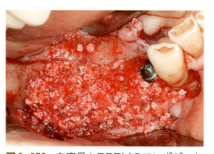
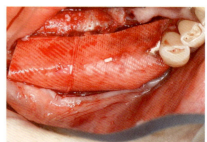

図1-18e　インプラント埋入後、骨の不足を認めた。

図1-18f　自家骨とDBBMのコンポジットグラフトによる追加のGBRを実施した。

図1-18g　リボースコラーゲン膜で被覆した。

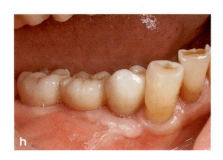
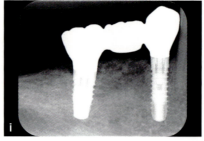

図1-18h　治療後の状態。1回目のGBR後25ヵ月、2回目のGBR後9ヵ月。

図1-18i　同X線写真。GBR直後と比較し再生骨のリモデリングが進んでいる。

　近年のシステマティックレビューではGBRにおける軟組織治癒において、裂開、膜の露出、感染などの併発症の発生率は16.8％であったと報告されており[48]、筆者らのハニカムメンブレンを使用したGBRの併発症発生率は7％、そのうち感染の発生は1％であり、ハニカムメンブレンは比較的安全性が高いと考えている。また、露出した場合の管理や治癒後の撤去も容易である。現在の筆者の臨床では、**非吸収性のバリアが必要な場合、チタンメッシュとコラーゲン膜の併用の代わりにハニカムメンブレンが主流となっている。**

治癒のポテンシャル

　GBRにおける骨再生は健全な周囲の骨壁から起こり、正常な骨の成長と同様の成熟過程をたどることがわかっている[49]。外側性の骨再生を期待する場合、骨壁からの距離が大きくなれば血管新生や細胞の遊走距離も大きくなり、血液供給、細胞の供給が不足すると考えられる。つまり、**骨の欠損形態は骨再生のポテンシャルに影響を及ぼす**と言ってよいだろう[50]。また、患者の年齢、栄養状態、糖尿病、貧血などの治癒に影響を及ぼす疾患、ホルモン、喫煙など口腔外の要因

骨伝導面の重要性を示す症例

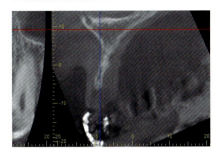

図1-19a　GBR術前のCT像。

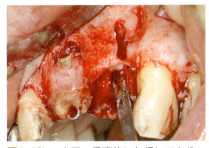

図1-19b　水平・垂直的に欠損しており、残存している骨壁にも骨内欠損がある。

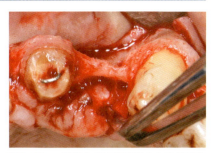

図1-19c　近遠心の骨壁は健全な抜歯窩と比較すれば、かなり限定的である。

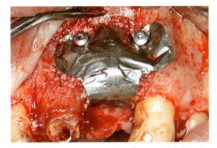

図1-19d　ハニカムメンブレンは狭窄した基底部に密接するように設置した。

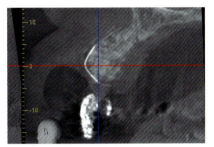

図1-19e　GBR後のCT像。骨伝導の源は主として非常に狭窄した歯槽堤に限定されている。

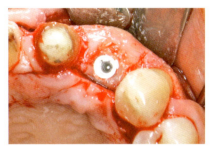

図1-19f　GBR後、軟組織の治癒は問題なく進行し、7ヵ月後には膜直下に十分な組織が再生していた。インプラントも良好な初期固定をもって補綴的に理想的な位置に埋入された。

によっても影響を受けるであろう。さらに、術後の吸収量は年齢が1歳あがるごとに0.05mm大きくなり、40歳と60歳の患者を比較すると吸収量に1mmの差が生じうると予測している報告がある[25]。Pistilliらは58名の患者にGBRを応用して122本のインプラントを3〜7年経過観察し、長期的に安定する結果を得るためには"biologically active bone"の再生が重要で、真の問題は残存骨の質であり、下顎臼歯部においては6mmまでの垂直的な増大であればGBRは有効な手段としている[51]。

実際の臨床においても、術後問題なく軟組織が治癒し、十分な治癒期間を設けたにもかかわらず、目標とするレベルまで骨化しない症例を経験する。そして、そのような症例でも母床骨と接している膜の辺縁、チタンメッシュの辺縁はその外側まで骨が増殖し骨内に埋没していることがあり、骨再生は母床骨から進んでいることを実感する（図1-18）。

臨床上の4つの対応策

術者が患者自身のヒーリングポテンシャルを改善するのは困難であるが、実施可能な対応策を紹介したい。

■ 1．母床骨からの骨伝導を促進する

GBRの難易度を判断する際、欠損の形態、大きさ、軟組織の状態などに加えて、骨再生に必要な細胞の供給源となる母床骨の条件を考慮に入れる必要があると考えられる。膜下の再生スペースができるだけ広く母床骨と接触するよう配慮することが重要になると考えている。つまり、広い範囲の骨面に骨移植材が接触することが望ましい[52]（図1-19）。また、結論は出ていないが、表面が皮質骨化していればジェントルなデコルチケーションを行い、骨髄からの骨原細胞の誘導を期待する[53]。

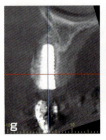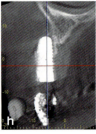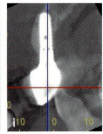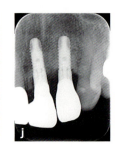

図1-19g〜i GBR後7ヵ月、インプラント埋入直後のCT像では唇側に十分な組織が存在している(g)。インプラント埋入後5ヵ月で周囲組織は大きく吸収した。膜下に形成された組織は長期的に安定する骨組織にはならなかった(h)。追加のGBR後6ヵ月の状態(i)。

図1-19j 1回目のGBR後4年、2回目のGBR後3年、治療後2年のX線写真。|2部インプラントは頰舌的には妥協的だが、近遠心的には十分な硬組織で支持されている。

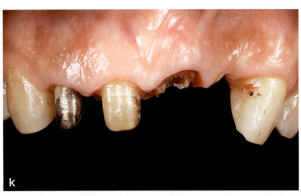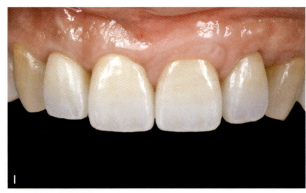

図1-19k、l 硬組織マネジメントは妥協的であるが、他の組織マネジメントによって良好な結果が得られた。

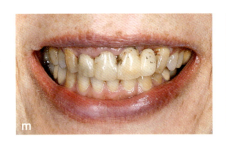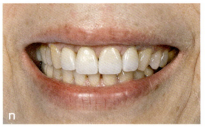

図1-19m、n 治療前後の口元の比較。歯間乳頭が再建され軟組織のラインが改善し、自然なスマイルが得られている。

2．サイトカインを応用して骨形成を促進する

これまでに、国外ではPRP[54〜56]、rh-PDGF[57,58]、BMP(bone morphogenetic proteins)-2[59]、EMD(enamel matrix derivative)[60〜63]、国内ではEMD、b-FGF(basic fibroblast growth factor)-2[64〜66]が応用可能である。ただし日本では歯周組織再生治療においてであり、インプラント周囲の組織再生には正式には認められていない。特にFGF-2の骨造成への応用は基礎研究では有効性が示されているものの、臨床応用においてはまだ実証されていない状況であるが、期待できる。

高年齢、糖尿病など、患者の治癒の条件が通常より悪いと予測される場合や骨の欠損形態が不利な場合、必要とされる増大量が大きい場合など、サイトカインの併用が考慮される。

3．コンポジットグラフト中の自家骨割合を高める

GBRによる垂直的な骨再生の試みはまず血餅のみで行われた。9ヵ月後に3〜4mmの骨再生が得られたが、歯槽頂から4〜7mm突出して埋入されたインプラントを完全に被覆することはできなかったという報告がある[67]。その後、自家骨やDFDBAを膜下に移植して垂直的なGBRを行い、自家骨を移植した場合で平均5.02mm、DFDBA(demineralized freeze-dried bone allograft)を移植した場合は3.1mmの垂直的骨再生が得られ、骨移植材の併用が効果的で、自家骨がより多くの骨再生を得られることが示された[68]。さらに、自家骨とBio-Ossを50：50の比率で混ぜて使用しても100%の自家骨を使用した場合と同等の骨再生が得られ[69]、また自家骨の比率が低下すると治癒期間中の吸収量が大きくなり、増大量が低下することも示されている[70]。しかし、自家骨ブ

欠損が大きく、2回のGBRで対応した症例

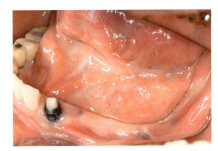
図1-20a　59歳の女性。長期間の義歯装着により左側下顎大臼歯部は重度に吸収している。

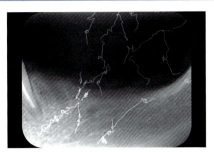
図1-20b　GBR術前のX線写真。下顎管、オトガイ孔が歯槽頂に近接し、インプラント治療が困難であることがわかる。

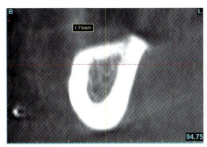
図1-20c　⏉部のクロスセクショナル像では歯槽頂から下顎管まで2mm以下であり、インプラントは再生された骨によって支持されることになる。

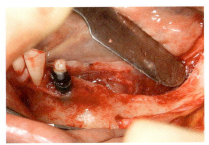
図1-20d　水平・垂直的に欠損しており、残存している骨壁にも骨内欠損がある。

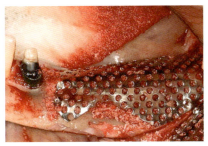
図1-20e　チタンメッシュを用いて水平・垂直的GBRを行った。

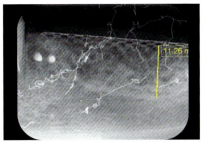
図1-20f　術直後のX線写真。オリジナルの骨頂と移植部位が明確に識別できる。

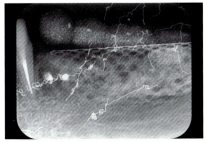
図1-20g　既存骨との再生組織の識別が困難となり、歯槽頂のラインが現れている。一部未成熟な部位が認められる。

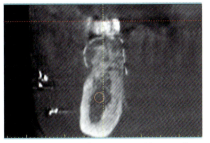
図1-20h　インプラント埋入前のCT像では⎾5 6部の歯槽頂付近は再生した組織のミネラル化が低いことが予測された。

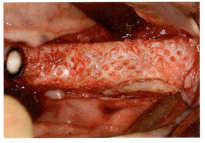
図1-20i　チタンメッシュ直下には軟組織が介在していた。軟組織下には皮質骨様の組織が認められる。

ロック移植や粉砕自家骨のみで増大を行うよりも、異種骨を併用することで術後の吸収が11.6%減少するとの報告もある[25]。これは異種骨の吸収が遅いためだと推測されている。

筆者は自家骨の採取にボーンスクレイパーを使用しているが、この方法で採取された自家骨はピエゾサージェリーやトラップフィルターで集めた骨よりも細胞の生活性、成長因子の放出が高いと報告されている[71]。さらに、移植後9ヵ月の生検では、移植された骨内の細胞が生存していることも報告されている[72]。一方、無注水低速50rpmのドリリングで集めた骨は、ボーンスクレイパーで集めた骨よりも骨形成能が高いと報告されている[73]。インプラントの埋入窩から採取される骨は貴重である。これらのことから、**自家骨は無注水で採取し、できるだけ早く受容側へ移植して閉創することが望ましい**と考えている。

4．複数回実施

インプラント埋入を段階的に行う場合、再生した骨を評価し、不十分である部位には再度GBRを行う。目標となる位置までの距離は小さくなっているはずなので、2回目のGBRで目標を達成できる可能性は高まる。2回目のGBRは基本的にインプラント埋入と同時に行われるため、若干の侵襲増加はあるものの得られるメリットは大きく、また術後の吸収を考慮しても、チャンスがあれば追加の増大を行ったほうが良いと考えている（図1-20）。

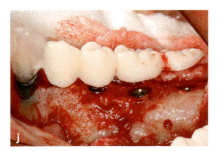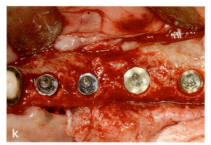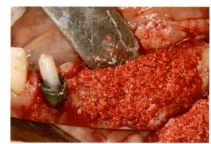

図1-20j、k　インプラントは十分な初期固定をもって埋入されたが|5 6部頬側の骨組織は成熟度が低い。1年の治癒期間を設けたが全体的に十分な骨幅とはいえない。

図1-20l　再度GBRを行った。下顎枝からの自家骨とDBBMを混合し歯槽頂を含めて移植した。

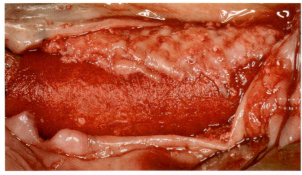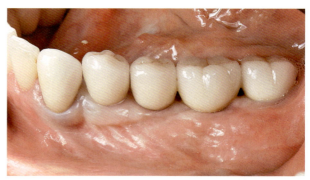

図1-20m　クロスリンクコラーゲン膜を設置後、メッシュ下に形成された軟組織で被覆し、フラップをテンションフリーで一次閉鎖した。

図1-20n　治療終了時（1回目のGBR後4年）の口腔内。

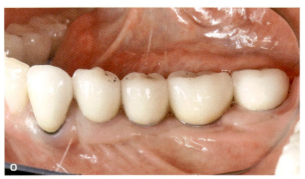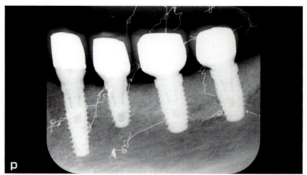

図1-20o、p　GBR後9年の口腔内およびデンタルX線写真。わずかな軟組織の退縮がみられるが、炎症もなく安定している。機能開始後7年以上経過しているが、骨レベルにほとんど変化はない。2回にわたるGBRによって垂直的に約10mm再生した骨は、長期的にインプラントを支持し続けている。この患者の場合、GBRを行わなければインプラント治療による機能回復は不可能であった。

GBR概論のまとめ

　日常臨床においてもっとも頻度の高い骨造成処置であるGBRの、特に骨の枠組みの外側に対して行うGBRについて、スペースの維持と治癒のポテンシャルに関して検討し、現在の筆者の対応を解説した。GBRはいまだに改善の余地があり進化し続けている処置である。バリア膜以外にも骨補填材に関しては長期残留するDBBMが形態維持というメリットがあり、筆者の臨床では第一選択である反面、長期的にはインプラント周囲炎などの感染が生じた場合に問題となる可能性があるため、メインテナンスが重要となる。理想としては、吸収しづらいミネラル化した粒子ではなく長期的に安定する骨に完全に置き換わる材料が求められる。現状のマテリアルを文献、臨床経験よりフェアに評価し自身の臨床にとって最善の方法を追及し続けることが重要と考えている。

インプラント周囲軟組織マネジメント

インプラント治療を終えた患者が直接評価するのは、たとえどんなにすばらしい骨造成処置を受けていても、補綴装置の出来栄えと、軟組織の外観のみである。また口腔内に露出し、清掃器具の外力に直接さらされるのも軟組織であることから、直感的に考えても軟組織マネジメントの重要性がわかる。口腔内軟組織の性質と量はフェノタイプ(バイオタイプ)と表現されるように、個人差があり(図1-21)、また同一個人のなかでも部位によって異なる[74]。治療前の硬・軟組織の欠損状態、先行する骨造成処置によっても軟組織のコンディションは影響を受ける。さらに、供給側の条件も患者によって大きく異なる。そのため、**インプラント周囲軟組織マネジメントは骨造成処置よりも複雑で考慮すべきことも多く、術前に完璧な手術計画を立案するのは容易ではない**と感じている。

ここからは、軟組織マネジメントの目的と、必要な知識および技術を総論的に確認しておきたい。

軟組織マネジメントの目的と必要性

軟組織マネジメントの目的は局所の数値的な評価で考えれば、角化組織の幅を増やすことと、軟組織の厚みを増やすことに大別される。実際の臨床ではインプラント治療の目的が部位ごとに異なるように、軟組織マネジメントの臨床的な目的も部位によって変わる。

臼歯部における機能のための軟組織マネジメント

臼歯部においては、審美性よりも清掃性を高めることに重点が置かれる。2mm以上の角化組織の存在が清掃性を高め、健全性を維持することに寄与する可能性は高い。近年のシステマティックレビューでは2mm以上の角化組織が存在するほうが、骨吸収、BOP、退縮、プラークインデックスなどが良好な値を示すことが報告されている[75]。

インプラント周囲炎を発症している158本のインプラントを調査したMonjeらの研究では、上顎前歯部の75%において角化組織が2mm以上存在しているのに対し、下顎では約9割のインプラントの周囲角化組織が2mm以下であった[76]。角化組織の不足は上顎よりも下顎のほうが影響は大きい可能性がある。下顎臼歯部においては確実に角化組織を得るために遊離歯肉移植(free gingival graft：FGG)が第一選択となる[77]。

下顎のフラップはGBRの際に頬側・舌側とも減張され、歯冠側に移動しraw-to-rawで縫合されるため、同部の組織は咬合面観では角化組織の幅が減少し、側方面観では高さの増加となって現れることがある。アバットメント連結時に歯槽頂に集められた角化組織を頬舌側へ復位させることにより、角化組織の幅を改善できる(図1-22)。

また、軟組織の厚みが2mm以下の部位において、厚さを増大する処置はプラットフォーム周囲の骨吸収を抑制する効果を示す。Linkevičiusらの一連の研究は、たとえインプラントを2mm骨縁上に埋入しても、軟組織の厚みが2mm以下になるとリモデリングが起こることに加え[78]、プラットフォームスイッチング(PS)のインプラントでも軟組織が薄いと骨吸収を抑制できないこと[79]、インプラント埋入時、軟組織が薄いと骨吸収も大きくなるが、他家組織で軟組織を増大した場合もしくはもともと厚ければ、骨吸収は抑制される

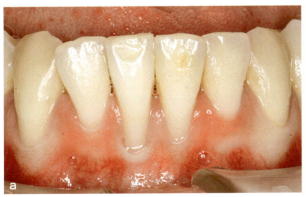
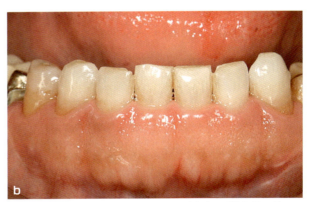

図1-21a、b 10代の女性(a)は矯正治療後にリセッションが進行した。典型的なthinフェノタイプで、角化歯肉が存在せず軟組織も薄く、さらに退縮するリスクがある。一方、40代の男性(b)は典型的なthickフェノタイプで、骨過剰をともなった不完全萌出の状態。このように歯周組織のタイプは個人によって大きく異なる。

GBRによって狭小化した下顎の角化組織の幅を改善した症例

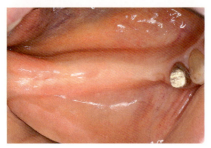

図1-22a　インプラント埋入およびGBR前の咬合面観。

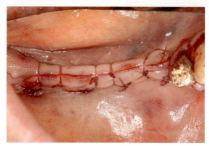

図1-22b　GBR後の咬合面観。raw-to-rawのフラップ閉鎖となっており、角化組織が上方に持ち上げられている。

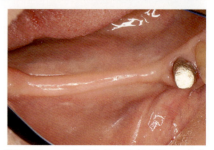

図1-22c　二次手術前の咬合面観では角化組織が歯槽頂中央に寄せられ、幅は狭くなっているが高さが増している。

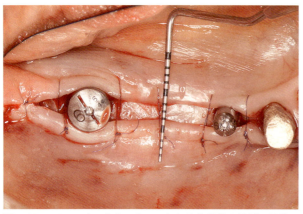

図1-22d　GBR時に中央に寄せられた角化組織を外側に移動して縫合した。

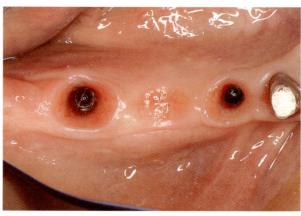

図1-22e　3ヵ月後の咬合面観では、インプラントの頬舌側、ポンティックサイトにおいて必要最小限の角化組織が獲得されている。

こと[80,81]、また辺縁骨吸収（marginal bone loss：MBL）はインプラントポジションにも影響を受け、インプラントは骨縁下に埋入したほうがMBLが抑制される可能性があることを示した[82]。

これは、インプラント周囲の生物学的幅径を形成するために、軟組織が薄い場合は骨吸収によって代償されるためである。これまでに、インプラント周囲の生物学的幅径はおよそ3〜4mmであることが示されている[83]。したがってインプラントのMBLを防ぐためには、プラットフォームから軟組織表面まで3〜4mmとなるように軟組織の厚みを増大するか、インプラントのポジションを骨縁下に埋入することが求められる。近年のシステマティックレビューでも結合組織移植（connective tissue graft：CTG）によってインプラント周囲の軟組織のフェノタイプを改善すること、つまり**軟組織の厚みを増大することは、インプラント周囲の辺縁骨レベルをより高い位置に安定させる効果があることが示されて**いる[77]。

このように、インプラント周囲骨を維持するためには、2mm以下の軟組織では厚みが不十分で、下顎管、上顎洞によって骨量が限られている症例の場合、軟組織の増大がきわめて重要である。オッセオインテグレーテッドインプラントが応用されてから、機能開始後のインプラントプラットフォーム周囲骨のリモデリングは通常の反応として許容されてきたが[84]、このおよそ1.5mmのリモデリングは、長さ6mm以下のショートインプラントにとっては25%となり看過できない量である。したがって、**ショートインプラント埋入時の軟組織の厚さが2mm以下である場合、骨造成が必要なくても軟組織の増大を考慮すべきである。**

さらに、角化組織を獲得するためにFGGを行う際も、移植床の形成時には粘膜上皮の切除を必要最小限とし、十分な厚みの移植片を設置することにより、厚みを失わないようにすることが重要と考えている（図1-23）。

骨幅は十分でも、ショートインプラントの周囲に軟組織の増大を図った症例

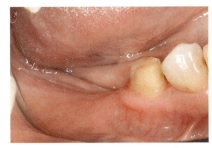
図1-23a　64歳の女性。角化組織が不足している。

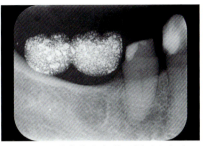
図1-23b　垂直的な欠損は認められないが、下顎管までの距離は限られている。7部はショートインプラントを応用する。

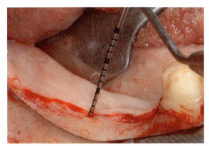
図1-23c　頬側フラップを剥離後、軟組織の厚さを計測すると1.5mm程度しかないことがわかる。

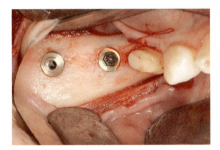
図1-23d　埋入後の咬合面観では骨幅は十分であった。

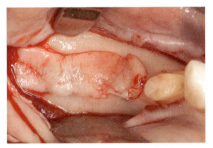
図1-23e　インプラント周囲軟組織の厚みを増大すべく結合組織を設置した。

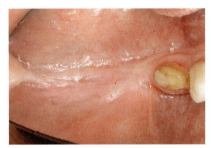
図1-23f　二次手術前の咬合面観では角化組織の幅は依然として不足している。

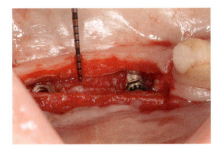
図1-23g　埋入時の計測と比較して約1.5mm程度厚さが増加していた。PSが十分機能することが予測される。

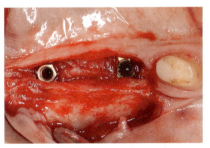
図1-23h　粘膜上皮の切除を最小限としFGGの移植床を形成した。

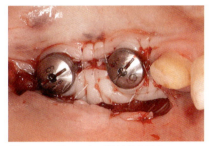
図1-23i　厚みのある移植片を固定。

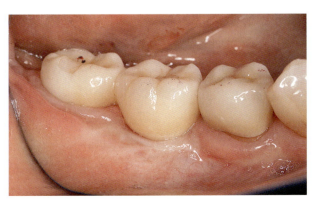
図1-23j　十分な厚さの角化組織が獲得されている。

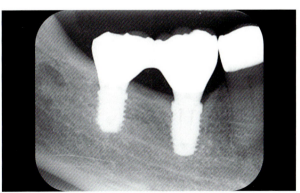
図1-23k　3年後のX線写真。リモデリングが抑制され、インプラント体表面全域がオッセオインテグレーションを獲得し、軟組織マネジメントが有効であったことがわかる。

菲薄化した軟組織の厚みを増大した症例

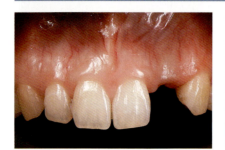

図1-24a 33歳の女性。|2は骨、軟組織とも不足している。軟組織は菲薄であることが予測される。

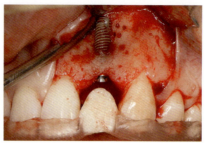

図1-24b 適切なポジションにインプラントを埋入すると開窓状の骨欠損が生じている。

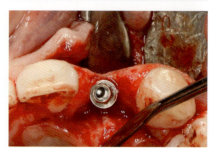

図1-24c 口蓋側に内側性の骨欠損が認められ、唇側の骨も不十分である。

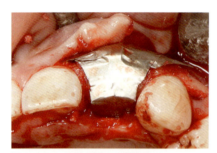

図1-24d 三次元的に調整されたハニカムメンブレンが設置された。

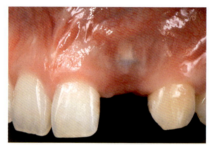

図1-24e 7ヵ月後、軟組織を透過してハニカムメンブレンが視認できる。

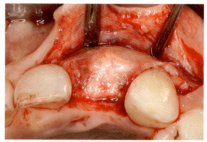

図1-24f 膜下には十分な新生組織が認められる。

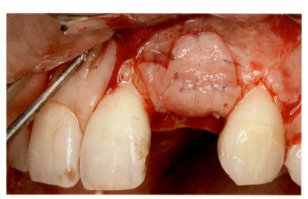

図1-24g 十分な硬組織の再生を認めたが、元々軟組織も菲薄であったため増大を行った。近遠心的なサイズがやや不足している。

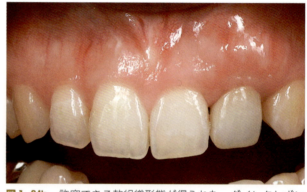

図1-24h 許容できる軟組織形態が得られた。ダイレクトボンディングによる歯冠幅径の調整は患者に受け入れられなかったため、反対側に比べて幅径が大きく、犬歯との間にスペースが存在する。経年的に近心歯間乳頭のさらなる回復を期待したい。

　GBRを行った場合、軟組織が治癒期間中に薄くなることがあり、これは膜による脈管の遮断によって膜上の軟組織が委縮することによると考察されている[85]。実際の臨床でも、チタンメッシュや非吸収性膜を覆っている軟組織が菲薄化し、膜が透過することを経験する。このような場合もGBRによって増大した骨を維持するために、軟組織の厚みの増大が求められる（図1-24）。

前歯部における審美のための軟組織マネジメント

　臼歯部においては機能のために軟組織の厚みや角化組織の幅を獲得することが重要であるが、前歯部においては審美性の獲得が優先事項となり、そのためにも軟組織マネジメントはきわめて重要である。つまり、適切な唇側のカントゥアと歯間乳頭の獲得が求められる。また、軟組織の厚みが厚いほどマテリアルによるディスカラレーション（黒ずみ）が起こりにくく、厚みが2mmではチタンアバットメントによるディスカラレーションがみられるが、3mm以上あればどんなマテリアルでも色調の変化は肉眼で認識されないことが報告されている[86]。

1章 概論

フラップテクニック（唇側移動とCTG）

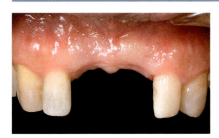

図1-25a 根尖を越えて骨吸収のあった 1|1 を抜歯後7ヵ月の状態。垂直性欠損と側切歯近心の歯間乳頭も低下し、軟組織のラインが不良である。

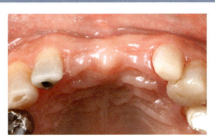

図1-25b 同咬合面観。水平的な歯槽堤の吸収も認める。

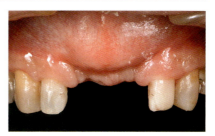

図1-25c GBR後の正面観。軟組織のレベルは改善しているが、歯槽頂部には形態不良とMGJの歯冠側への移動による角化組織の不足が認められる。

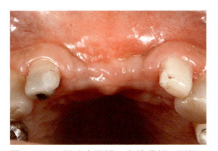

図1-25d 同咬合面観。歯槽頂部の形態不良が顕著である。軟組織の高さのピークは口蓋側に変位しており、良好な歯間乳頭とエマージェンスプロファイルを表現できないことが予測される。

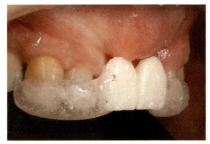

図1-25e サージカルステントを装着すると、このままでは適切な軟組織ラインが得られないことがよくわかる。術前は骨組織だけではなく軟組織も不足しており、その必要量が診断できる。

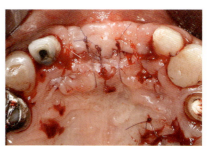

図1-25f GBRによって口蓋側に変位した審美的な条件を備えたオリジナルの軟組織を唇側に移動しつつ、内部には必要に応じてCTGを行った。フラップが不完全に閉鎖されていることに注目。

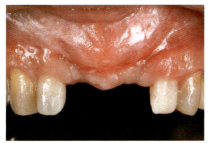

図1-25g 軟組織マネジメント後5週。角化組織の幅は残存歯と調和し、歯間乳頭の頂点となる部位を連続していくと歯槽頂の形態も良好であることがわかる。

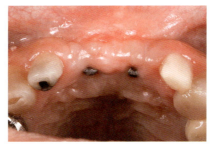

図1-25h ヒーリングアバットメント連結後の咬合面観から、インプラントの唇側に十分な軟組織が獲得できていることが認められる。

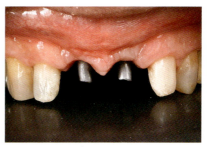

図1-25i マージンレスアバットメント上でプロビジョナルレストレーションを調整することによって獲得された軟組織形態。重度に吸収した顎堤であったが、良好なインプラント間乳頭が再建され、硬・軟組織マネジメントが有効であったことがわかる。

骨造成後にわかる軟組織の不足量とその対処

吸収した顎堤は目標となる補綴装置の概形をワックスアップすれば、その量を知ることができる。そしてX線やCT検査をすれば、軟組織の厚みを排除して、骨吸収がどのような状況なのかを三次元的に把握することができ、骨造成の計画を立案できる。

しかし、軟組織の状態は骨造成処置によって変化する。

GBRの際、増加した体積をテンションフリーで閉鎖するために減張切開が施行されるが、減張切開は粘膜部を延長するのみで、角化組織の幅と厚さを増加することはない。そのため上顎の場合、頬側のフラップは歯冠側へ移動し縫合される。結果として軟組織の不足量は歯肉-歯槽粘膜境（muco-gingival junction：MGJ）の変位量、補綴装置が軟組織から立ち上がるエマージェンスエリアの形態的な不足量として表現される。**この不足は適切な軟組織マネジメントでしか改善できない。**

重度な吸収のためMGJの移動量が大きく、口腔前庭を失った症例

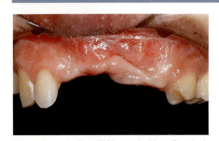

図1-26a　34歳の男性。7年前に遭った交通事故により4前歯と周囲組織を失った。スマイルラインは高く、審美性に対する要求も大きい。

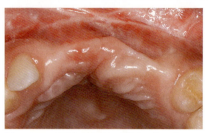

図1-26b　同咬合面観。顎堤は水平的にも重度に吸収し、前手術の瘢痕も認められる。

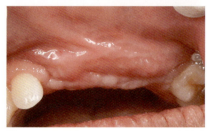

図1-26c　2回のGBRによって、口唇粘膜と歯槽頂が連続し口腔前庭が消失している。

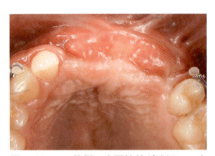

図1-26d　口蓋側に表面性状が適切で、十分な幅の組織が存在しない。

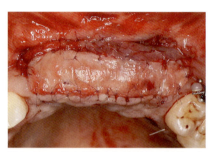

図1-26e　結合組織を歯槽頂から唇側にかけて移植し固定。これによって必要な部位の厚さを確保することができる。結合組織のオンレーグラフトの状態。

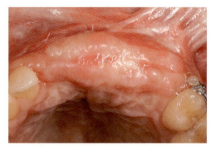

図1-26f　パーフェクトではないが、良好に角化した理想的な形態の歯槽堤が再建されている（詳細は5章参照）。

　口蓋側に変位したオリジナルの組織を唇側に復位させることがもっとも重要な操作で、加えて、高さおよび厚さを増大したい部位に質の高い結合組織を適切に固定することによって目的が達成される。症例ごとのフラップのデザイン、移動方向、移動量の設計が成功のカギを握る。さらに、変位量が大きく、また口蓋側に移動すべき良質な組織が存在しない場合、口腔前庭を形成し、角化組織を獲得するためにはFGGが効果的であるが、審美性は低下してしまう。筆者は、**結合組織のオンレーグラフトが効果的だと考えている**。

　図1-25、1-26で示すように、軟組織の質と量の不足は骨造成処置後に明らかになる。多くの場合、硬組織と軟組織のマネジメントは一連の処置として考えられる。

歯間乳頭の再現

　健全な前歯天然歯列がきれいな軟組織ラインを描くのは、歯冠長の40％前後、高さ4mm前後の歯間乳頭が存在するからである[87,88]。筆者は、前歯部インプラント治療の結果をできるだけ自然な形態にするためには、以下に示すように唇側の厚みも十分に獲得するほうがよいと考えている。

　天然歯において遊離歯肉の高さと厚さの比率は1.5：1であり、歯のポジションが歯槽外から歯槽内へ移動し軟組織の厚さが増すと、高さも増加して臨床歯冠が短くなることが示されている[89]。一方、野沢らはインプラントの頬側における軟組織の高さと幅について模型上で計測し平均高さ2.17mm、幅は3.44mmで高さと幅の比率が1：1.58であったとしており[90]、天然歯と高さと幅の比率が逆転していることに注意が必要である。また、Kanらは前歯部に埋入された45本のインプラントの周囲軟組織の高さを計測し、thick（厚い）フェノタイプのほうが、thin（薄い）フェノタイプよりもすべての計測ポイントでより高い値を示したと報告している[91]。加えて、天然歯において角化組織の幅が広いほど歯肉は厚くなる傾向を示し[92]、インプラント周囲軟組織においてもインプラント間の乳頭の高さは角化組織の幅と関連している可能

硬・軟組織マネジメントが歯間乳頭の再建に有効だった症例

図1-27a 術前の状態。欠損側の歯間乳頭は通常低下するが、この症例では付着の喪失に起因する退縮が起こっている（根面が露出している）。

図1-27b 同X線写真では上顎洞が近接していた。垂直性の骨欠損によりインプラントを埋入するためには骨造成が不可欠である。

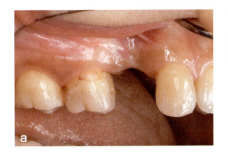
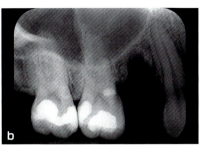

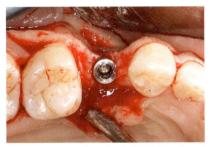
図1-27c サイナスリフトと同時にインプラントを埋入すると頬側、口蓋側ともにスレッドが露出し、垂直性の骨欠損を示した。

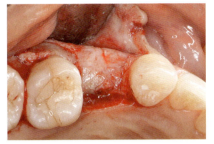
図1-27d ハニカムメンブレンによるGBR後7ヵ月。十分な組織再生を認めた。

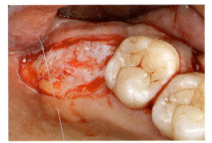
図1-27e 骨膜を保存して上顎結節から組織を採取した状態。

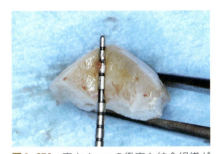
図1-27f 高さ4mmの緻密な結合組織が採取された。

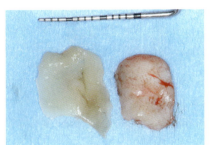
図1-27g 立体的な移植片であるが、上皮組織を完全な形で分離できていることに注目。

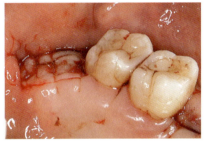
図1-27h 上皮組織はドナーサイトに復位し治癒を促進する。

性が報告されている[93]。そして、136のインプラント間乳頭を調べたTarnowらの研究では、インプラント間の軟組織の厚さは平均3.4mmであった。論文のタイトルには「隣接するインプラント間の乳頭の高さ」とあるが、実際の計測は骨から軟組織の頂点までの距離で、軟組織が描くラインの唇側と歯間部の高低差、いわゆる歯間乳頭の高さを示しているものではない。この計測値が3～4mmを合わせると全体の約73%になるが、中には5～7mmを示すものもあったと報告されている[94]。

つまり、軟組織を効果的にマネジメントすれば、歯間乳頭を再現できる可能性が残されていると考えられる。審美エリアにおいて骨に対する処置を十分行ったうえで、唇側の厚みも含めて高さを増大し、軟組織のマネジメントを適切に実施し、さらにインプラント補綴装置周囲に、唇側最下点と隣接部頂点における軟組織の高低差を調整することによって、歯間乳頭が再現できる可能性が高まる。天然歯におけるそれは、およそ4mm程度で、歯冠長のおよそ40%であることが示されている[87]。インプラント治療においてもこれが目標となるが、容易ではない。特に筆者は**上顎結節からの結合組織は立体的で密なコラーゲン組織からなり、歯間乳頭の再建に適している**と考えている[95,96]。歯間乳頭相当部に上顎結節由来の組織を効果的に配置することが重要となる（図1-27、1-28）。

その他、軟組織マネジメントは、手術による併発症のリカバリー、メインテナンス中に発生した問題に対しても有効な解決方法となりうる。詳細は拙著をご覧いただきたい[43]。

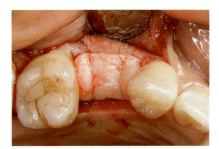
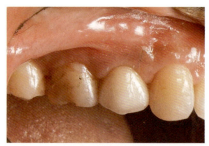
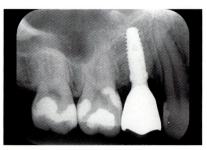

図1-27i　GBRによって増大された歯槽頂を完全に被覆するように設置された結合組織。これによって歯槽堤の高さが増大し、歯間乳頭の再建が可能となる。

図1-27j　6|の根面被覆と同時にインプラント近遠心の歯間乳頭が完全に再建されている。

図1-27k　X線写真では6|の近心は遠心に比べて骨レベルが低下していることに注目。

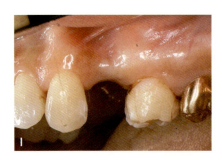
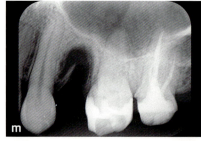
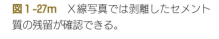

図1-27l　左側も右側と同様な欠損を認めたが、隣在歯の付着位置は良い条件が保たれていた。左右同日に並行して治療を進めた。

図1-27m　X線写真では剥離したセメント質の残留が確認できる。

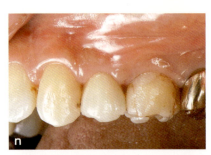
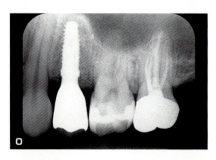

図1-27n　治療後の状態。良好な軟組織形態が得られている。

図1-27o　X線写真では隣在歯の骨レベルが良好で、歯間乳頭は健全なアタッチメントで維持されていることがわかる。

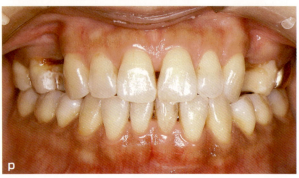
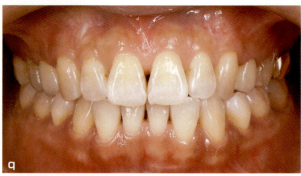

図1-27p、q　術前・術後の正面観の比較。術前（p）では、審美エリアに含まれる第一小臼歯部の歯槽堤が重度に吸収し、右側上顎の大臼歯近心は付着の喪失にともなう歯肉退縮と根面う蝕が認められた。術後（q）は、インプラント周囲硬・軟組織マネジメントによって自然感のある治療結果となり、患者の高い満足が得られた。

硬・軟組織マネジメントによって歯間乳頭が再建された症例群

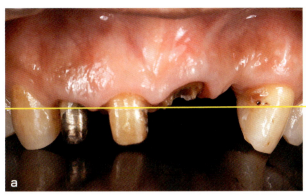
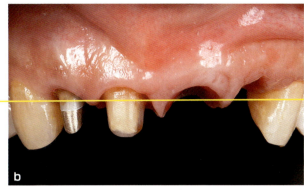

図1-28a、b　正中および1|2間の歯間乳頭の再生に注目。GBR、CTG、PET（partial extraction therapy）による修復を行っている。

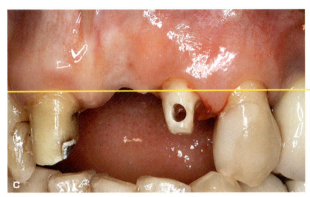
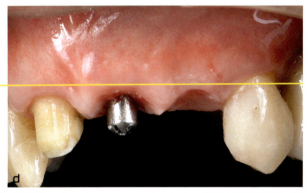

図1-28c、d　正中および1|2間の歯間乳頭の再建に注目。GBR、CTG、RST（root submergence technique）による修復を行っている。

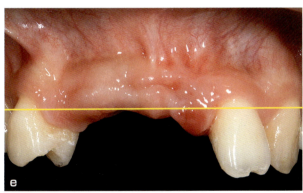
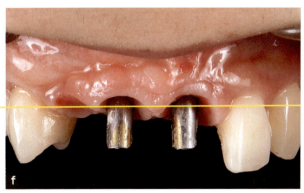

図1-28e、f　GBRによる骨造成、CTGによる正中および2|1間の歯間乳頭の再生、また3|部（第一小臼歯代行）の基底部の組織量の増大に注目。

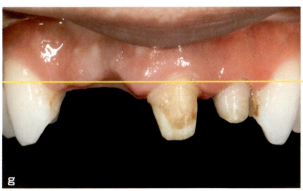
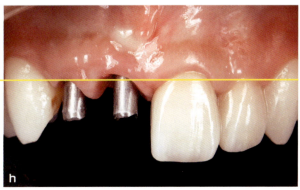

図1-28g、h　2|1間のインプラント間乳頭がGBRとCTGによって再建された。

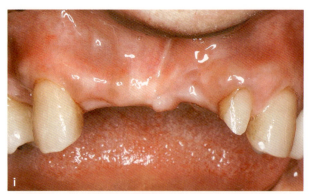
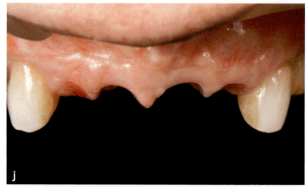

図1-28i、j　2+2部の軟組織形態の変化に注目。重度な陥凹が理想的なラインへと改善されている。

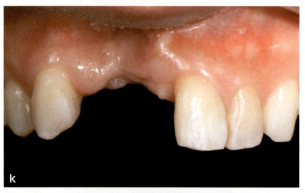
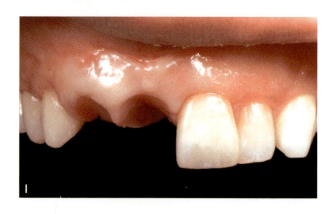

図1-28k、l　正中および2 1部間の歯間乳頭の再建に注目。

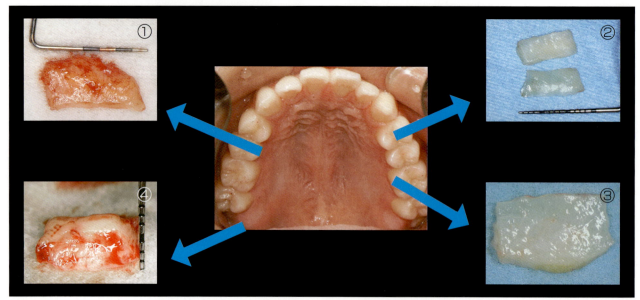

図1-29a　①小臼歯部：従来から第一選択とされた。全体の厚さはあるが、粘膜下層の割合が大きい。血管からの距離もとりやすく比較的安全な部位。②歯間乳頭を再現するために上皮を取り除いた遊離歯肉：広範囲から効果的に粘膜固有層を採取できる。③大臼歯部：全体の厚さは薄いが粘膜固有層は豊富で、ドナーサイトとしてすぐれている（文献30より引用）。④上顎結節：立体的で脈管に乏しく密なコラーゲン組織。形態安定性が高いが、生着のためには確実な固定とフラップによる十分な被覆が求められる。

ドナーサイトの特徴と選択

　1980年代初頭、口蓋から採取したCTGによって歯槽堤を増大する処置が多数報告された[97～101]。近年ではドナーサイトに対する研究が進み、結合組織の採取法として4つの選択肢が示されている（図1-29a）[102]。筆者の現在の臨床においては、**口腔外で上皮を取り除く結合組織片として使用する方法が第一選択で、必要に応じて上顎結節から採取している。**本項ではこの採取法について検討したい。

表1-2 口蓋から採取した部位別の粘膜厚みの平均値（文献104より引用・改変）

採取部位	Songらの研究	Barrivieraらの研究
犬歯	3.46mm	2.92mm
第一小臼歯	3.66mm	3.11mm
第二小臼歯	3.81mm	3.28mm
第一大臼歯	3.13mm	2.89mm
第二大臼歯	3.39mm	3.15mm

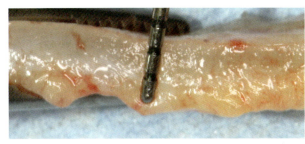

図1-29b 上皮、粘膜固有層、粘膜下層の脂肪組織の三層が識別できる。粘膜固有層が結合組織移植片のターゲットとなる。

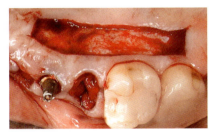

図1-30a 36歳の女性。第二小臼歯〜第二大臼歯部にかけてFGGを採取後の状態。

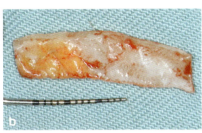
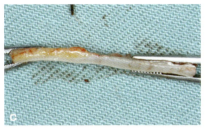

図1-30b、c 小臼歯相当部には脂肪組織が認められ、これ以上深部から採取しても粘膜固有層は得られず、不必要な侵襲を加えるだけである。移植片の断面を観察すると小臼歯部では粘膜固有層は限られており、大臼歯部では厚くはないが粘膜固有層が効果的に採取されている。このように、個人によってそもそも小臼歯部に採取すべき粘膜固有層がほとんど存在しない場合もある。

　口蓋の軟組織厚さは個人差があり、さらに同一個人においても部位による差が大きいことが示されている[103]。部位ごとの厚さの傾向は、犬歯から第二小臼歯に向かうにつれて厚くなり、そこから後方に向けて薄くなり、第一大臼歯部がもっとも薄く、後方に向けて再びやや厚くなる（表1-2）[104]。

　口蓋軟組織はおもに3つの層から構成されている（図1-29b）。すなわち平均0.36mmの上皮組織[105]、上皮下には粘膜固有層があり、線維芽細胞によって産生されたtypeⅠ、Ⅱコラーゲンファイバーによって構成される弾性の低い細胞外基質が主体であり、結合組織移植片としてターゲットとなる層である。さらに深部には粘膜固有層と骨膜との間に、両者を結合するように豊富な腺組織、脂肪組織、神経を含む粘膜下組織が存在する。前方部では脂肪組織が豊富で後方では腺組織が豊富になるが、後方では前方部よりも薄い。結合組織移植片としては上皮脚を含まない粘膜固有層がターゲットであり、粘膜下層にある脂肪組織や腺組織は移植片に対する初期のプラズマ浸透、血管新生の妨げになる可能性があるため、移植片からは除去したほうがよいとされている[106]。

　CTGが開発された当初は、血管損傷のリスクが低く安全に行える小臼歯部からの採取が基本であったが、ターゲットとなる粘膜固有層はむしろ大臼歯部のほうが厚く、質が高いことが示されている[102,107]。

　Harrisは口蓋より採取された結合組織の構成は粘膜固有層の割合が平均65.2%であり、臨床的には上皮をトリミングした移植片の80%に上皮組織の残留が認められ、なかには移植片のほとんどが粘膜下組織によって構成される移植片においても一部上皮組織が残留していたと報告している[108]。その後、同一の方法を再評価し臨床的に上皮の完全な除去は簡単ではないことが示されている[109]。上皮を口腔外でメスによって取り除く方法と、口腔内でダイヤモンドバーを用いて取り除く方法を組織学的に比較した近年の研究では、口腔外で上皮を取り除いたグループは40%に上皮の残存、ダイヤモンドバーのグループでは20%に上皮の残存が認められたと報告されている[110]。そして、上皮組織の残留は後のCystやGroove形成の原因となる[111,112]。また、10体のカダバーの調査において、口蓋軟組織の厚さと組織の構成比は個人差が大きいこと、粘膜固有層の厚みは後方部、歯冠側では0.2〜3.3mmのレンジがあった。これは、臨床家が心得ておくべき違いであろう（図1-30）。同一個人の場合、前方部、後方部、歯冠側、根尖側の部位別では、組織構成比に大きな違いはなく、仮に従来の方法で採取するCTGと口腔外で上皮を除去するCTGを比較すると、後者のほうが効果的に粘膜固有層を採取できることが示されている[113]。

カバーフラップが壊死し、色調の変化をきたした症例

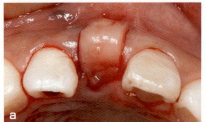
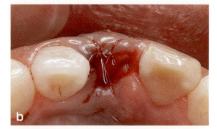
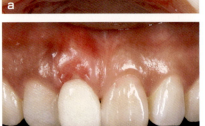
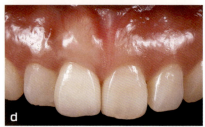

図1-31a 抜歯即時埋入時（ソケットシールドテクニック併用）にCTGを実施。

図1-31b 辺縁がやや内側に入るように縫合した。

図1-31c 16日後の状態。カバーフラップの一部が壊死した。

図1-31d 2年後の正面観。形態は良好であるが、色調は完全には調和していない。歯頸部付近に瘢痕のラインも確認できる。

口腔外で上皮を除去した結合組織を角化組織と口腔前庭拡張のために応用した症例

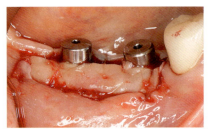
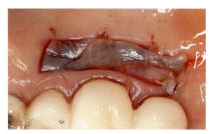
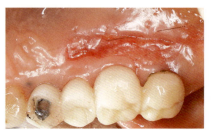

図1-32a 64歳の女性。右側下顎臼歯部に角化組織を獲得するために、口腔外で上皮を取り除いたCTGをFGGと同様に移植した。

図1-32b 移植片より切離した上皮はドナーサイトに復位し縫合されている。

図1-32c 1週後には上皮化をおおよそ完了している。

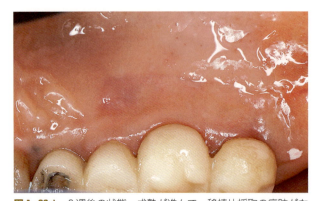
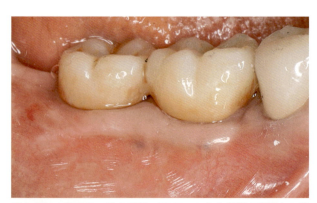

図1-32d 2週後の状態。成熟が進んで、移植片採取の痕跡がなくなりつつある。

図1-32e 術後6ヵ月の状態。CTGでも角化組織の獲得と口腔前庭の拡大を達成できる。FGGよりも周囲と調和し、目立たないという利点がある。

また、Hoは15番のメスを使用し1.5〜2mmの深度でFGG片を採取し、左手でガーゼと移植片を保持し、同メスで0.5mmの厚さで上皮組織を損傷することなく完全に切離することによって組織学的にも上皮脚を残さず、完全に上皮を除去し、結合組織移植片は脂肪組織や腺組織を含まない完全粘膜固有層が採取できていることを示した。さらに、完全な形で切除した上皮をドナーサイトに復位することによって20症例中19症例において10〜15日のうちに完全上皮化を認め、3週間で50%程度しか上皮化しない従来法に比べて治癒が促進されることを示した[114]。

脱上皮化したCTGの採取テクニックを用いた前歯部修復症例

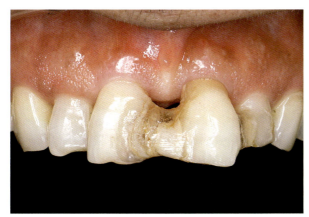

図1-33a　正中離開で適正な歯冠幅径よりも近遠心径が大きく、両隣在歯の付着も喪失しているため歯間乳頭が平坦化し、組織を増大しなければ良好な軟組織ラインを得ることはできない。

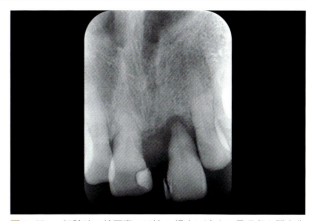

図1-33b　初診時X線写真では1の根尖に達する骨吸収と隣在歯の歯槽骨吸収が認められる。

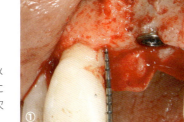
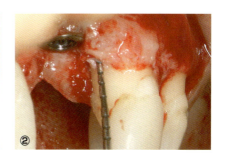

図1-33c①、②　隣在歯の骨レベルは、セメント‐エナメル境（CEJ）のスキャロップに追随せず、平坦化していた。歯間乳頭が欠如している一因である。

　筆者もテクニックは異なるが（後述）、上皮を完全な形で切除し、早期の治癒を得られることを実感している。このように、口腔外で上皮を除去したCTGは従来法で採取したCTGと比較し、より密な結合組織を有し術後の収縮の可能性もより少なく[114,115]、取り扱いも容易で、根面被覆に使用した場合でも1年後により厚い歯肉を獲得できていたことが報告されている[107]。

　しかし、Ouhayounらは、粘膜固有層のなかでも上皮直下に近づくほど、角化組織を誘導する性質が強くなる可能性があることを示した[116]。またKarringらが示したように、口蓋からのCTG後に被覆しているフラップが壊死した場合、もしくは意図的に取り除いた場合、移植された組織が有していた上皮の性質が現れる[117,118]。つまり、FGGと同様の結果となる。そのため、この移植片を使用する場合、カバーフラップが壊死しないように繊細な手技が求められる（図1-31）。具体的には、**フラップの厚さを維持することと、十分な減張を得ることが重要である**。また、下顎臼歯部において、意図的にFGGと同様に使用することによって、角化組織と口腔前庭を獲得できる。そしてドナーサイトには上皮を戻すことによって治癒の促進が得られる。さらに色調もFGGを行うよりは周囲組織とブレンドし目立たない（図1-32）。

　脱上皮化したCTGは、適切に応用すれば患者ごとに大きく異なる口蓋組織の構成比にかかわらず、効果的に必要な量の粘膜固有層を採取できる。上皮を完全な形で切除し復位することによって治癒を促進し、患者の負担を軽減できるというメリットをもつ。上顎結節と比較して平面的な形態であるが、体積を増やしたいときは二重、三重に重ねることによって、目的を達成できる。厚さおよそ1.5〜2mm程度の遊離歯肉移植片から0.5mmの上皮を均一に完全な形で除去することは、一見難しそうに思えるが、コツをつかめば十分再現性があると考えている。ここからは症例を通して脱上皮化したCTGの採取テクニックを紹介したい（図1-33）。

　患者は56歳の女性。1の審美障害と動揺を主訴に来院した。正中離開を呈していたが、隣在歯の幅径をダイレクトボンディングで調整し、スペースのマネジメントを行いつつ、インプラント治療を行うこととなった。インプラント埋入部の硬・軟組織のマネジメントによって歯間乳頭を再現し、患者の満足を得た症例である。

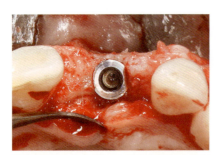
図1-33d インプラント埋入後の咬合面観では水平的な骨量が不十分であることがわかる。

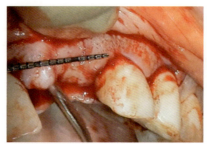
図1-33e 受容床の近遠心径を計測する。

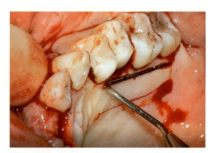
図1-33f 二重に折りたたむことを計画しているため、受容床の近遠心径の倍の長さの移植片を採取する。

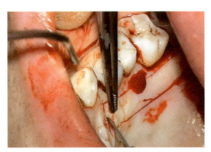
図1-33g 十分な深度の概形切開を加えて断端をピンセットで持ち上げ、可及的に表面に平行になるよう切開を開始する。

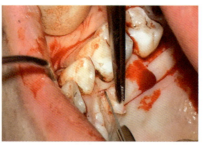
図1-33h 小臼歯部ではメスが粘膜下組織に到達すると脂肪組織が認められる。可及的に脂肪組織を含まないよう深度を調節する。

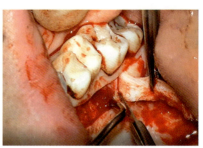
図1-33i 大臼歯部は粘膜固有層が厚く良質である。断面を見ることによって、厚みを確認し深度を調整する。

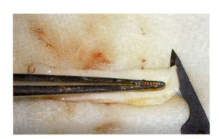
図1-33j シャーレの端に移植片を設置しブレードホルダーと干渉することなくメスを移植片表面と平行に設置できるようにする。

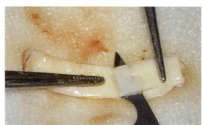
図1-33k 移植片が薄くなってきたと感じたため、メスはわずかに下を向いている。

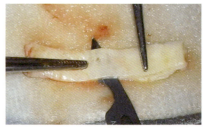
図1-33l 移植片が厚くなってきたのでメスはわずかに上を向いている。断端は薄くなっていることが多いので要注意である。

テクニカルティップ

■ ステップ1：移植片の概形切開（図1-33e、f）

適切な大きさ、量の移植片が採取できるように、プローブなどで受容床のサイズを計測し、移植片の概形をデザインする。約2mmの深さで切開を行い、歯頸線より2mm以上離して設定することが望ましい。

■ ステップ2：移植片の切離（図1-33g～i）

移植片の採取切開後、近心端をピンセットで持ち上げ、断面を拡大視し、粘膜固有層と脂肪組織の境界付近に、軟組織表面にできるだけ平行に切開を進める。脂肪層が見えたら切開深度を浅くし、粘膜固有層のみを採取するように進める。移植片の断端で厚みを確認しながら進める。遠心の縦切開に到達すれば、粘膜固有層と上皮から構成される遊離歯肉移植片が分離される。

■ ステップ3：粘膜下組織のトリミング

粘膜下組織（脂肪、腺組織）が含まれないように努めるが、それでも移植片に付着している場合があり、必要に応じてそれらをトリミングする。以下のステップ4で示す方法と同様で効果的に切除できる。

■ ステップ4：上皮の切除（図1-33j～l）

6倍以上のルーペで上皮層を見極め#15cのブレードを移植片の表面と平行に設置し、メスで移植片を押さえつけつつ、ピンセットでメスの直前部を押さえ、移植片を固定しつつスライスを開始する。1mm程度の振幅でメスを前後に動

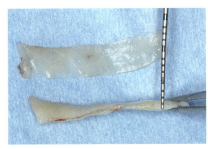

図1-33m 厚さ約1.5mmの移植片の辺縁部には上皮が残存していることが多いのでトリミングが必要になる。

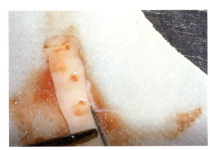

図1-33n 辺縁部に残留した上皮をトリミングしている。

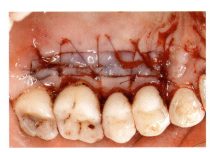

図1-33o 完全な形で上皮をドナーサイトに復位した状態。早ければ1週間、遅くとも2週間で上皮化が完了する。

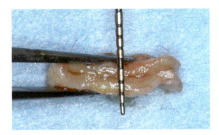

図1-33p 移植片を二重にすることにより、約2.5mmの厚さの移植片となった。

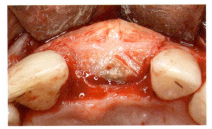

図1-33q ハニカムメンブレンを応用したGBRによって硬組織は十分に獲得されている。

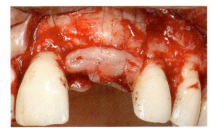

図1-33r GBRで再建された歯槽頂に移植片が固定された状態。近遠心的に完全に歯槽頂を被覆していることに注目。

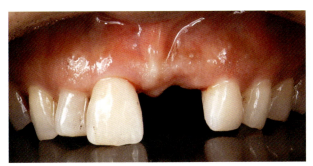

図1-33s GBRの前の正面観。歯間乳頭は平坦化し近遠心径も大きく、正中の歯間乳頭部のピークは口蓋側にあり、臨床的には審美性に寄与しないことがわかる。

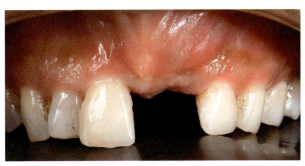

図1-33t GBR後の状態。歯槽堤部は十分に増大しているが、歯槽頂部、歯間乳頭部には軟組織の不足が認められる。

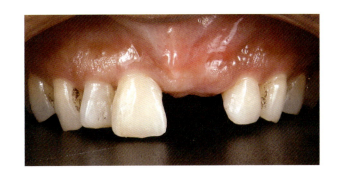

図1-33u 軟組織増大後の正面観では、歯槽堤の唇舌・垂直的な改善がみられ、歯間乳頭部のピークは唇側に位置している。

かし切開を進める。メスで移植片を下方に押さえつけることにより、移植片の部位ごとの厚さの変化を探知できる。ブレードの角度を上下、前後に微調整をしつつ厚さの変化に対応する。**つねにブレードの直前をピンセットで固定すること**により、切開したいところを的確に切開できる。

■ ステップ5：移植片のトリミング（図1-33m、n）

移植片の断端部には上皮が残りやすいので、注意深くトリミングする。

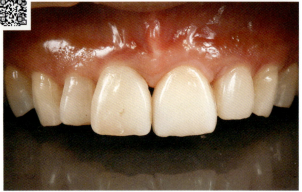
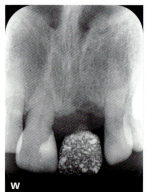
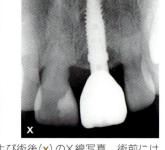

図1-33v 治療後の正面観。各歯間乳頭は十分な高さではないが、バランスの取れた形態となっている。硬・軟組織のマネジメントを行わなければこの結果は得られなかったと考えている。（二次元コードを読み込むと動画が始まります）

図1-33w、x GBR前（w）および術後（x）のX線写真。術前には隣在歯の骨吸収が認められたが、術後には歯槽堤が増大されていることがわかる。

コラーゲン膜を応用したGBRとFGGを同時に行った症例

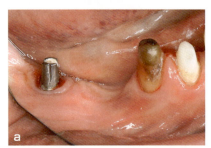
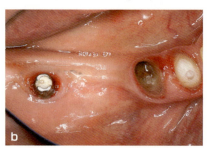
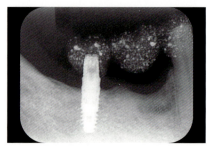

図1-34a,b 70歳男性。6⏌部インプラント埋入、GBR、7⏌6⏌5⏌部の角化組織の獲得を1回で行う計画を立てた。

図1-34c 術前のX線では6⏌部の骨の不足が予測される。

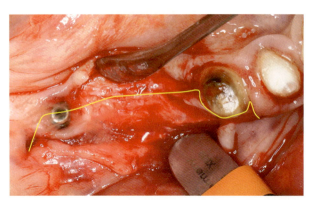
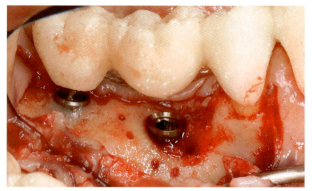

図1-34d 7⏌部インプラント周囲の角化組織は温存しFGGの移植床を形成した。図に示した切開線でGBRを行う。

図1-34e 全層弁にて剥離しインプラントを埋入した。頬側に骨欠損を認める。

骨造成、軟組織マネジメントのタイミング

骨と軟組織のマネジメントのタイミングは、基本的にはこれまで述べたように骨造成後、軟組織のコンディションに応じて行う。しかし、瘢痕形成、そもそも量が限られているなど、軟組織のコンディションが悪く骨造成手術の成功率を低下させる恐れがある場合は、先に軟組織の問題を解決する必要がある。また、さまざまな事情で手術回数を減らす必要がある場合、同時に行える可能性もある。図1-34のように、マイナーな骨造成であれば、コラーゲン膜を応用したGBRとFGGを同時に行うことが可能である。

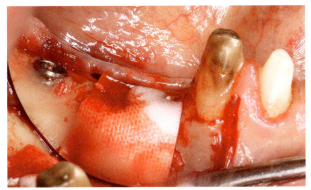

図1-34f 骨移植後コラーゲン膜を設置した。

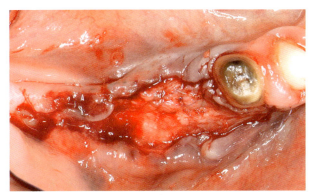

図1-34g 通法に従ってフラップを縫合。

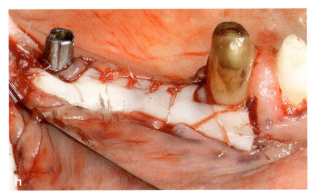
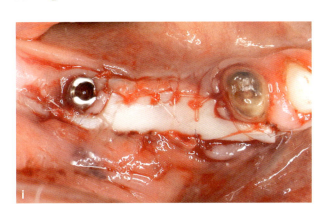

図1-34h、i さらに口蓋から採取した遊離歯肉を固定した。

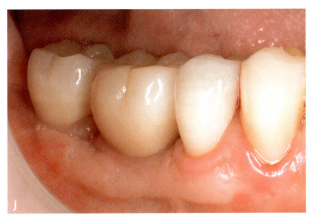
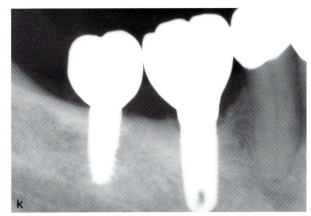

図1-34j、k 治療後の口腔内とX線写真。十分な骨と角化組織が獲得されている。（補綴担当：内山徹哉先生[東京都開業]）

軟組織マネジメントのまとめ

本項では軟組織マネジメントの概論として、その目的と必要性の検討と、口腔外で上皮を切除する結合組織の特徴、また採取における筆者の手技について解説した。前述したが、軟組織マネジメントの術前の状態は、オリジナルの状態、それまで実施された処置によって変化する。またドナーサイトにおける条件も個人によって大きく異なるため、小規模な処置を除いて、画一的な治療計画の立案が困難である。

口腔外で上皮を切除する採取法は、必要量を安定して採取しやすいという点で非常に効果的である。さらに今後、代替材料や成長因子の効果が認められ、一般化される時がくるかもしれない。ドナーサイトの違いによって、長期的にどのような変化がもたらされるかは、今のところ情報が不足している。今後、注意深く経過観察する必要があると思われる。

参考文献

1. Montero J, Dolz J, Silvestre FJ, Flores J, Dib A, Gómez-Polo C. Changes in oral health-related quality of life after three different strategies of implant therapy : a clinical trial. Odontology. 2019 Jul ; 107(3) : 383-92.

2. Vanhakendover S. L'apport de l'implant endo-osseux dans la réhabilitation odonto-stomatologique〔Role of endo-osseus implant in odonto-oral rehabilitation〕. Bull Mem Acad R Med Belg. 2003 ; 158 (10-12) : 381-7 ; discussion 387-8.

3. Araújo MG, Silva CO, Misawa M, Sukekava F. Alveolar socket healing : what can we learn? Periodontol 2000. 2015 Jun ; 68(1) : 122-34.

4. Tan WL, Wong TL, Wong MC, Lang NP. A systematic review of post-extractional alveolar hard and soft tissue dimensional changes in humans. Clin Oral Implants Res. 2012 Feb ; 23 Suppl 5 : 1-21.

5. Majzoub J, Ravida A, Starch-Jensen T, Tattan M, Suárez-López Del Amo F. The Influence of Different Grafting Materials on Alveolar Ridge Preservation : a Systematic Review. J Oral Maxillofac Res. 2019 Sep 5 ; 10(3) : e6.

6. Atieh MA, Alsabeeha NH, Payne AG, Ali S, Faggion CMJ, Esposito M. Interventions for replacing missing teeth : alveolar ridge preservation techniques for dental implant site development. Cochrane Database Syst Rev. 2021 Apr 26 ; 4(4) : CD010176.

7. Agarwal G, Thomas R, Mehta D. Postextraction maintenance of the alveolar ridge : rationale and review. Compend Contin Educ Dent. 2012 May ; 33(5) : 320-4, 326 ; quiz 327, 336.

8. Hämmerle CHF, Tarnow D. The etiology of hard- and soft-tissue deficiencies at dental implants : A narrative review. J Periodontol. 2018 Jun ; 89 Suppl 1 : S291-S303.

9. Tallgren A. The continuing reduction of the residual alveolar ridges in complete denture wearers : a mixed-longitudinal study covering 25 years. J Prosthet Dent. 1972 Feb ; 27(2) : 120-32.

10. Sanz-Sánchez I, Carrillo de Albornoz A, Figuero E, Schwarz F, Jung R, Sanz M, Thoma D. Effects of lateral bone augmentation procedures on peri-implant health or disease : A systematic review and meta-analysis. Clin Oral Implants Res. 2018 Mar ; 29 Suppl 15 : 18-31.

11. Thoma DS, Naenni N, Figuero E, Hämmerle CHF, Schwarz F, Jung RE, Sanz-Sánchez I. Effects of soft tissue augmentation procedures on peri-implant health or disease : A systematic review and meta-analysis. Clin Oral Implants Res. 2018 Mar ; 29 Suppl 15 : 32-49.

12. Monje A, Chappuis V, Monje F, Muñoz F, Wang HL, Urban IA, Buser D. The Critical Peri-implant Buccal Bone Wall Thickness Revisited : An Experimental Study in the Beagle Dog. Int J Oral Maxillofac Implants. 2019 November/December ; 34(6) : 1328-36.

13. Monje A, Roccuzzo A, Buser D, Wang HL. Influence of buccal bone wall thickness on the peri-implant hard and soft tissue dimensional changes : A systematic review. Clin Oral Implants Res. 2023 Mar ; 34(3) : 157-76.

14. Lekholm U, Sennerby L, Roos J, Becker W. Soft tissue and marginal bone conditions at osseointegrated implants that have exposed threads : a 5-year retrospective study. Int J Oral Maxillofac Implants. 1996 Sep-Oct ; 11(5) : 599-604.

15. Stefanini M, Felice P, Mazzotti C, Marzadori M, Gherlone EF, Zucchelli G. Transmucosal Implant Placement with Submarginal Connective Tissue Graft in Area of Shallow Buccal Bone Dehiscence : A Three-Year Follow-Up Case Series. Int J Periodontics Restorative Dent. 2016 Sep-Oct ; 36(5) : 621-30.

16. Seyssens L, De Lat L, Cosyn J. Immediate implant placement with or without connective tissue graft : A systematic review and meta-analysis. J Clin Periodontol. 2021 Feb ; 48(2) : 284-301.

17. Schwarz F, Sahm N, Becker J. Impact of the outcome of guided bone regeneration in dehiscence-type defects on the long-term stability of peri-implant health : clinical observations at 4 years. Clin Oral Implants Res. 2012 Feb ; 23(2) : 191-6.

18. Linkevicius T, Apse P, Grybauskas S, Puisys A. The influence of soft tissue thickness on crestal bone changes around implants : a 1-year prospective controlled clinical trial. Int J Oral Maxillofac Implants. 2009 Jul-Aug ; 24(4) : 712-9.

19. Wiesner G, Esposito M, Worthington H, Schlee M. Connective tissue grafts for thickening peri-implant tissues at implant placement. One-year results from an explanatory split-mouth randomised controlled clinical trial. Eur J Oral Implantol. 2010 Spring ; 3(1) : 27-35.

20. Jensen SS, Terheyden H. Bone augmentation procedures in localized defects in the alveolar ridge : clinical results with different bone grafts and bone-substitute materials. Int J Oral Maxillofac Implants 2009 ; 24 Suppl : 218-36.

21. Dahlin C, Andersson L, Linde A. Bone augmentation at fenestrated implants by an osteopromotive membrane technique. A controlled clinical study. Clin Oral Implants Res 1991 ; 2(4) : 159-65.

22. Simion M, Trisi P, Piattelli A. Vertical ridge augmentation using a membrane technique associated with osseointegrated implants. Int J Periodontics Restorative Dent 1994 ; 14(6) : 496-511.

23. Simion M, Jovanovic SA, Trisi P, Scarano A, Piattelli A. Vertical ridge augmentation around dental implants using a membrane technique and autogenous bone or allografts in humans. Int J Periodontics Restorative Dent 1998 ; 18(1) : 8-23.

24. Urban IA, Montero E, Monje A, Sanz-Sánchez I. Effectiveness of vertical ridge augmentation interventions : A systematic review and meta-analysis. J Clin Periodontol 2019 ; 46 Suppl 21 : 319-39.

25. Naenni N, Lim HC, Papageorgiou SN, Hämmerle CHF. Efficacy of lateral bone augmentation prior to implant placement : A systematic review and meta-analysis. J Clin Periodontol 2019 ; 46 Suppl 21 : 287-306.

26. Mayfield L, Nobréus N, Attström R, Linde A. Guided bone regeneration in dental implant treatment using a bioabsorbable membrane. Clin Oral Implants Res 1997 ; 8(1) : 10-7.

27. Sbricoli L, Guazzo R, Annunziata M, Gobbato L, Bressan E, Nastri L. Selection of Collagen Membranes for Bone Regeneration : A Literature Review. Materials (Basel) 2020 ; 13(3) : 786.

28. Thoma DS, Bienz SP, Figuero E, Jung RE, Sanz-Martín I. Efficacy of lateral bone augmentation performed simultaneously with dental implant placement : A systematic review and meta-analysis. J Clin Periodontol 2019 ; 46 Suppl 21 : 257-76.

29. Zitzmann NU, Naef R, Schärer P. Resorbable versus nonresorbable membranes in combination with Bio-Oss for guided bone regeneration. Int J Oral Maxillofac Implants 1997 ; 12(6) : 844-52.

30. Becker J, Al-Nawas B, Klein MO, Schliephake H, Terheyden H, Schwarz F. Use of a new cross-linked collagen membrane for the treatment of dehiscence-type defects at titanium implants : a prospective, randomized-controlled double-blinded clinical multicenter study. Clin Oral Implants Res 2009 ; 20(7) : 742-9.

31. Turri A, Elgali I, Vazirisani F, Johansson A, Emanuelsson L, Dahlin C, Thomsen P, Omar O. Guided bone regeneration is promoted by the molecular events in the membrane compartment. Biomaterials 2016 ; 84 : 167-83.

32. Zubery Y, Goldlust A, Alves A, Nir E. Ossification of a novel cross-linked porcine collagen barrier in guided bone regeneration in dogs. J Periodontol 2007 ; 78(1) : 112-21.

33. Zubery Y, Nir E, Goldlust A. Ossification of a collagen membrane cross-linked by sugar : a human case series. J Periodontol 2008 ; 79 (6) : 1101-7.

34. Meyer M. Processing of collagen based biomaterials and the resulting materials properties. Biomed Eng Online 2019 ; 18(1) : 24.

35. Rothamel D, Schwarz F, Sager M, Herten M, Sculean A, Becker J. Biodegradation of differently cross-linked collagen membranes : an experimental study in the rat. Clin Oral Implants Res 2005 ; 16(3) : 369-78.

36. Mir-Mari J, Wui H, Jung RE, Hämmerle CH, Benic GI. Influence of blinded wound closure on the volume stability of different GBR materials : an in vitro cone-beam computed tomographic examination. Clin Oral Implants Res 2016 ; 27(2) : 258-65.

37. Mertens C, Braun S, Krisam J, Hoffmann J. The influence of wound closure on graft stability : An in vitro comparison of different bone grafting techniques for the treatment of one-wall horizontal bone defects. Clin Implant Dent Relat Res. 2019 Apr ; 21(2) : 284-91.

38. Naenni N, Berner T, Waller T, Huesler J, Hämmerle CHF, Thoma DS. Influence of wound closure on volume stability with the application of different GBR materials : an in vitro cone-beam computed tomographic study. J Periodontal Implant Sci 2019 ; 49(1) : 14-24.

39. Urban IA, Nagursky H, Lozada JL. Horizontal ridge augmentation with a resorbable membrane and particulated autogenous bone with or without anorganic bovine bone-derived mineral : a prospective case series in 22 patients. Int J Oral Maxillofac Implants 2011 ; 26 (2) : 404-14.

40. Urban IA, Nagursky H, Lozada JL, Nagy K. Horizontal ridge augmentation with a collagen membrane and a combination of particulated autogenous bone and anorganic bovine bone-derived mineral : a prospective case series in 25 patients. Int J Periodontics Restorative Dent 2013 ; 33(3) : 299-307.

41. Urban IA, Lozada JL, Wessing B, Suárez-López del Amo F, Wang HL. Vertical Bone Grafting and Periosteal Vertical Mattress Suture for the Fixation of Resorbable Membranes and Stabilization of Particulate Grafts in Horizontal Guided Bone Regeneration to Achieve More Predictable Results：A Technical Report. Int J Periodontics Restorative Dent 2016；36(2)：153‑9.

42. Hur Y, Tsukiyama T, Yoon TH, Griffin T. Double flap incision design for guided bone regeneration：a novel technique and clinical considerations. J Periodontol 2010；81(6)：945‑52.

43. 石川知弘，船登彰芳．新版 4‑Dコンセプトインプラントセラピー　審美性と機能性獲得に必要な組織保存と再建のテクニックとそのタイミング．東京：クインテッセンス出版，2018.

44. Simion M, Rocchietta I, Dellavia C. Three-dimensional ridge augmentation with xenograft and recombinant human platelet-derived growth factor-BB in humans：report of two cases. Int J Periodontics Restorative Dent 2007；27(2)：109‑15.

45. Friedmann A, Fickl S, Fischer KR, Dalloul M, Goetz W, Kauffmann F. Horizontal Augmentation of Chronic Mandibular Defects by the Guided Bone Regeneration Approach：A Randomized Study in Dogs. Materials (Basel) 2021；15(1)：238.

46. Ishikawa T, Ueno D. Vertical Ridge Augmentation With a Honeycomb Structure Titanium Membrane：A Technical Note for a 3 -Dimensional Curvature Bending Method. J Oral Implantol 2021；47(5)：411‑9.

47. Fontana F, Maschera E, Rocchietta I, Simion M. Clinical classification of complications in guided bone regeneration procedures by means of a nonresorbable membrane. Int J Periodontics Restorative Dent 2011；31(3)：265‑73.

48. Lim G, Lin GH, Monje A, Chan HL, Wang HL. Wound Healing Complications Following Guided Bone Regeneration for Ridge Augmentation：A Systematic Review and Meta-Analysis. Int J Oral Maxillofac Implants 2018；33(1)：41‑50.

49. Schenk RK, Buser D, Hardwick WR, Dahlin C. Healing pattern of bone regeneration in membrane-protected defects：a histologic study in the canine mandible. Int J Oral Maxillofac Implants 1994；9(1)：13‑29.

50. Giannobile WV, Berglundh T, Al-Nawas B, Araujo M, Bartold PM, Bouchard P, Chapple I, Gruber R, Lundberg P, Sculean A, Lang NP, Lyngstadaas P, Kebschull M, Galindo-Moreno P, Schwartz Z, Shapira L, Stavropoulos A, Reseland J. Biological factors involved in alveolar bone regeneration：Consensus report of Working Group 1 of the 15th European Workshop on Periodontology on Bone Regeneration. J Clin Periodontol 2019；46 Suppl 21：6‑11.

51. Pistilli R, Simion M, Barausse C, Gasparro R, Pistilli V, Bellini P, Felice P. Guided Bone Regeneration with Nonresorbable Membranes in the Rehabilitation of Partially Edentulous Atrophic Arches：A Retrospective Study on 122 Implants with a 3- to 7-Year Follow-up. Int J Periodontics Restorative Dent 2020；40(5)：685‑92.

52. Roden RD Jr. Principles of bone grafting. Oral Maxillofac Surg Clin North Am 2010；22(3)：295‑300.

53. Greenstein G, Greenstein B, Cavallaro J, Tarnow D. The role of bone decortication in enhancing the results of guided bone regeneration：a literature review. J Periodontol 2009；80(2)：175‑89.

54. Stähli A, Strauss FJ, Gruber R. The use of platelet-rich plasma to enhance the outcomes of implant therapy：A systematic review. Clin Oral Implants Res 2018 Suppl 18：20‑36.

55. Desai AP, Sahoo N, Pal AK, Roy Chowdhury SK. Efficacy of Platelet-Rich Plasma in Enhancing the Osteogenic Potential of Bone Graft in Oral and Maxillofacial Region. J Maxillofac Oral Surg 2021；20(2)：282‑95.

56. Solakoglu Ö, Heydecke G, Amiri N, Anitua E. The use of plasma rich in growth factors (PRGF) in guided tissue regeneration and guided bone regeneration. A review of histological, immunohistochemical, histomorphometrical, radiological and clinical results in humans. Ann Anat 2020；231：151528.

57. Tavelli L, Ravidà A, Barootchi S, Chambrone L, Giannobile WV. Recombinant Human Platelet-Derived Growth Factor：A Systematic Review of Clinical Findings in Oral Regenerative Procedures. JDR Clin Trans Res 2021；6(2)：161‑73.

58. Kaigler D, Avila G, Wisner-Lynch L, Nevins ML, Nevins M, Rasperini G, Lynch SE, Giannobile WV. Platelet-derived growth factor applications in periodontal and peri-implant bone regeneration. Expert Opin Biol Ther 2011；11(3)：375‑85.

59. Freitas RM, Spin-Neto R, Marcantonio Junior E, Pereira LA, Wikesjö UM, Susin C. Alveolar ridge and maxillary sinus augmentation using rhBMP-2：a systematic review. Clin Implant Dent Relat Res 2015；Suppl 1：e192‑201.

60. Miron RJ, Fujioka-Kobayashi M, Zhang Y, Caballé-Serrano J, Shirakata Y, Bosshardt DD, Buser D, Sculean A. Osteogain improves osteoblast adhesion, proliferation and differentiation on a bovine-derived natural bone mineral. Clin Oral Implants Res 2017；28(3)：327‑33.

61. Miron RJ, Wei L, Bosshardt DD, Buser D, Sculean A, Zhang Y. Effects of enamel matrix proteins in combination with a bovine-derived natural bone mineral for the repair of bone defects. Clin Oral Investig 2014；18(2)：471‑8.

62. Alberti A, Francetti L, Taschieri S, Corbella S. The Applications of Enamel Matrix Derivative in Implant Dentistry：A Narrative Review. Materials (Basel) 2021；14(11)：3045.

63. Narita LE, Mester A, Onisor F, Bran S, Onicas MI, Voina-Tonea A. The Outcomes of Enamel Matrix Derivative on Periodontal Regeneration under Diabetic Conditions. Medicina (Kaunas) 2021；57(10)：1071.

64. Hoshi S, Akizuki T, Matsuura T, Ikawa T, Kinoshita A, Oda S, Tabata Y, Matsui M, Izumi Y. Ridge augmentation using recombinant human fibroblast growth factor-2 with biodegradable gelatin sponges incorporating β -tricalcium phosphate：a preclinical study in dogs. J Periodontal Res 2016；51(1)：77‑85.

65. Fukuba S, Akizuki T, Matsuura T, Okada M, Nohara K, Hoshi S, Shujaa Addin A, Iwata T, Izumi Y. Effects of combined use of recombinant human fibroblast growth factor-2 and β -tricalcium phosphate on ridge preservation in dehiscence bone defects after tooth extraction：A split-mouth study in dogs. J Periodontal Res 2021；56(2)：298‑305.

66. Novais A, Chatzopoulou E, Chaussain C, Gorin C. The Potential of FGF-2 in Craniofacial Bone Tissue Engineering：A Review. Cells 2021；10(4)：932.

67. Simion M, Trisi P, Piattelli A. Vertical ridge augmentation using a membrane technique associated with osseointegrated implants. Int J Periodontics Restorative Dent 1994；14(6)：496‑511.

68. Simion M, Jovanovic SA, Trisi P, Scarano A, Piattelli A. Vertical ridge augmentation around dental implants using a membrane technique and autogenous bone or allografts in humans. Int J Periodontics Restorative Dent 1998；18(1)：8‑23.

69. Simion M, Fontana F, Rasperini G, Maiorana C. Vertical ridge augmentation by expanded-polytetrafluoroethylene membrane and a combination of intraoral autogenous bone graft and deproteinized anorganic bovine bone (Bio Oss). Clin Oral Implants Res 2007；18(5)：620‑9.

70. Mordenfeld A, Johansson CB, Albrektsson T, Hallman M. A randomized and controlled clinical trial of two different compositions of deproteinized bovine bone and autogenous bone used for lateral ridge augmentation. Clin Oral Implants Res 2014；25(3)：310‑20.

71. Miron RJ, Gruber R, Hedbom E, Saulacic N, Zhang Y, Sculean A, Bosshardt DD, Buser D. Impact of bone harvesting techniques on cell viability and the release of growth factors of autografts. Clin Implant Dent Relat Res 2013；15(4)：481‑9.

72. Zaffe D, D'Avenia F. A novel bone scraper for intraoral harvesting：a device for filling small bone defects. Clin Oral Implants Res 2007；18(4)：525‑33.

73. Liang C, Lin X, Wang SL, Guo LH, Wang XY, Li J. Osteogenic potential of three different autogenous bone particles harvested during implant surgery. Oral Dis 2017；23(8)：1099‑108.

74. Müller HP, Könönen E. Variance components of gingival thickness. J Periodontal Res. 2005 Jun；40(3)：239‑44.

75. Heydari M, Ataei A, Riahi SM. Long-Term Effect of Keratinized Tissue Width on Peri-implant Health Status Indices：An Updated Systematic Review and Meta-analysis. Int J Oral Maxillofac Implants. 2021 Nov-Dec；36(6)：1065‑75.

76. Monje A, Pons R, Insua A, Nart J, Wang HL, Schwarz F. Morphology and severity of peri-implantitis bone defects. Clin Implant Dent Relat Res. 2019 Aug；21(4)：635‑43.

77. Tavelli L, Barootchi S, Avila-Ortiz G, Urban IA, Giannobile WV, Wang HL. Peri-implant soft tissue phenotype modification and its impact on peri-implant health：A systematic review and network meta-analysis. J Periodontol. 2021 Jan；92(1)：21‑44.

78. Linkevicius T, Apse P, Grybauskas S, Puisys A. The influence of soft tissue thickness on crestal bone changes around implants：a 1-year prospective controlled clinical trial. Int J Oral Maxillofac Implants. 2009 Jul-Aug；24(4)：712‑9.

79. Linkevicius T, Apse P, Grybauskas S, Puisys A. Influence of thin mucosal tissues on crestal bone stability around implants with platform switching：a 1-year pilot study. J Oral Maxillofac Surg. 2010 Sep；68(9)：2272‑7.

80. Linkevicius T, Puisys A, Linkeviciene L, Peciuliene V, Schlee M. Crestal Bone Stability around Implants with Horizontally Matching Connection after Soft Tissue Thickening : A Prospective Clinical Trial. Clin Implant Dent Relat Res. 2015 Jun ; 17(3) : 497-508.

81. Puisys A, Linkevicius T. The influence of mucosal tissue thickening on crestal bone stability around bone-level implants. A prospective controlled clinical trial. Clin Oral Implants Res. 2015 Feb ; 26(2) : 123-9.

82. Linkevicius T, Puisys A, Linkevicius R, Alkimavicius J, Gineviciute E, Linkeviciene L. The influence of submerged healing abutment or subcrestal implant placement on soft tissue thickness and crestal bone stability. A 2-year randomized clinical trial. Clin Implant Dent Relat Res. 2020 Aug ; 22(4) : 497-506.

83. Zheng Z, Ao X, Xie P, Jiang F, Chen W. The biological width around implant. J Prosthodont Res. 2021 Feb 24 ; 65(1) : 11-8.

84. Albrektsson T, Zarb G, Worthington P, Eriksson AR. The long-term efficacy of currently used dental implants : a review and proposed criteria of success. Int J Oral Maxillofac Implants. 1986 Summer ; 1 (1) : 11-25.

85. Kirkland G, Greenwell H, Drisko C, Wittwer JW, Yancey J, Rebitski G. Hard tissue ridge augmentation using a resorbable membrane and a particulate graft without complete flap closure. Int J Periodontics Restorative Dent. 2000 Aug ; 20(4) : 382-9.

86. Jung RE, Sailer I, Hämmerle CH, Attin T, Schmidlin P. In vitro color changes of soft tissues caused by restorative materials. Int J Periodontics Restorative Dent. 2007 Jun ; 27(3) : 251-7.

87. Chu SJ, Tarnow DP, Tan JH, Stappert CF. Papilla proportions in the maxillary anterior dentition. Int J Periodontics Restorative Dent. 2009 Aug ; 29(4) : 385-93.

88. Kolte AP, Kolte RA, Pajnigara NG, Pajnigara NG. A Clinical and Radiographic Assessment of Positional Variations of Gingival Papilla and Its Proportions. Int J Periodontics Restorative Dent. 2016 Mar-Apr ; 36(2) : 213-8.

89. Wennström JL. Mucogingival considerations in orthodontic treatment. Semin Orthod. 1996 Mar ; 2(1) : 46-54.

90. Nozawa T, Enomoto H, Tsurumaki S, Ito K. Biologic height-width ratio of the buccal supra-implant mucosa. Eur J Esthet Dent. 2006 Autumn ; 1(3) : 208-14.

91. Kan JY, Rungcharassaeng K, Umezu K, Kois JC. Dimensions of peri-implant mucosa : an evaluation of maxillary anterior single implants in humans. J Periodontol. 2003 Apr ; 74(4) : 557-62.

92. Olsson M, Lindhe J, Marinello CP. On the relationship between crown form and clinical features of the gingiva in adolescents. J Clin Periodontol. 1993 Sep ; 20(8) : 570-7.

93. Lee DW, Park KH, Moon IS. Dimension of keratinized mucosa and the interproximal papilla between adjacent implants. J Periodontol. 2005 Nov ; 76(11) : 1856-60.

94. Tarnow D, Elian N, Fletcher P, Froum S, Magner A, Cho SC, Salama M, Salama H, Garber DA. Vertical distance from the crest of bone to the height of the interproximal papilla between adjacent implants. J Periodontol. 2003 Dec ; 74(12) : 1785-8.

95. Dellavia C, Ricci G, Pettinari L, Allievi C, Grizzi F, Gagliano N. Human palatal and tuberosity mucosa as donor sites for ridge augmentation. Int J Periodontics Restorative Dent. 2014 Mar-Apr ; 34 (2) : 179-86.

96. Rojo E, Stroppa G, Sanz-Martin I, Gonzalez-Martín O, Alemany AS, Nart J. Soft tissue volume gain around dental implants using autogenous subepithelial connective tissue grafts harvested from the lateral palate or tuberosity area. A randomized controlled clinical study. J Clin Periodontol. 2018 Apr ; 45(4) : 495-503.

97. Abrams L. Augmentation of the deformed residual edentulous ridge for fixed prosthesis. Compend Contin Educ Gen Dent. 1980 May-Jun ; 1(3) : 205-13.

98. Langer B, Calagna L. The subepithelial connective tissue graft. J Prosthet Dent. 1980 Oct ; 44(4) : 363-7.

99. Garber DA, Rosenberg ES. The edentulous ridge in fixed prosthodontics. Compend Contin Educ Dent. 1981 Jul-Aug ; 2(4) : 212-23.

100. Kaldahl WB, Tussing GJ, Wentz FM, Walker JA. Achieving an esthetic appearance with a fixed prosthesis by submucosal grafts. J Am Dent Assoc. 1982 Apr ; 104(4) : 449-52.

101. Langer B, Calagna LJ. The subepithelial connective tissue graft. A new approach to the enhancement of anterior cosmetics. Int J Periodontics Restorative Dent. 1982 ; 2(2) : 22-33.

102. Zucchelli G. Mucogingival Esthetic Surgery. Milan : Quintessenza Edizioni, 2013.

103. Müller HP, Schaller N, Eger T, Heinecke A. Thickness of masticatory mucosa. J Clin Periodontol. 2000 Jun ; 27(6) : 431-6.

104. Arndt Happe textbook.

105. Soehren SE, Allen AL, Cutright DE, Seibert JS. Clinical and histologic studies of donor tissues utilized for free grafts of masticatory mucosa. J Periodontol. 1973 Dec ; 44(12) : 727-41.

106. Sullivan HC, Atkins JH. Free autogenous gingival grafts. I. Principles of successful grafting. Periodontics. 1968 Jun ; 6(3) : 121-9.

107. Zucchelli G, Mele M, Stefanini M, Mazzotti C, Marzadori M, Montebugnoli L, de Sanctis M. Patient morbidity and root coverage outcome after subepithelial connective tissue and de-epithelialized grafts : a comparative randomized-controlled clinical trial. J Clin Periodontol. 2010 Aug 1 ; 37(8) : 728-38.

108. Harris RJ. Histologic evaluation of connective tissue grafts in humans. Int J Periodontics Restorative Dent. 2003 Dec ; 23(6) : 575-83.

109. Maia VTG, Kahn S, de Souza AB, Fernandes GVO. Deepithelialized Connective Tissue Graft and the Remaining Epithelial Content After Harvesting by the Harris Technique : A Histological and Morphometrical Case Series. Clin Adv Periodontics. 2021 Sep ; 11(3) : 150-4.

110. Marques de Mattos P, Papalexiou V, Tramontina VA, Kim SH, Luczyszyn SM, Bettega PVC, Batista Rodrigues Johann AC. Evaluation of 2 techniques of epithelial removal in subepithelial connective tissue graft surgery : a comparative histological study. J Periodontal Implant Sci. 2019 Nov 4 ; 50(1) : 2-13.

111. Ouhayoun JP, Khattab R, Serfaty R, Feghaly-Assaly M, Sawaf MH. Chemically separated connective tissue grafts : clinical application and histological evaluation. J Periodontol. 1993 Aug ; 64(8) : 734-8.

112. Harris RJ. Successful root coverage : a human histologic evaluation of a case. Int J Periodontics Restorative Dent. 1999 Oct ; 19(5) : 439-47.

113. Bertl K, Pifl M, Hirtler L, Rendl B, Nürnberger S, Stavropoulos A, Ulm C. Relative Composition of Fibrous Connective and Fatty/Glandular Tissue in Connective Tissue Grafts Depends on the Harvesting Technique but not the Donor Site of the Hard Palate. J Periodontol. 2015 Dec ; 86(12) : 1331-9.

114. Ho FC. A modified combined approach to harvest connective tissue grafts with high quality, less morbidity, and faster healing. Int J Esthet Dent. 2020 ; 15(1) : 56-67.

115. McLeod DE, Reyes E, Branch-Mays G. Treatment of multiple areas of gingival recession using a simple harvesting technique for autogenous connective tissue graft. J Periodontol. 2009 Oct ; 80(10) : 1680-7.

116. Ouhayoun JP, Sawaf MH, Gofflaux JC, Etienne D, Forest N. Re-epithelialization of a palatal connective tissue graft transplanted in a non-keratinized alveolar mucosa : a histological and biochemical study in humans. J Periodontal Res. 1988 Mar ; 23(2) : 127-33.

117. Karring T, Lang NP, Löe H. The role of gingival connective tissue in determining epithelial differentiation. J Periodontal Res. 1975 Feb ; 10(1) : 1-11.

118. Karring T, Ostergaard E, Löe H. Conservation of tissue specificity after heterotopic transplantation of gingiva and alveolar mucosa. J Periodontal Res. 1971 ; 6(4) : 282-93.

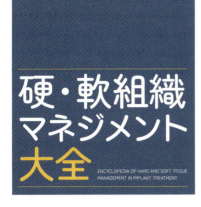

2章
下顎臼歯部

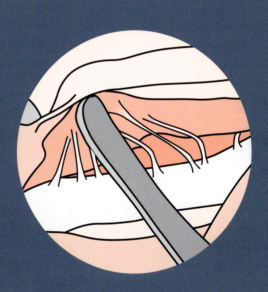

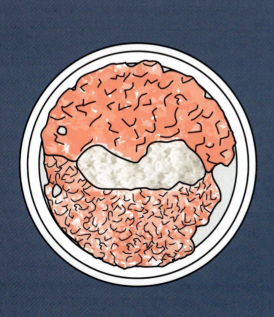

はじめに

　下顎臼歯部はもっとも頻度の高いインプラント埋入部位である。大臼歯部においては強い咬合力にさらされ、失活歯においては歯根破折、そして歯周病患者においては重度の骨吸収をきたしやすい。抜歯の基準については、これまですべての臨床医が同意する決定的なものがないといえる。これは、歯のコンディションのみならず、術者の治療技術と経験、患者の治療に対する期待度、費用、時間的な制限、コンプライアンスなどが影響するからである[1]。歯周病が進行していても、歯周組織再生療法によって歯を長期的に保存できる可能性が示されている[2,3]。一方、慢性歯周炎の治療後10年間のメインテナンス期間中、同一の患者において天然歯よりもインプラントのほうが喪失するリスクが高いことも示されている[4]。歯質が健全で歯列の条件が整っていれば、抜歯してインプラントに置き換えるのではなく、歯周組織再生による歯の保存を検討する価値がある[5,6]（図2-1）。

　歯周病患者にインプラントを応用する場合、術前に歯周病のコントロールがなされていることが大前提となる。歯周病の既往はインプラント周囲炎のリスクとなりうることが示されており、口腔内に深いポケットが残存している場合はインプラント周囲炎のリスクが高まる[7,8]。したがって、歯周病患者においては、治療期間中にできるだけ深いポケットを残さないように配慮することが重要で、インプラントサイトの隣在歯に深い骨縁下欠損が存在する場合はインプラント外科に先立って、もしくはインプラント外科の際に対処すべきであると考えている（図2-2）。

　不幸にして歯の喪失後、遊離端義歯を長期間使用することによって、歯槽堤はいっそう重度に委縮する。患者はその間、必ずしも快適な食生活を送れるわけではなく、長い間苦労しながら、さらに大切な歯槽骨も失う。上顎の義歯は口蓋骨の存在により広い耐圧面積を有するが、下顎遊離端義歯は十分な耐圧面積が得られず不利である。加えて、上顎は上顎洞底を挙上し垂直的な骨量を増大しやすいが、下顎は下顎管の存在によって骨量が制限される。下顎管まで吸収が進行すると、骨折のリスクが増加するとともに、フラップを剥離することさえ困難となる（図2-3）。骨吸収をまねく前にインプラントを埋入し、機能を回復しつつ歯槽骨を保全するためにインプラント治療の意義は大きい。

歯周組織再生による天然歯の保存

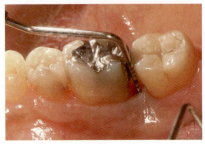

図2-1a 55歳の女性。6|部のインプラント治療で来院。PPD 8mm、1mmの退縮。舌側より2度の根分岐部病変を認めた。歯肉は厚く十分な角化組織が存在している。

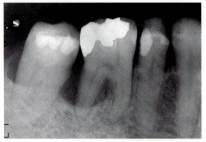

図2-1b 根尖付近まで骨吸収を認めるが歯質は十分残存している。再生療法によって、垂直的な欠損が改善すれば予後は大きく改善すると判断できる[6]。

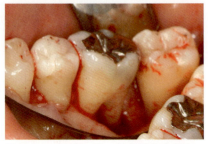

図2-1c 3度に近い根分岐部病変と、1〜2壁の骨縁下欠損を認めた。rh-PDGFおよび自家骨、コラーゲン膜を応用して再生療法を行った。

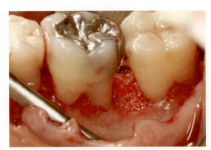

図2-1d 14ヵ月後、骨縁下欠損は消失し、根分岐部病変は1度に改善した。

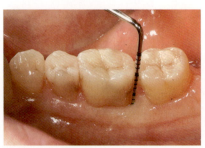

図2-1e 術後2年の状態。5mmのアタッチメントが得られた。

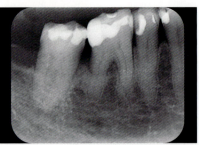

図2-1f 14年後のX線写真。骨欠損は改善し長期的に安定している。

2章 下顎臼歯部

インプラントサイトの隣在歯に深い骨縁下欠損が存在する症例

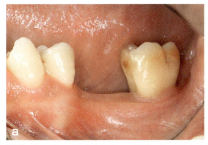
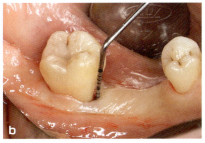
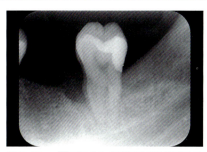

図2-2a、b 43歳の男性。⎿6部インプラント埋入術前の状態。基本治療終了後、大部分の炎症はコントロールされたが、インプラント埋入予定部位の隣接面を含め、数ヵ所に深いポケットが残存していた。

図2-2c ⎿7の近心に骨縁下欠損が認められる。

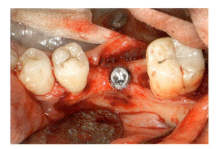
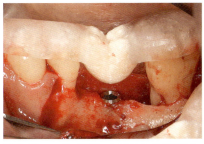
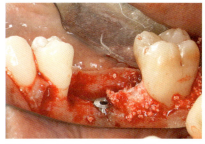

図2-2d インプラント埋入に先立って骨縁下欠損内と根面のデブライドメントを行い、術野を十分に洗浄した後にインプラント手術に移行した。インプラントは骨内に埋入されているが、骨幅は不十分である。

図2-2e インプラントは近心の骨縁下に埋入されている。

図2-2f FGF-2および自家骨、炭酸アパタイトを骨欠損部に移植した。

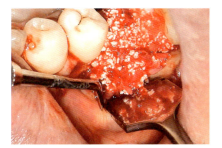
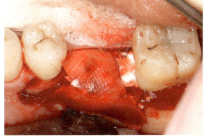
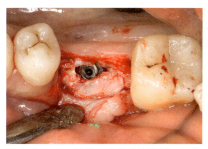

図2-2g インプラント埋入部は歯槽頂部にも骨移植材を設置した。

図2-2h 歯周の骨欠損部にはクロスリンクコラーゲン膜を、GBR部にはリボースクロスリンクコラーゲン膜を設置した。

図2-2i 4ヵ月後、十分な硬組織の再生を認めた。

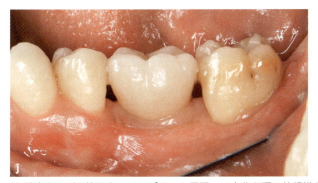
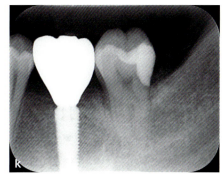

図2-2j、k 治療後の口腔内およびX線写真。インプラント周囲には十分な硬・軟組織が獲得され、隣在歯の深い歯周ポケットは消失した。軟組織のレベルが術前と比較し高位になっているのはFGF-2の組織増殖の反応だと考えられる。

長期間の義歯装着により重度骨吸収をまねいた症例

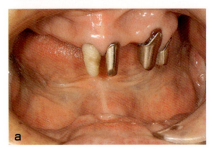
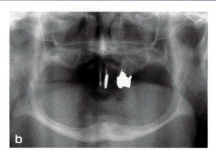
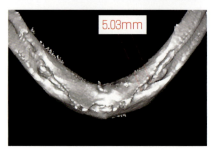

図2-3a、b　86歳の男性。不適合な3組の義歯を日替わりで長期間使用し続けることによって下顎骨は重度に吸収していた。

図2-3c　吸収により下顎管は上部を失い、オトガイ神経も歯槽頂に開口している。

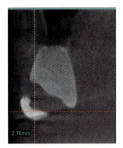
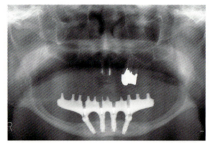
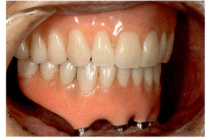

図2-3d　下顎骨自体の厚さが3mm以下の部位も存在する。

図2-3e　治療後のX線写真。臼歯部は重度に吸収していたが、オトガイ孔間は10mmのインプラント4本の埋入および即時荷重が可能であった。

図2-3f　治療後の状態。患者の食生活は劇的に改善された。

ショートインプラントの役割

　機械研磨の時代と異なり、近年ラフサーフェスを持つショートインプラントの成績がスタンダードインプラントと比較し、短期的には遜色ないことが示されるようになってきた[9]。下顎管が上方に位置することによって垂直的な高径が不足する症例において、ショートインプラントは非常に有効な選択肢となる（**図2-4**）。

　顎堤が著しく吸収して高径が不足する症例では、ショートインプラントを選択することにより、歯槽堤を垂直的に増大しスタンダードインプラント応用する処置に比べ、侵襲、治療期間、治療費を抑制できることが示されている[10〜13]。また、単独よりも連結して応用することによってその信頼性は高くなる[14〜18]。一方、ショートインプラントはスタンダードインプラントと比較して、研究ごとの残存率にバラつきが大きく（86.7〜100％）、失敗のリスク比が高いことを示す報告もある[19]。また、3年以上の経過観察では失敗の割合が10％であったと報告されている[20]。ショートインプラントを応用できる残存骨量（5mm以上の有効骨高径）がある場合、患者の年齢、全身状態、侵襲に対する容認度、術者の経験などを考慮して埋入計画を立案する必要がある[21]（**図2-5**）。

下顎管が上方に位置している症例

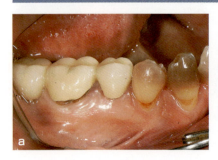
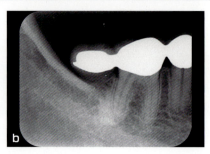

図2-4a　44歳の女性。頑なに7⏌部の補綴を望まれ、2年前に前医にて延長ブリッジを装着されるが、咀嚼感に満足せずインプラント治療を希望し紹介により来院した。

図2-4b　6⏌の長期的な荷重負担によるトラブルが予測されるので、インプラント埋入を計画した。下顎管が上方に位置しているため、骨高径が不足している。

2章 下顎臼歯部

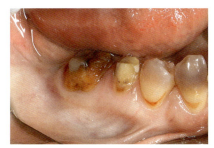
図2-4c ブリッジを除去すると一部のセメントのウォッシュアウトを認めた。7┐部は角化組織が不足し、骨幅も十分ではない。

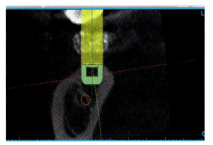
図2-4d クロスセクショナル像では下顎管が高位であることがわかる。幅径6mm、長さ5mmのインプラントであれば安全に埋入できると診断した。

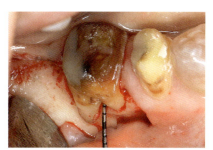
図2-4e 6┐は1度の根分岐部病変と遠心根に骨の裂開を認めた。

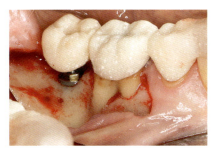
図2-4f インプラント埋入後、頬側ではインプラントのカラーが露出していた。

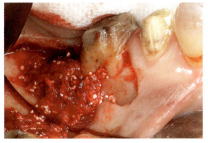
図2-4g 7┐インプラント部の歯槽頂および頬側、6┐の遠心根周囲と根分岐部に骨移植を行った。

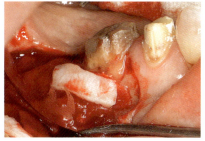
図2-4h コラーゲン膜を設置し、6┐の頬側に結合組織を設置した。

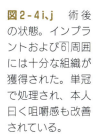
図2-4i,j 術後の状態。インプラントおよび6┐周囲には十分な組織が獲得された。単冠で処理され、本人曰く咀嚼感も改善されている。

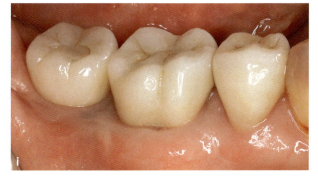
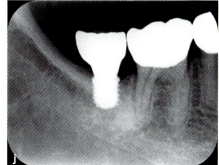

ショートインプラントによる低侵襲な治療

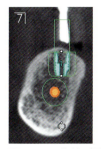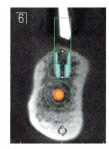
図2-5a 術前の7 6┐部のシミュレーションソフトによる埋入計画。下顎管までの距離はともに約9mmで、ドリリング時の安全域を考慮し、6mmのショートインプラントを埋入する計画が立案された。

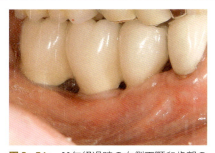
図2-5b 11年経過時の右側下顎臼歯部の口腔内写真。炎症所見は認めず、経過良好と思われる。

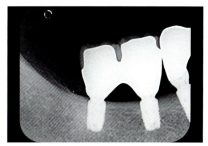
図2-5c 同X線写真。7 6┐部のショートインプラントにおいて辺縁骨の吸収は認められない。（片山 昇先生のご厚意により症例提供）

51

垂直的なGBRによって快適性を改善した症例①

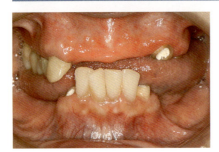
図2-6a 47歳の女性。両側下顎臼歯部は遊離端義歯の装着によって垂直的に吸収している。

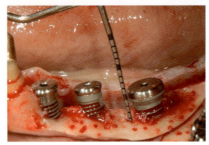
図2-6b 残存歯の歯槽骨頂に合わせてインプラントの埋入深度を決定した。その後、チタンメッシュとコラーゲン膜を応用したGBRを行った。

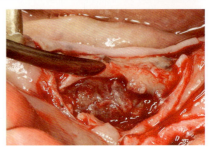
図2-6c 10ヵ月後、チタンメッシュを除去。メッシュ下の軟組織を剥離すると再生した骨組織が確認された。

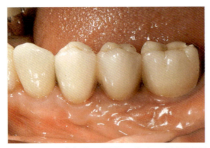
図2-6d 残存歯と同等の高さに補綴装置のマージンがあり、角化組織も獲得され、ブラッシングにも差し支えがない。

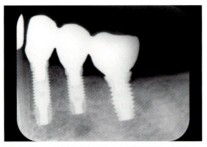
図2-6e 治療終了時のX線写真。再生した骨はオリジナルの骨と区別しにくくなっている。

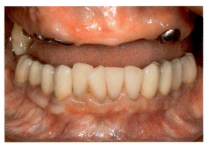
図2-6f 治療終了時の正面観。右側下顎も同様に治療され、補綴装置は残存歯と調和した形態となっている。

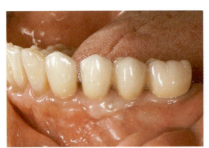
図2-6g 10年後の状態。残存歯はクラニオフェイシャルグロース(頭蓋顔面の成長)の影響で、コンタクトの開大がみられる。

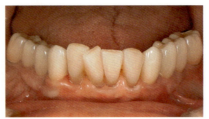
図2-6h 10年後の正面観。垂直的に増大された組織は安定し、良好に経過している。

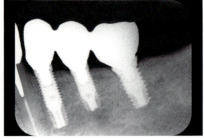
図2-6i 12年後のX線写真。骨レベルに変化はなく安定している。

垂直的GBRの有効性

快適性の向上

一方、垂直的な骨造成を行ってからスタンダードインプラントを埋入し、軟組織のマネジメントを行うことによって、残存歯と同様の軟組織ラインと形態を与えるだけでなく、残存歯と近似したブラッシングも可能となる。エマージェンスアングルを過度に大きくせずに、良好な形態の補綴装置を装着できれば、清掃性と快適性の両立が可能となる[22]。おそらく、重度に骨吸収し角化組織の不足している症例に対し、低侵襲を優先した治療結果よりは、メインテナンスしやすい環境を提供できるであろう。

近年のシステマティックレビューでは垂直的な骨造成において、GBRでは平均4.18mmの増大と12.1%の併発症発生率であったと報告されている[23]。また、これまでにGBRによって垂直的に増大された骨が長期的に安定することを示唆する報告も複数存在する[24〜32](図2-6、2-7)。

2章　下顎臼歯部

垂直的なGBRによって快適性を改善した症例②

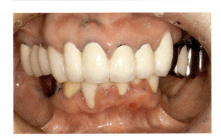

図2-7a　61歳の女性。初診時正面観。上顎は破折、進行した二次う蝕によって犬歯以外はインプラント治療、下顎は臼歯部をインプラントで治療する計画を立案した。

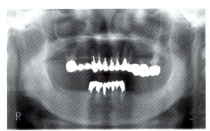

図2-7b　同X線写真。下顎臼歯部はインプラントを埋入するのに十分な骨高径がある。

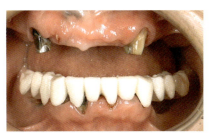

図2-7c　インプラント埋入前。左側下顎臼歯部は骨造成をしなければ、残存歯よりもかなり低位でのプラークコントロールが要求されることがわかる。

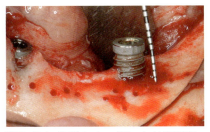

図2-7d　|6部のインプラントは垂直的に6mm露出して埋入されている。

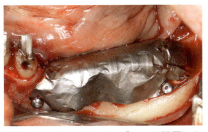

図2-7e　ハニカムメンブレンを設置した状態。

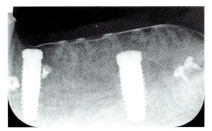

図2-7f　術後のX線写真。オリジナルの骨と骨移植材の境界が確認できる。

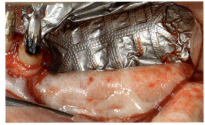

図2-7g　10ヵ月後。注射針の検査では膜下の軟組織下に十分な硬組織が再生していることが確認された。

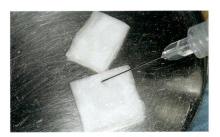

図2-7h　再生した組織が露出するアバットメント間の開放創の治癒を促進するためにFGF-2を浸漬させたコラーゲン製剤を設置。

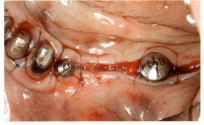

図2-7i　ヒーリングアバットメント間はFGF-2を浸漬したコラーゲン製剤を設置して意図的に開放創としている。

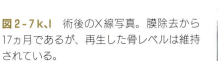

図2-7j　治療後の側方面観。清掃性が確保されている。

図2-7k、l　術後のX線写真。膜除去から17ヵ月であるが、再生した骨レベルは維持されている。

図2-7m　同正面観。残存歯の歯周組織の状態も改善され審美的で、機能的な歯列が獲得されている。経年的な犬歯の反応を観察していきたい。

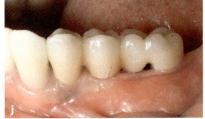
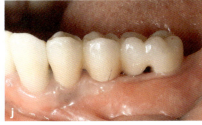
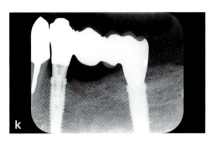
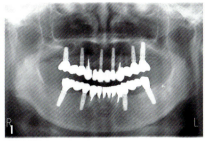
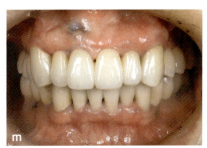

垂直的なGBRの長期経過を示す症例

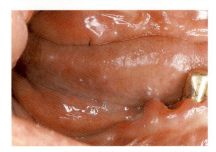

図2-8a　62歳の女性。長期間の義歯装着によって右側下顎臼歯部の顎堤は重度な吸収が起こっている。

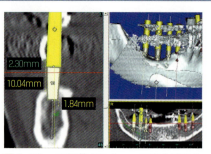

図2-8b　下顎管から2mmの安全域をとり、適切な歯冠長を得るために10mmのインプラントを埋入するには、7〜8mmの垂直的な増大が必要であることがわかる。

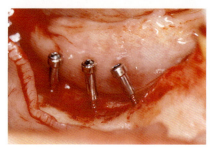

図2-8c　2002年の治療当時は、非吸収性膜を支持するスクリューが有効と考えられていた。

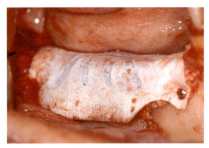

図2-8d　e-PTFE膜を設置した状態。自家骨とDBBM（Bio-Oss）を骨移植材として使用している。

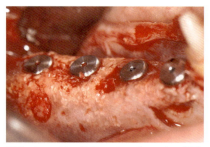

図2-8e　10ヵ月後、インプラントは補綴的にも理想的な部位に埋入された。

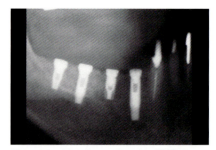

図2-8f　埋入後のX線写真。7̄6̄1̄部のインプラントは8〜9割以上が再生した組織内に埋入されている。

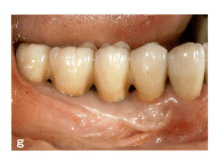

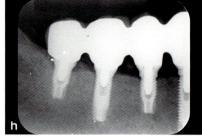

図2-8g　治療終了から16年、GBR後19年の側方面観。状態は安定している。

図2-8h　同X線写真。リモデリングによる吸収はあるが、再生した骨は長期間インプラントを支持し続けている。

Mission Impossible ―不可能だった埋入を可能に―

　さらに吸収が進み、残存骨高径が4mm未満となってしまえば、垂直的な骨造成なくしてインプラント埋入は行えない。骨吸収がこのように重度に進行するまでには、患者は歯周病、歯根破折による感染と炎症、不適合な義歯による咀嚼機能の低下に長期間苦しめられている。このような患者こそ、インプラント治療によって大きな恩恵を受けるべきであると筆者は考える[33]（**図2-8**）。Impossibleなインプラント埋入をpossibleにするために硬・軟組織マネジメントが求められる。

　下顎臼歯部において垂直的に6mmが現実的な増大量であるとする研究[34]もあるが、**ステージドアプローチ（段階法）を行って複数回のGBRで対応すれば、6mm以上の増大も不可能ではないと考えている。** 4mm以上の垂直的な増大が求められる場合、ステージドアプローチが推奨されている[35,36]。

　ステージドアプローチのメリットは、合併症が起きた時にインプラントがその影響を受けるリスクがないことや、インプラントが存在しないことによって母床骨すべての面積から骨伝導を得られること、手術回数は増えるが十分な成熟期間を再生組織に与えられること、そしてインプラント埋入時に追加の増大を行いやすいことである。吸収性メンブレンを使用する場合は裂開、感染がなくても、残存骨が軟組織圧によって治癒期間中に薄い既存骨さえも吸収する可能性があるため、同時埋入はリスクがともなう[37]。

下顎臼歯部に垂直的骨造成を行った症例

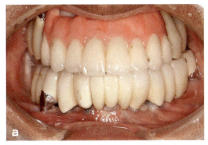 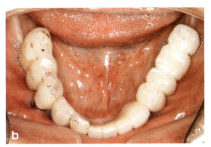 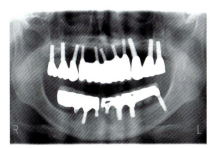

図2-9a、b 49歳の男性。上下顎とも重度に骨吸収し既存のインプラント補綴装置の清掃性が高いとはいえない状態であった。顔貌から、咬合平面は低位に設定されていると判断した。右側下顎臼歯部は特に舌側傾斜が大きく、舌房に干渉していると思われた。

図2-9c 補綴主導のインプラント治療がなされているとは思われないX線写真。左側はオトガイ神経麻痺を認める。

表2-1 下顎臼歯部GBRにおける検査事項

① 軟組織のコンディション(厚さ、角化組織の量、瘢痕組織の量)[39]
② 舌房の評価(舌房が損傷されると患者は生活できない。骨内に埋入することよりも、舌房の確保を優先)→**参考症例2-1**
③ 骨形態(骨の伝導面積[37]、顎下腺窩によるコンケイブ、隣在歯に接する歯槽頂形態)→**参考症例2-2、2-3**
④ 残存歯のコンディション(アタッチメントレベル、傾斜)→**参考症例2-3**
⑤ 骨質(再生した骨の骨質に反映)
⑥ 下顎管、オトガイ孔の位置(重度な吸収例の場合歯槽頂切開による損傷のリスク)→**図2-9**

　一方、非吸収性膜を使用した同時埋入は再生が不十分ならば、インプラントが膜下で軟組織によって被覆されることになる。その場合も軟組織を排除し、突出したインプラントに対し再度GBRを行う必要がある。ステージドアプローチであれば、このような場合でも補綴形態の変更こそ必要にはなるが、インプラントの埋入ポジションをコントロールすることで対応しやすくなる。

下顎臼歯部における垂直的骨造成のフロー

　それでは、症例(**図2-9**)を通して下顎臼歯部における垂直的骨造成について解説していきたい。患者は49歳の男性。数年前に全顎的なインプラント治療を受けたが、右側下顎に埋入されたインプラントが脱落した。その後2ヵ所の医療施設でインプラントによる再治療は不可能とされ、来院した。

GBRの準備

　患者はさまざまな状況で来院する。GBRを含むインプラント治療は再建治療であり、開始する前に欠損の原因となった疾患をコントロールする必要がある。つまり、口腔衛生指導、軟組織の炎症と感染のコントロールが優先され、直ちにインプラント治療に取り掛かれることはほとんどない[38]。

　本患者の場合、清掃性なども含め理想的ではない既存の補綴装置にはできるだけ触ってほしくないという希望があり、上部構造の再作製のみでは問題を解決できないこと、また患者の努力によって一定の衛生状態は保たれていたことから、主訴の右側下顎のみを対応することとなった。右側に残存する2本のインプラントをあらかじめ撤去し、十分に軟組織の成熟を待ってGBRを行った。

GBR術前の診断

　下顎臼歯部インプラント治療の診断のおもな項目を**表2-1**に挙げる。

　中でも、②の舌房は隠れたリスクとして細心の配慮が必要である。舌房の不足に起因する患者の舌感に関する訴えを無視すると、患者を精神的に追い詰めてしまう。骨内にインプラントを埋入することを優先するあまり、舌房を狭くすることは避けねばならない。パウンドラインを参考にして、本来の位置に歯冠を配置できるようにインプラントを埋入することが重要である。

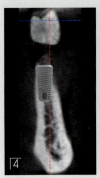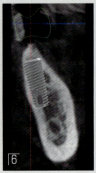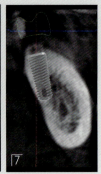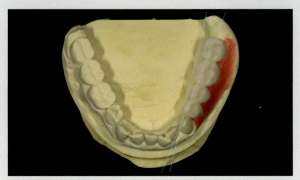

参考症例2-1a インプラントを骨内に埋入しようとした場合、特に|6においてはパウンドラインを逸脱してしまう。また3本とも必然的に埋入深度が深くなっており、補綴後にPDが深くなりプラークコントロールに支障をきたす恐れがある。

参考症例2-1b パウンドラインを参考にワックスアップを行い、これを基にサージカルステントを作製する。

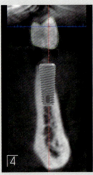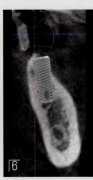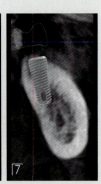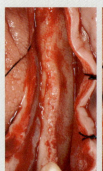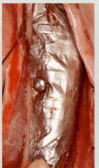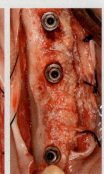

参考症例2-1c サージカルステントを口腔内に装着してCT撮影を行い、トップダウンにて埋入ポジションを決定する。3本とも水平的に骨が足りていないことが確認される。この情報をもとにGBRを行う計画を立案した。

参考症例2-1d 自家骨とBio-Ossを約1：1の割合で混和し、ハニカムメンブレンを用いて段階法にてGBRを行った。10ヵ月後、適切な骨が造成されたのを確認し、サージカルステントを使用して最適な位置にインプラントを埋入した。

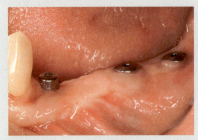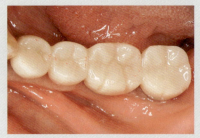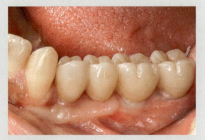

参考症例2-1e GBR時のフラップ伸展による角化歯肉の減少をFGGにて改善した。

参考症例2-1f プロビジョナルレストレーションを装着。

参考症例2-1g スクリュー固定によるモノリシックジルコニアクラウンを装着。
（菊地康司先生のご厚意により症例提供）

　GBRもそのような埋入が可能になるように行う必要がある（**参考症例2-1**）。特に垂直的に重度に吸収している下顎大臼歯部の場合、通常欠損堤は広くフラットな形態もしくはコンケイブ状態になっている（**参考症例2-2**）。しかし、小臼歯部においては骨幅が狭小化する場合があり、さらにオトガイ孔の存在により膜下に十分な骨伝導面を設定しにくい場合がある。根尖方向へ膜を延長し、最大幅径の伝導面を得られるように膜を設置したい。

　また、近遠心的には隣在歯から欠損部に至るまで、2mm以上の距離で正常な高さの歯槽堤が存在すればよいが、隣在

参考症例2-2a 57歳の男性。術前の側方面観。進行した歯周病によって垂直的な欠損を生じた。

参考症例2-2b 術中の側方面観。特に頬側が重度である。基底面は陥凹し、十分な広さの骨伝導面がある。

参考症例2-2c ハニカムメンブレンを設置した状態。欠損部近遠心が膜を支持する骨形態となっているため、単純な調整で顎堤にアダプテーションできている。

参考症例2-2d GBR後のX線写真。垂直的な増大となっている近心と遠心に膜を支持する顎堤がある。

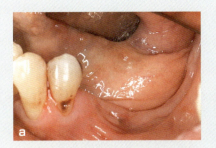
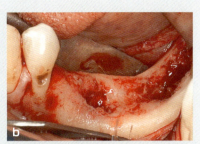
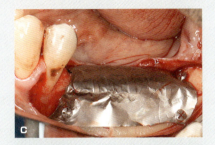
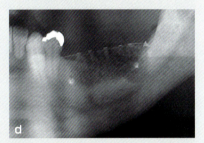

参考症例2-2e GBR術前の⏋7部CT像。陥凹しているが、広い骨伝導面があり、垂直的な増大に有利と考えられる。

参考症例2-2f インプラント埋入前の⏋7部。5mm以上の増大が達成され、新たな歯槽頂が形成されている。

参考症例2-2g 埋入後の状態。⏋5部には追加のGBRを行った。

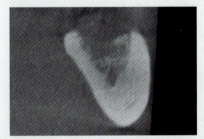
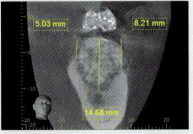
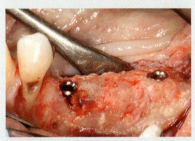

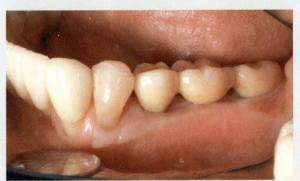

参考症例2-2h 治療終了後の状態。

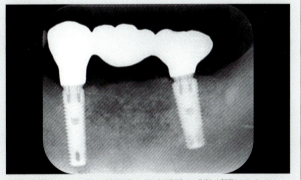

参考症例2-2i 同X線写真。再生組織の成熟が認められる。

歯の付着は存在していても骨が喪失しセメント質が露出している場合、またはわずかにしか（1mm未満）骨が存在しない場合は膜の支持が得られない。適切な高さになるように膜を固定しなければならない。最遠心に歯が残存している場合、臼後三角部での減張ができないため（仮に行うと歯がフラップに埋没してしまう）、舌側フラップの減張に制限を受ける。また、隣在歯が傾斜しているとアンダーカットが生じ、膜の設置の難度が高まる（**参考症例2-3**）。

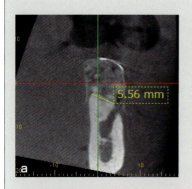
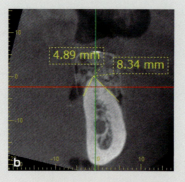

参考症例2-3a 55歳の男性。インプラント周囲炎によって重度な骨欠損となった。元々顎堤の幅が小さいことに加え、オトガイ孔の存在によって膜で被覆できる面積が限られている。

参考症例2-3b 6部においても、この症例の場合は基底面がそれほど広くない。最大限の伝導面積が得られるように設置されている。

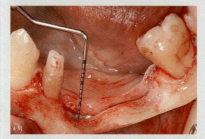
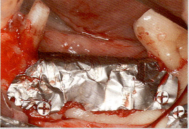
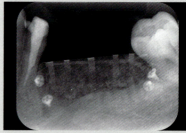

参考症例2-3c 4遠心には膜を支持する歯槽堤が存在しない。非吸収性膜は残存歯に接触させてはならないが、できるだけ近接して設置することが望まれる。

参考症例2-3d 7の近心傾斜によって膜の位置づけの難度が高まっている。近心に膜を支持する歯槽堤が存在しないため、膜の固定は必須である。膜と歯根との間に必要最小限のスペースが確保されていることに注目。

参考症例2-3e 術後のX線写真。膜が適切に固定されていることがわかる。

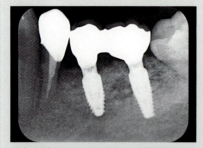
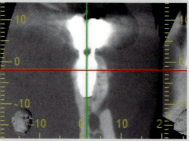
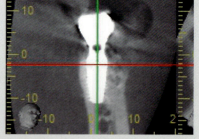

参考症例2-3f 治療後のX線写真。再生した骨はリモデリングが進み、インプラントが適切な位置に埋入されている。

参考症例2-3g 5部治療後。比較的狭い骨伝導エリアであったが良好に再生している。インプラント体の60%以上は再生骨内に埋入されている。

参考症例2-3h 6部治療後。良好に骨再生し、インプラントは適切に埋入されている。本症例の詳細は6章に掲載。

■ 母床骨の骨質

下顎臼歯部における母床骨の骨質は、上顎臼歯部に比べ良好なことが多い。そしてGBRによって再生する骨は母床骨の骨質に影響を受けることが報告されている[40,41]。元々の骨質が悪ければ、GBRあるいはインプラント埋入後の治癒期間を長めに設定することや、荷重も段階的にかけるなどの配慮が必要になるであろう。

本症例の場合、咬合平面が下方に設定されているため目立たないが、下顎骨は全顎的に垂直的に吸収しており、特に右側下顎が顕著であった。舌房を確保するため交叉咬合を選択し、診断用テンプレートを作製した。CT、X線検査において、大臼歯部では十分な骨幅、骨伝導面があるが、高径は下顎管まで2mm以下の部位もあり、インプラントは再生した骨のみで維持されることが予測された。小臼歯部においても高径は限られ骨幅も狭くなっているが、オトガイ孔より近心ではインプラント埋入が十分に可能であった。

図2-9d 術前の側方面観。垂直的に重度な吸収を示しており、顎堤口腔前庭も消失している。

図2-9e 咬合面観では欠損部全範囲で角化組織が不足していることがわかる。

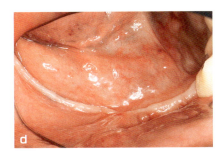
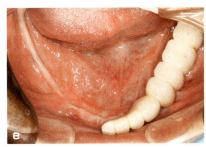

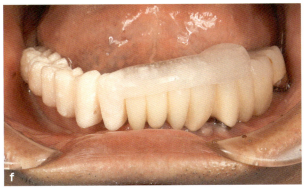
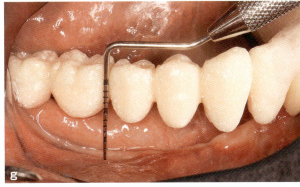

図2-9f、g GBR前の状態。適切な歯冠形態を獲得するにはおよそ10mm程度の増大が求められる。また、角化組織も不足している。

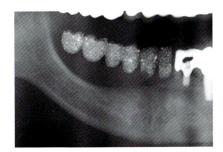
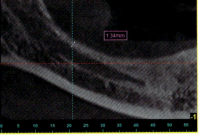
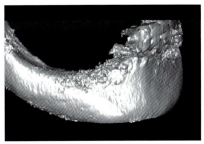

図2-9h 術前のX線写真。大臼歯部では下顎管上にほとんど骨が存在しない。

図2-9i CT像からも、安全域を考慮するとインプラントは完全に再生した骨によって支持されることがわかる。

図2-9j ボリュームレンダリング像では、歯槽頂切開時にオトガイ孔を損傷しないよう注意が必要であることがわかる。

図2-9k①〜④ クロスセクショナル像において、大臼歯部(①、②)では下顎管窓の距離はわずかだが、基底面は十分広い。一方、小臼歯部(③)および犬歯(④)では顎堤の幅が狭く、特にオトガイ孔部では有効な骨伝導を得られにくいことがわかる。

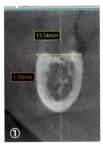
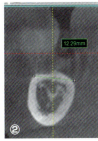
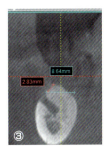
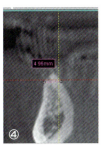

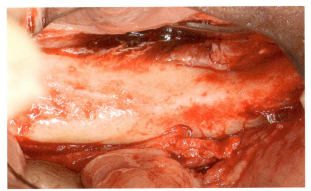
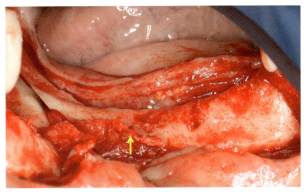

図2-9l 咬合面観。大臼歯部は広い顎堤であるが、前方は狭小化している。

図2-9m 側方面観。距離が長いため目立たないが、顎堤は重度に吸収している。オトガイ孔は歯槽頂付近に開口している(矢印)。

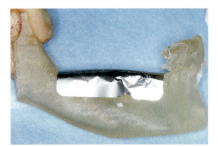
図2-9n 光造形モデル上でハニカムメンブレンをトリミング、調整し使用した。

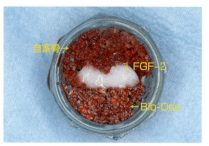
図2-9o ボーンスクレイパーによって下顎枝から採取した自家骨と同量の静脈血に浸漬されたBio-OssおよびFGF-2（リグロス）。

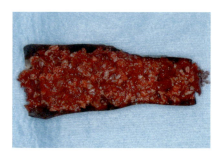
図2-9p 移植材を十分ミックスしハニカムメンブレン内に填入した。

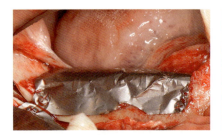
図2-9q 顎堤は緩やかに弯曲しているので近遠心の歯槽頂が膜を支持し、その高さが増大の高径の決定因子になる。膜の断端とオトガイ孔は十分な距離が保たれており、辺縁は骨面に接している。

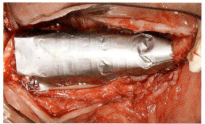
図2-9r 咬合面観。膜の近心は狭窄した顎堤にアダプトするように調整されている。

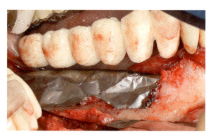
図2-9s サージカルステントによってインプラントポジションを確認し、適切な形態に増大されるか確認することが重要。大臼歯はステントと同等の歯冠長、小臼歯と前歯は少し長めの歯になることがわかる。

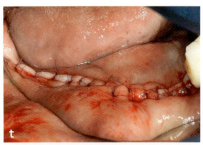
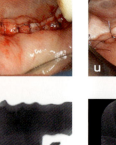
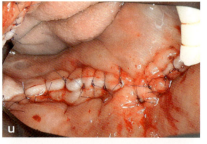
図2-9t、u 十分な減張の後、水平マットレスと単純縫合によって閉鎖した。フラップのアダプテーションに注目。

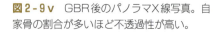
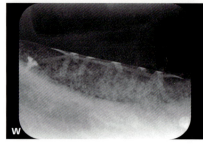
図2-9v GBR後のパノラマX線写真。自家骨の割合が多いほど不透過性が高い。

図2-9w 同デンタルX線写真。可及的に平行法で撮影することが求められる。既存骨との境界が明瞭で、Bio-Ossの粒子が明確に識別できる。

GBR手術

意識下局所麻酔で手術を行った。オトガイ神経を損傷しないように細心の注意を払って歯槽頂切開を行い、基本に則った台形デザインの全層弁を展開した。

メンブレン調整後にボーンスクレイパーを使用し、下顎枝、オトガイ部から自家骨を採取。ほぼ同量のDBBM（Bio-Oss）と静脈血、さらに本症例では8～10mmの垂直的な骨造成が必要とされるので、治癒のポテンシャルを上げるために、b-FGF-2（リグロス）を混和して混合移植材とした[37]。歯槽堤には特にアンダーカットや吸収窩がなかったため、混合移植材はメンブレン内に充填し、オトガイ孔、隣在歯から十分な距離を設け、またサージカルステントによって示される歯列を支持できる顎堤となるように固定した。

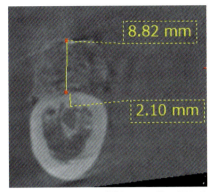
図2-9x GBR後の6⏌部のCT像。埋入するインプラントは再生した骨のみで維持される。基底面は十分広い。

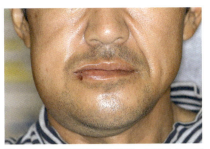
図2-9y GBR翌日の顔貌。FGF-2の影響もあり腫脹が大きいが、疼痛は非ステロイド性抗炎症薬(non-steroidal anti-inflammatory drugs：NSAIDs)の内服でコントロール可能であった。

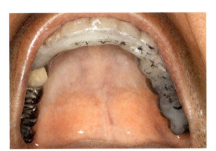
図2-9z 腫脹によって創部が対合歯と干渉するためシーネ(副木)を作製した。サックダウンによってベースを作り、口腔内で必要量挙上できるように調整した。

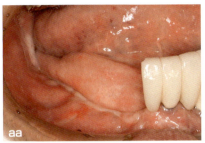
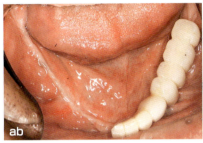
図2-9aa、ab GBR後12ヵ月の状態。術前(図2-9d、e)と比較し、顎堤は垂直的に増大されている。角化組織は元々わずかで、GBRのフラップ操作による影響は見られない。歯槽堤の高さは増しているが、口腔前庭は拡大していない。

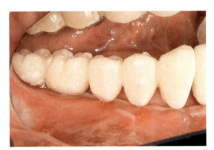
図2-9ac GBR前(図2-9g)と比較すると顎堤が大きく増大していることがわかる。

図2-9ad 12ヵ月後のパノラマX線写真。基底面から骨伝導が起きていることがわかる。

図2-9ae 同デンタルX線写真。既存骨に近い部位ほど不透過性が増加しBio-Ossの粒子が不明瞭になっている。膜の断端部では新たな歯槽頂の形成が認められる。再生組織が成熟しているサインである。

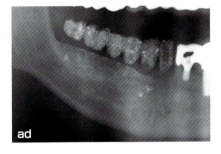
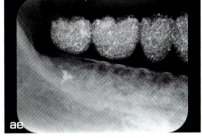

続いて、頰・舌側のフラップを十分に減張し、raw-to-rawで接合するように水平マットレス縫合を行い、断端を単純縫合で閉鎖した。

術後ケア

FGF-2を使用しているため、翌日の腫脹は通常よりも大きかった。疼痛は経口のNSAIDs(非ステロイド性抗炎症薬)で十分コントロール可能であった。通常腫脹は7～10日、内出血斑が生じた場合は2週間以内に消失する。感染予防のため、アモキシシリン1.5gを1週間投与する。腫脹が重度な場合、必要に応じてステロイドを使用する場合もある。腫脹した組織が対合歯と干渉する場合は、放置すると創部の裂開や感染の原因になりうるので、暫間的にスプリントを使用する。1～3週間で徐々に抜糸を進めていく。術後2週でソフトブラシによるブラッシングを開始し、3～4週で通常のブラッシング、1ヵ月間は週1回の口腔内清掃とモニタリングを行い、2ヵ月目からは月1回のモニタリングを行う。肉眼的に膜が露出していなくても、点状、サルカス内の露出などがないか注意深くチェックする。

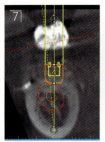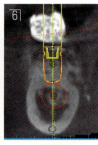
図2-9af GBR後12ヵ月の7|6部のCT像。一部未成熟な組織の存在が疑われる。

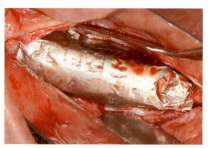
図2-9ag 除去前のハニカムメンブレン。しっかりと固定されていた。

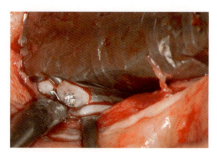
図2-9ah 膜の辺縁部ではマイクロスクリューが膜外に新生した骨によって被覆されていた。

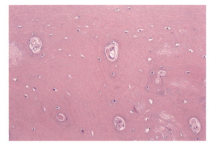
図2-9ai 図2-9ahの組織は、骨組織であることが確認された。

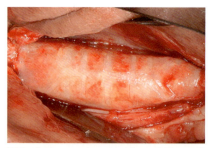
図2-9aj ハニカムメンブレン直下には軟組織が認められる。

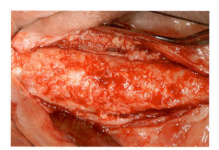
図2-9ak インプラント埋入後に追加のGBRを行うため、軟組織を一時的に頬側より舌側へ剥離した。歯槽頂に一部未成熟な部位を認める。

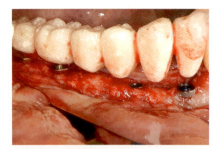
図2-9al 補綴的に理想的な位置にインプラントが埋入された状態。インプラントは十分な初期固定が得られている。

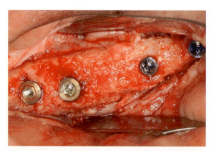
図2-9am 6|部のインプラント周囲歯槽頂の組織は未成熟である。また、幅も不十分であった。

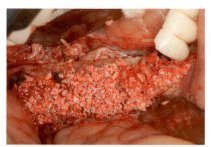
図2-9an 自家骨とBio-Ossを混合し、歯槽頂も含めて骨移植材を設置した。

インプラント埋入と2回目のGBR

本症例は完全に再生された骨によってインプラントが支持されるので、埋入まで12ヵ月というやや長めの治癒期間を設定した。期間中、術部軟組織の状態は安定していた。術直後と1年後のパノラマおよびデンタルX線写真を比較すると、不透過性の亢進が認められ母床骨に近いエリアではより硬化しているが、歯槽頂付近では未成熟な状態である。大臼歯部ではもっとも大きい増大量が求められるが、CTにおいても同様に歯槽頂付近には未成熟な組織が存在することが予測された。

局所麻酔下でのGBRと同様のデザインで全層弁を展開すると、膜の遠心頬側部は反応性に増殖した骨に被覆されていた[37]。オトガイ孔に注意しながら膜の辺縁を露出し、膜を除去すると一層の軟組織に覆われた再生組織は良好な形態を示した。頬側より舌側に向けて注意深く軟組織を剥離すると再生した硬組織が認められ、一部は表面が皮質骨様であったが、一部は十分に硬化していない状態であった。

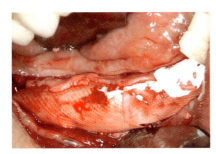
図2-9ao リボースクロスリンクコラーゲン膜（OSSIX Plus）を設置した状態。

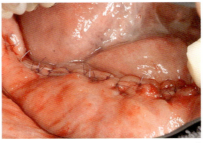
図2-9ap 若干の減張を行い、フラップを閉鎖した。

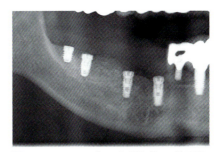
図2-9aq インプラント埋入後のX線写真。7 6|部インプラントは完全に再生された骨内に埋入されている。

図2-9ar インプラント埋入後の7 6 5 4|部のCT像。7|部のインプラントは中央部では下顎管との距離が十分存在するが、遠心部では近接している。歯槽頂に骨移植材を配置していたことで、縫合後もインプラント周囲に良好な形態が保たれている。

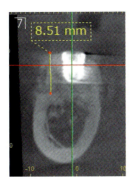
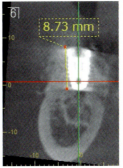
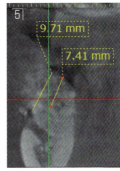
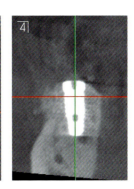

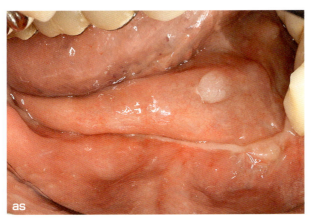
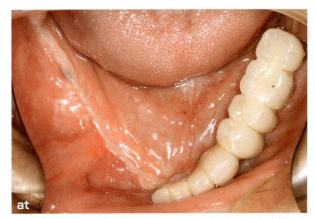
図2-9as、at インプラント埋入後4ヵ月の状態。骨組織は十分であるが、角化組織は重度に不足している。アバットメント連結に先立って角化組織を獲得するためにFGGを計画した。

インプラントは十分な初期固定をもって、補綴的に理想的な位置に埋入された。吸収を補償するために、自家骨とDBBMの混合移植材、リボースクロスリンクコラーゲン膜を使用して追加のGBRを行った。コラーゲン膜上に剥離した膜直下の軟組織を設置し、頬・舌側のフラップを減張して一次手術と同様の縫合を行った。

角化組織の増大

術後4ヵ月の状態では角化組織が欠損部歯槽堤全域にわたって不足している。GBRによって角化組織の幅は減少する傾向がある[39]。下顎臼歯部は、角化組織の不足により清掃性が低下しやすく、インプラント周囲炎を発症したインプラントは角化組織が不足しているものが多いことが示されている[42]。下顎臼歯部でGBRの術後に角化組織が不足している場合、筆者自身の経験からも歯肉移植によって角化組織を獲得すべきだと考えている[43,44]。

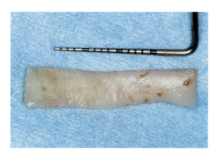
図2-9au 同側の口蓋から遊離歯肉を採取した。

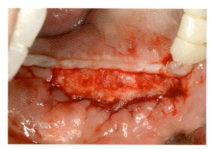
図2-9av メンブレンを露出させない深度で受容床を形成した。

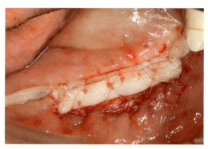
図2-9aw FGG後の状態。開放創を最小限とするために粘膜フラップを根尖側に縫合した。

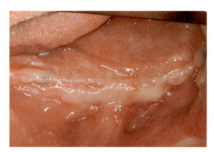
図2-9ax 4ヵ月後の状態。角化組織が増大し、口腔前庭が形成されている。

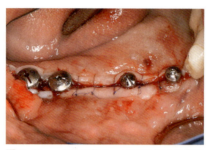
図2-9ay FGG後4ヵ月で部分層弁を形成し、7̄6̄4̄2̄|部にアバットメントを連結。|7̄部にはFGGを行った。

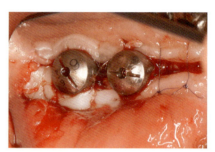
図2-9az アバットメント間は意図的に開放創としている。

　基本的にはFGGを行うが、口腔外で上皮を取り除いた結合組織でも目的を達成できると考えている。上皮をドナーサイトに復位することによりドナーサイトの治癒を促進できる[39,45]。粒子状の骨補填材を使用したGBRによって再生した組織は、たとえ開放創となって露出しても二次的な上皮化が期待できるが、可及的に吸収を抑制するために軟組織増大手術時に再生した硬組織にダメージを与えない配慮が重要である。

　本症例では、再生した骨組織に侵襲が加わらないように、2回目のGBRで設置したコラーゲン膜を露出させないように、移植床を形成しFGGを行った。片側から採取できる量が限られていたため2回に分け、1回目は犬歯～第一大臼歯部までFGGのみを行い、2回目はアバットメント連結と同時に第二大臼歯部にFGGを行った。1回目のFGGで得られた角化組織を頬・舌側に移動し、第二大臼歯部では現存する角化組織は舌側に移動し、頬側はFGGを行った。すべての処置はコラーゲン膜よりも表層で行っているため、再生組織への影響は全層弁よりも少ないと考えている。

　プロビジョナルレストレーションで半年間経過観察し、軟組織の安定を確認してから最終補綴を行った。十分な角化組織が獲得され、清掃性の高い補綴装置が装着されている。大臼歯部のインプラントは完全に再生された組織のみによって支持されており、患者は不可能と言われていたインプラントによる機能回復が達成され大変満足されている。今後3ヵ月ごとのメインテナンスを行っていく予定である。

小括

　下顎臼歯部における硬・軟組織マネジメントについて症例を通して検討した。

　下顎臼歯部は、下顎管、オトガイ孔、舌神経、オトガイ下動脈、舌下動脈などの損傷リスクとなる重要な神経および血管が存在するが、頬・舌側のフラップを適切に扱えば十分な減張を得ることができる。そして、GBRの原理を応用すれば、不幸にして重度に骨吸収をきたした状態でも、インプラントによって機能回復が可能となる。

2章 下顎臼歯部

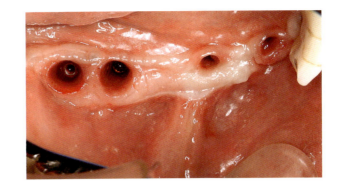

図2-9ba 5ヵ月後。十分な角化組織が獲得されている。FGF-2を使用しているので、厚さは過剰であるが経過観察とした。

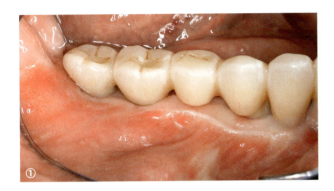

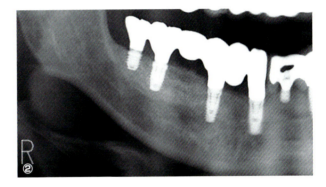

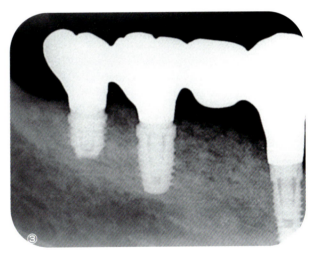

図2-9bb①〜③ 治療終了後の状態。最遠心の清掃性は高いとはいえないが、患者の努力で健康を保っている。まだ機能開始後1年であるが、X線写真では十分な軟組織の厚さ、プラットフォームスイッチ効果により、辺縁骨が安定していることがわかる。

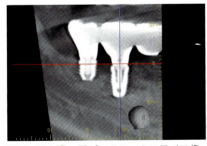

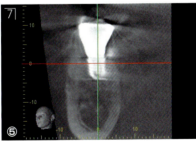

図2-9bb④ 同パノラミックスライス像。下顎管から十分な安全域が設定されている。

図2-9bb⑤、⑥ 同7|6部のCT像。インプラント周囲には十分な硬組織が獲得されている。再生した骨は成熟が進んでいる。

65

下顎臼歯部における垂直的GBRテクニック

ここからは下顎臼歯部における垂直的なGBRおよび軟組織マネジメントに関するテクニックについて、図2-9「下顎臼歯部に垂直的骨造成を行った症例」を用いて解説したい。

術前の状態

大臼歯部では下顎管までの距離は2mm以下で、インプラントは完全に再生された骨によって支持されなければならないことがわかる（図2-10）。

フラップデザイン

遠心縦切開は外斜線から45°程度傾斜させて歯槽頂角化組織に向けて、近遠心的には増大の範囲によるが、下顎枝から自家骨を採取する場合、第三大臼歯相当部、臼後三角を一部含んで十分に遠心から行う。歯槽頂切開は可及的に角化組織内にできるだけシンプルに歯槽頂をトレースする。頬側近心縦切開は1～3歯離れた位置に約45°傾斜して行う（図2-11）。

歯槽頂切開におけるオトガイ孔の保護

重度な吸収を示す顎堤は、オトガイ孔が歯槽頂付近に開口しているため、歯槽頂切開によって損傷しないよう注意が必要である。光造形モデルによってランドマークからの距離を計測し、またサージカルステントを基準にX線写真と比較し、どのステント上でどの部位に存在するかを確認することにより、軟組織上からオトガイ孔の位置を予測できる（図2-12）。

軟組織の可動性の確認

切開を正確に行うには、術野に十分なテンションをかけることが重要であるが、可動性が大きいと角化組織が歯槽頂上で頬舌的に移動し、頬・舌側の牽引量によって、角化組織とオトガイ孔が近接するので、注意を要する（図2-13）。

術前の状態

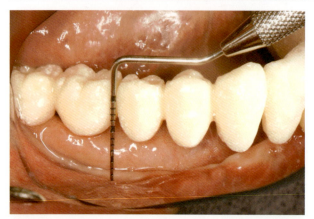

図2-10a　術前の右側下顎側方面観。大臼歯部では10mm近い垂直的な増大が必要になる。

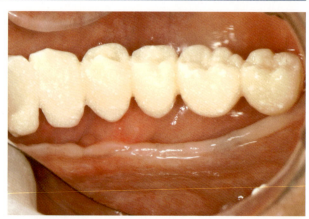

図2-10b　同舌側面観。角化歯肉は狭小で、口腔底までの距離はわずかである。

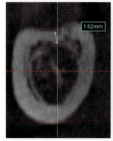
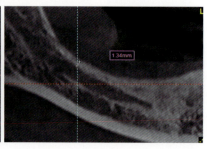

図2-10c　CBCTによる検査ではショートインプラントの埋入も不可能で、インプラントは将来完全に再生された組織のみで支持されることがわかる。

フラップデザイン

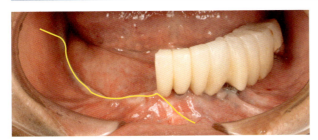

図2-11a 近心がポンティックなので、その隅角から縦切開を設定した。舌側近心縦切開は基本的に行わないが、1〜3歯基底部を直線的に連続して切開する。

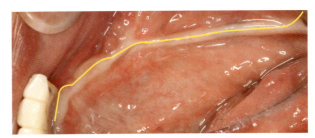

図2-11b 近心は舌側基底部を直線的に切開する。

歯槽頂切開におけるオトガイ孔の保護

図2-12a、b プローブを用いて光造形モデルと比較し軟組織上からオトガイ孔の位置を予測する。また、X線写真（図2-10c）からもサージカルステントとオトガイ孔の位置を確認する。

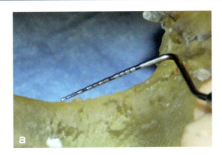
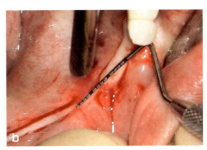

図2-12c X線写真からサージカルステントとオトガイ孔の位置を確認する。5|部にオトガイ孔が認められる。

図2-12d ステントから口腔内でオトガイ孔の位置を予測する。

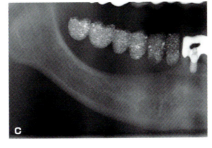
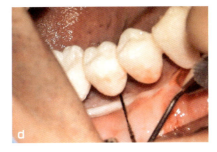

軟組織の可動性の確認

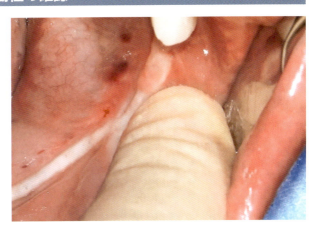

図2-13 手指により軟組織の可動性をチェックする。

切開

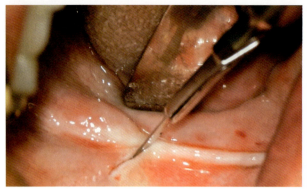

図2-14a 臼後三角を避けつつ、45°の角度で骨縁上を切開。十分にテンションがかかっていることに注目。

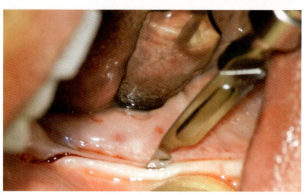

図2-14b できるだけ正確に角化組織内を直角に切開する。

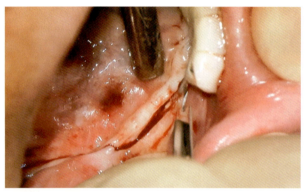

図2-14c 残存歯があれば、軟組織表面から骨頂、歯根の移行部まで完全に切開する(本症例はポンティック)。

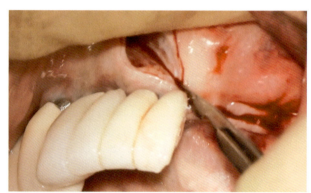

図2-14d 縦切開の延長線上にメスホルダーが位置していることに注目。こうすることによって、正確なメスの軌道となる。テンションが適切にかかっているため切開面が均等に開かれている。

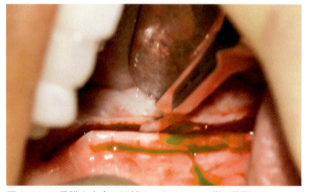

図2-14e 骨膜を完全に切離するためメスの背で骨面をトレースする。これで断面の中途を切開せず確実に最深部に到達する。

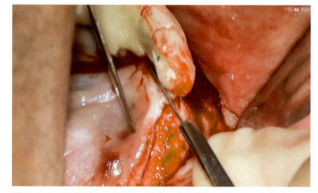

図2-14f 舌側近心の切開。通常、縦切開は必要ないと考えている。

切開

切開は線ではなく、面を形成する操作であることを念頭に置く。軟組織表面に対して直角に、全層で均一に切開面を形成する。抜歯窩の名残のような深い骨欠損が存在すれば、メスの先端は骨縁上を正確にトレースできないので、少なくとも3mm以上の精密な面を形成するように行う。軟組織表面に十分テンションをかけて、ゆっくり正確にメスを進めるのがポイントである(図2-14)。

剥離

可及的に骨膜を損傷しないようにフラップの起始部を丁寧に剥離する。そのためには骨膜を完全に切離することが重要

2章 下顎臼歯部

図2-14g 15Cの場合、軟組織表面上は切開されても、骨面上まで完全に切開できていない場合がある。無理に剝離すれば引きちぎられることになり骨膜も損傷する。

図2-14h 参考症例。隣在歯隣接面の切開は#12を使用するか15Cの背面を歯根に向けて切開する。

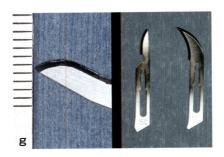
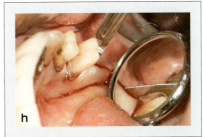

剝離

図2-15a 参考症例。天然歯周囲は外科用ユニバーサルキュレットを使用することによって繊細に剝離できる。

図2-15b 先端がシャープな剝離子で骨膜を慎重に起こしていく。このとき、先端がつねに骨面に接触していることが重要である。フラップ全体を徐々に剝離する。

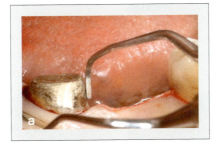
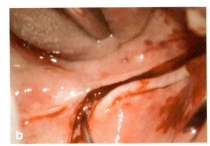

図2-15c 剝離子を骨面に対して垂直に操作する。

図2-15d ここでもオトガイ孔の確認が必須である。

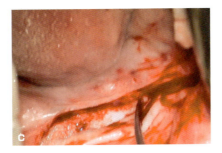
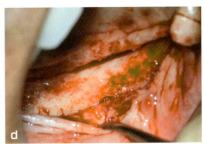

で、鋭利で繊細な剝離子を使い、少しずつ剝離を進める。剝離子と骨面が直交することが重要となる[46]。天然歯周囲は、外科用キュレットを用いると繊細な剝離が可能となる（図2-15）。

オトガイ孔周辺は慎重に操作を行う。剝離子で押さえつけたりしなければ、剝離操作で神経症状を引き起こすことはない。**神経損傷を防ぐためにもオトガイ孔の明示は不可欠である**。術部がヒールドサイトで、剝離が適切に行われれば、骨面上に軟組織が残存することはほとんどない。軟組織が残存していれば、ロータリーインスツルメントを使用してでも完全に除去すべきである。

フラップの減張操作

GBRを成功させるためには、一次治癒が達成されて、治癒期間中、細菌感染を防御することが重要である[47]。そのために、フラップが十分に減張され、テンションフリーの状態で縫合される必要がある。減張操作がうまくいかなければフラップは必ず裂開し、トラブルの原因となる。60の単独インプラント埋入手術において、フラップのテンションが0.05N（約5g）未満の場合、完全に（100%）一次治癒が得られるが、0.1N（約10g）以上になると40%が裂開し、0.25N（約25g）以上になるとすべて（100%）が裂開したと報告されている[48]。**減張操作はGBRの術式の中でもっとも重要なステップの一つである**。

しかし、下顎の舌側は口腔底にオトガイ下動脈、舌下動脈、舌神経、大唾液腺とその導管などが存在し、それらの重要な構造を損傷すると重篤な合併症を引き起こす可能性がある[49]。そのため、下顎の舌側フラップの減張はとてもリスクのある処置として認識されてきた[50]。

舌側フラップの減張

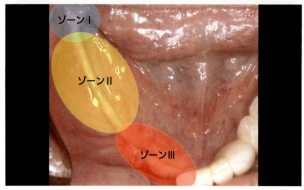

図2-16a ゾーンIは臼後三角部を全層で剥離し、歯冠側に牽引すると臼後三角全体が減張される。また舌側に向けて圧迫することで、後述するゾーンIIと同様の効果が得られ、減張量はさらに増加する。

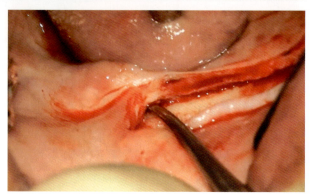

図2-16b 臼後三角部をトンネル状に剥離し上方に引き上げることによって、十分な減張を得ることができる。

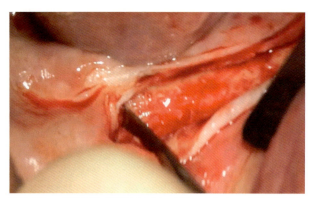

図2-16c 臼後三角が舌側のフラップと一体になって挙上可能となる。

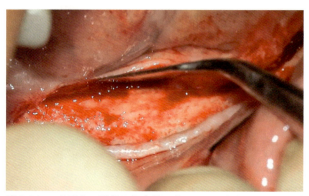

図2-16d 全層弁の剥離を根尖側に進めると、白色で平坦な骨膜から筋線維が舌側に向けて走行する顎舌骨筋表層に達する。剥離の方向を根尖側から水平的に中央へ向けて変更し、フラップの基底を中央に向けて圧接する。

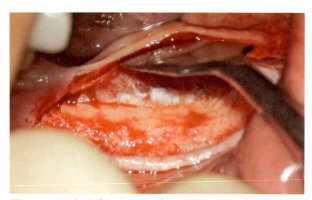

図2-16e 吸収量が大きいとわずかな剥離で筋の付着部位に到達する。剥離子の先端を効かせて表層を押し剥がす。

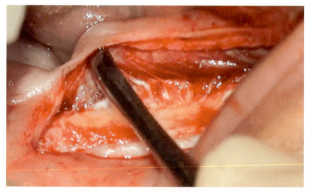

図2-16f 減張量が不十分な場合、内側の一方向だけではなく、上方にも牽引することによりさらなる減張が得られる。

舌側フラップの減張

下顎のフラップは舌側も十分減張が可能である。これまでに、いくつかのテクニックが紹介されている[51〜53]。Urbanら[51]は下顎を3つのゾーンに分け（図2-16a）、ゾーンI：臼後三角周囲のエリア、ゾーンII：大臼歯部、ゾーンIII：小臼歯部〜前歯、を含めたエリアそれぞれの減張法を詳細に解説した。12体のカダバーに対し、平均でゾーンIでは9.272mm、ゾーンIIでは16.45mm、ゾーンIIIでは12.636mmの伸展を報告して

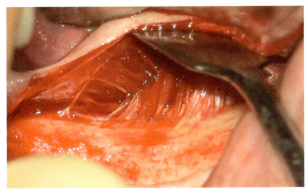
図2-16g 歯槽頂から舌骨筋付着部位までわずかな距離であることに注目。

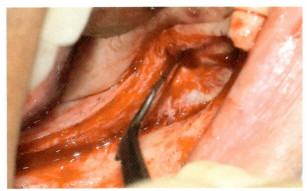
図2-16h 小臼歯より近心では顎舌骨筋の付着部位はより深部になるため、ゾーンⅡと同様の減張操作は不可能となる。ゾーンⅡより根尖側へ剥離しても筋の付着が現れない。

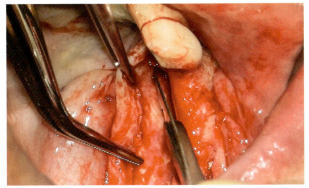
図2-16i フラップの近心端は若干トンネル状に剥離し、近心骨膜の切開を開始する。

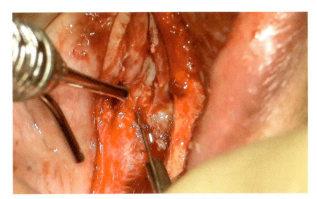
図2-16j ゾーンⅡと同等かより根尖部で骨膜の切開を行う。メスが骨膜表面と平行になっていることに注目。本症例は以前の手術による瘢痕が認められたので、通常よりも深めの切開となった。

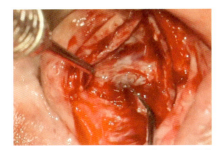
図2-16k 2本のミニミーを使用して骨膜内部の結合組織層を展開する。

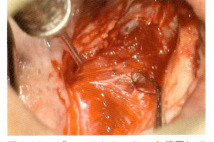
図2-16l ゾーンⅡもミニミーを使用して展開することができる。

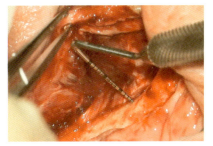
図2-16m 十分な減張が得られている。

いる。筆者はゾーンⅢで縦切開を入れないこと以外、彼のテクニックを踏襲している[54]（図2-16b〜m）。

　ゾーンⅠは臼後三角部を全層で剥離し、歯冠側に牽引すると臼後三角全体がリリースされる。また舌側に向けて圧迫することで、後述するゾーンⅡと同様の効果が得られ、減張量はさらに増加する。

　ゾーンⅡでは全層の剥離を根尖側に向けて進めると、顎舌骨筋の付着が露出する。プリチャード#3のような大きめの剥離子で舌側(内側)に向けて圧迫することにより、鈍的に顎舌骨筋の筋膜と表層線維を筋本体から押し剥がしていく。

　ゾーンⅢは、小臼歯より前方は顎舌骨筋付着部位が下方へ移行するため、骨膜に限定する深度で切開を加え、内部の結合組織を2本のミニミー(Hu-Friedy社)を使い鈍的に展開する。深部の血管、神経、唾液腺は、骨膜内側の緻密な結合組織によって取り囲まれているため、この操作によってこれらの構造を保護しながら十分な減張が得ることができる[50]。

頬側フラップの減張

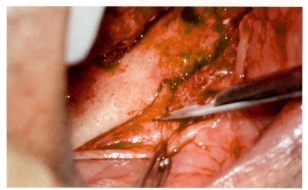

図2-17a　オトガイ孔部の減張は5mm以上離れた部位で精密に骨膜を切開する。メスの角度に注目。

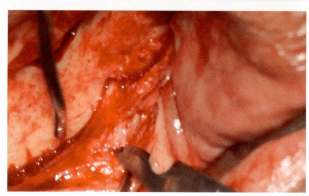

図2-17b　鈍的に展開後、抵抗部位をわずかに切離する場合はオトガイ孔からより離れた部位に行う。

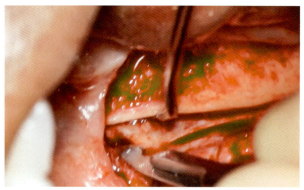

図2-17c　オトガイ孔部以外は歯肉頬移行部よりも5mm以上根尖で骨膜のみを切開し、十分なテンションをかけることが正確に切開するポイントである。

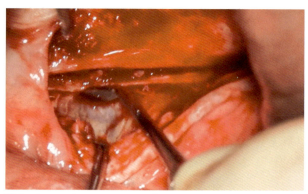

図2-17d　2本のミニミーで骨膜下の組織を鈍的に展開している。

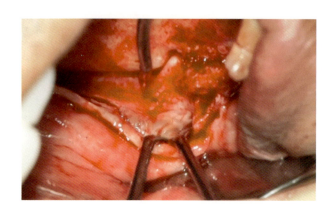

図2-17e　オトガイ孔部周辺では骨膜下組織を鈍的展開する際、深部に走行するオトガイ神経を視認することができる。

頬側フラップの減張

下顎の頬側フラップは減張しやすく、骨膜のみを慎重に切開することによりある程度の減張が得られる。しかし、十分な頬舌的幅径をもって歯槽堤の垂直的増大を行う場合、それだけでは不十分である。さらにフラップを伸展させるために、ブレードを側方にローテーションさせつつ内面の組織の浅層を切離展開する方法が、Rondaらによって紹介されている[55]。また、UrbanらはPeriosteo-elastic techniqueとして、骨膜のみを切開した後に弾性のある結合組織層を剥離子などで鈍的に展開する方法を紹介している[35]。どちらも、鋭利なブレードを切開能力のない側方に動かすか、鈍的な剥離子を使用するというように器具が異なるのみで、弾性のない骨膜のみを切開し、その深部層を鈍的に展開するという点で、実際の操作は近似していると考えられる。筆者は2本の器具（ミニミー）を使用することによって、意図する部位をより効率的に展開できると考えている（**図2-17**）。

2章 下顎臼歯部

ハニカムメンブレンの調整

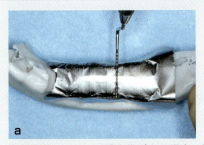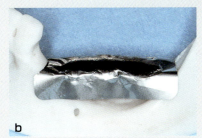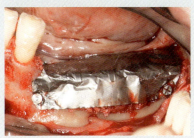

参考症例2-4a、b 残存歯がある場合、隣在歯から1mm以上のクリアランスを設け、歯根部分をトリミングすることにより顎堤に対して頬・舌側の辺縁を適合させやすくする。

参考症例2-4c 良好に適合している状態。欠損が大きく膜の辺縁が骨縁に達していない。

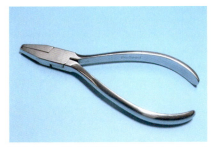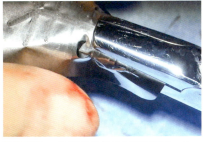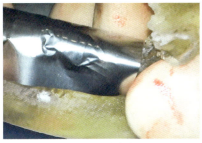

図2-18a 筆者が使用しているメッシュベンディングプライヤー（プロシード社）。元々チタンメッシュベンディング用に開発されたが、ハニカムメンブレンの調整にも適している。

図2-18b 歯槽頂がおおよそ平坦で、8〜10mm以上の幅となるように頬・舌側でチタンフレームを屈曲させる。90°以下まで屈曲させれば膜の垂直面は内側に向かって基底面が狭くなり、90°以上であれば外側に向かって基底面は広くなる。

図2-18c 小臼歯から犬歯部にかけて顎堤の基底部が狭くなり若干のカーブもあるため、頬側のラインアングルの近心端が突出している。

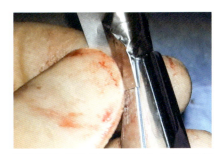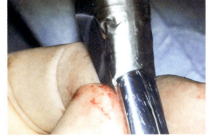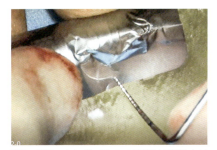

図2-18d 前出の器具で突出した部分を把持し折り込む。

図2-18e さらに同部を圧接することにより、内側に向けてカーブさせることができる。

図2-18f オトガイ孔との距離を確保するために光造形モデル上でプローブを用いてトリミング範囲をメンブレン上にマークする。

ハニカムメンブレンの調整

ハニカムメンブレン[37,56]は、3歯以上の欠損の場合Lサイズを用いる。また、下顎臼歯部は基本的に顎堤が直線的であるため、顎堤の弯曲に合わせてカーブさせる必要はない[57]。調整のポイントは、欠損部を完全に被覆し周囲の骨面に2〜3mm接するようにし、隣在歯の歯根とは接触せず1mm以上のクリアランスを設け、大臼歯部と小臼歯部の幅の差に対応すること（参考症例2-4）、オトガイ孔とのクリアランスを設けること、そして舌側の顎舌骨筋線に合わせたトリミングである（図2-18）。

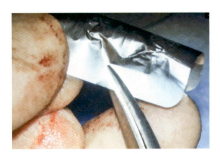
図2-18g 金冠鋏でメンブレンをトリミングする。

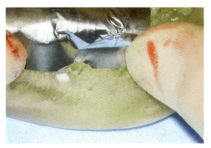
図2-18h オトガイ孔を圧迫しないようにトリミングされた状態。

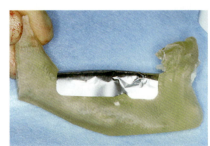
図2-18i 頰側面観。

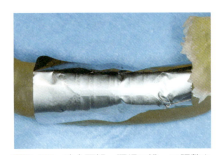
図2-18j 咬合面観。顎堤に沿って調整されているが、まだ舌側遠心が適合していない。

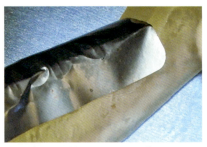
図2-18k 舌側においてメンブレンは顎舌骨筋線を越えてはならない。遠心部での調整が必要になる。

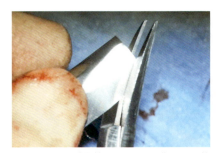
図2-18l 顎舌骨筋のラインに沿って調整を行った。

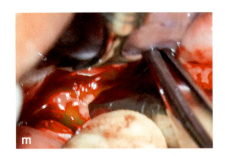

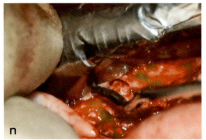

図2-18m 口腔内に試適してピンセットを使用し、メンブレンの下縁が骨面上に達し、余剰になっていないことを確認する。

図2-18n 頰側ではオトガイ孔に干渉しないかを確認する。

自家骨の採取

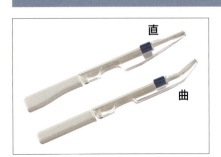
図2-19a 筆者が使用しているセーフスクレイパー(インプラテックス社)。「直」と「曲」があり、頰側からの採取は基本的に曲、舌・口蓋側の骨隆起からの採取は直が適している。

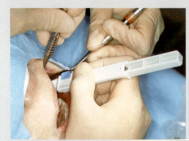
図2-19b 自家骨は通常下顎枝から採取する。採取後、迅速に移植したいので必要になった時点で行う。ペングリップはエリアを繊細に設定して採取可能。

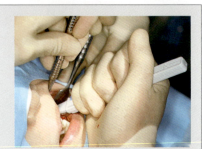
図2-19c ハンマーグリップでは、ペングリップよりも強い力で、大量により深く採取できる。(b、cは別症例)

自家骨の採取

自家骨の採取はボーンスクレイパーを使用している。低侵襲で、効率よく自家骨を採取でき、また採取された骨内の細胞のコンディション、サイトカインの放出能などもすぐれていると報告されている[58,59](図2-19)。

2章　下顎臼歯部

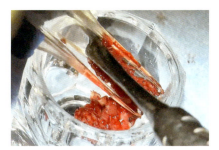

図2-19d　採取した自家骨はダッペンディッシュに入れる。本症例ではオトガイ部からも採取した。

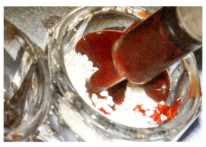

図2-19e　DBBM（Bio-Oss）を静脈血に浸漬する。凝固することによって操作性が高まる。

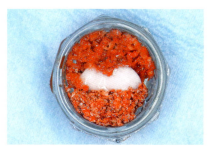

図2-19f　自家骨とDBBMを体積比でおおよそ1対1となるよう設置しFGF-2を加えた状態。

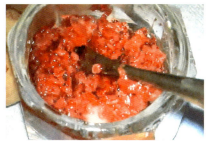

図2-19g　自家骨、DBBM粒子、FGF-2が均一になるように十分混和する。

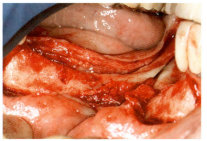

図2-19h　顎堤はヒールドサイトなので、アンダーカットとなる部分がない。抜歯窩の名残のようなアンダーカット部があれば、受容床側にも骨移植を行う（ミラー像と実像）。

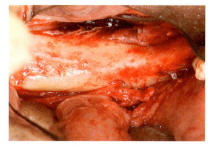

図2-19i　歯槽頂に下顎管が近接し、皮質骨を貫通して海綿骨内と下顎管のクリアランスが少ない。下顎管損傷のリスクがあるためデコルチケーションは省略した。

図2-19j　6部。皮質骨直下に下顎管が存在するため、デコルチケーションによる損傷のリスクが高い。

図2-19k　参考症例の6部。デコルチケーションのドリルホールが下顎管に近接していることがわかる。精密な距離設定のできるストッパー、フェザータッチで皮質骨を貫通するスピードがないとオーバードリリングによる損傷のリスクが高い。

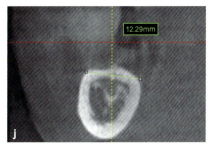

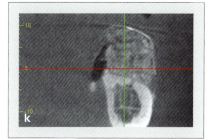

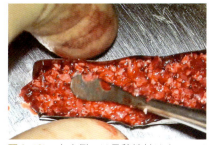

図2-19l　本症例では骨移植材はすべてメンブレン内に填入した。メンブレン直下は母床骨からもっとも遠く骨再生には不利な部位であるため、自家骨からの骨形成に関与するタンパク質の放出を期待したい。また死腔が形成されやすいので、隅角にしっかり圧接する。

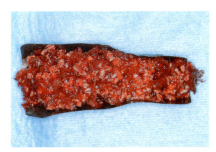

図2-19m　骨移植材充填後の状態。均一にミックスされた骨移植材が密に充填されている。粒子間に血餅が形成され、血管新生が起きるスペースも維持されている。

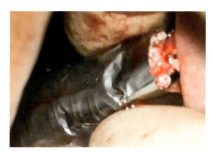

図2-19n　本症例は手指にて把持し術部に設置した。下方に向けてもメンブレン内から脱離しない程度の操作性が骨移植材に求められる。アクセサビリティーが低い場合、ピンセットにより把持し設置しなければならない場合もある。

メンブレンの固定

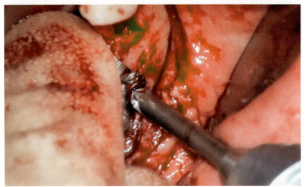

図2-20a　軽くツイストしながら適切な位置まで膜を圧接して指で押さえつつ、もっとも操作しやすい近心端を固定する。セルフタップタイプなので、直接膜上からねじ込んでいく。膜が絡んでくる場合、逆回転させ、膜に穴を開けてから正回転する。はじめのうちは皮質骨が硬くねじ込みが困難な場合、焦って押し込もうとすると横に外れてしまう。一定の力を与え、回し続けることによって、切削が始まりスクリューが骨内に入っていく。残存歯の歯根を損傷しないように注意が必要である。

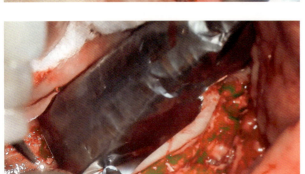

図2-20b　続いて頰側の後縁付近を固定する。

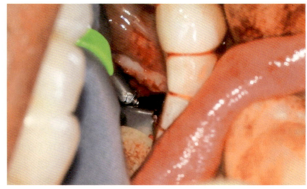

図2-20c　舌側の近心の固定。コントラを使用しないとアクセスできない。斜めからでもじっくり操作すれば固定可能である。

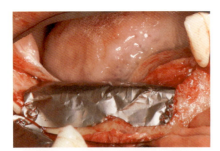

図2-20d　固定後の側方面観。近心は最初の固定に失敗したため、位置の変更を行っている。

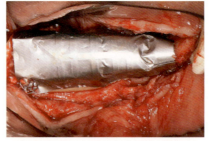

図2-20e　同咬合面観。本症例は頰側2ヵ所、舌側では近心のみの固定とした。舌側の後方は固定できる骨面が存在しないことが多いため、歯槽頂付近に固定する。

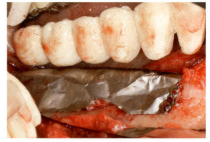

図2-20f　サージカルステントを用いて、目標となる歯列に沿って適切な形態の歯槽堤が再建されるように膜が設置されているか確認する。

メンブレンの固定

　垂直的なGBRの場合、膜を支持する構造が必須である。インプラントを同時埋入していれば、インプラントのカバースクリューが膜を支持する。GBRのみを行う場合、膜を最低2ヵ所、できれば4ヵ所固定する。膜を固定する場合、膜内に支持のためのスクリューを設置することは、膜除去時に支持スクリューが新生組織内に埋没していることが多いことから、必要ないと考えている（図2-9ah参照）。

　本症例のような再生した骨のみでインプラントが支持される場合、GBRの原理を最大限に発揮させる必要があり、骨形成の妨げとなる動揺を防ぐため、膜はしっかりと固定されるべきである[60,61]（図2-20）。筆者は、下顎における膜固定にはマスターピンコントロールキット（Meisinger社）、セルフタップ機能を持つプロフィックススクリュー、もしくはLe Forteシステム（プロシード社）のチタンマイクロスクリューのいずれかを使用している。

図2-20g 垂直的増大量はおよそ10mmである。

図2-20h 舌側の断端が骨縁上に達し、顎舌骨筋上に過剰に進展していないか確認する。

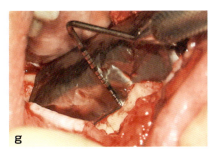
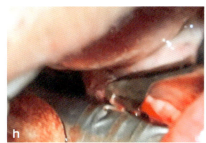

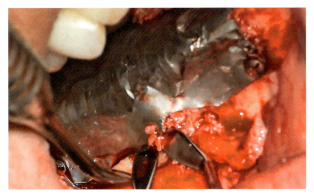

図2-20i 死腔がないかチェックし、必要があれば追加の填入をする。

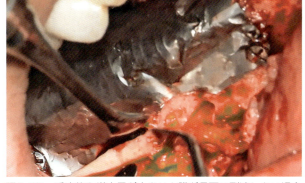

図2-20j 垂直的な増大量が大きいと膜が骨面に到達しない場合があるため、辺縁をチェックする。膜の断端が十分骨面を被覆していない場合、軟組織の侵入、また骨移植材が漏洩してオトガイ孔を圧迫する可能性がある。

図2-20k、l コラーゲン膜を補助的に使用し、辺縁を封鎖する。

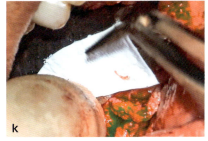
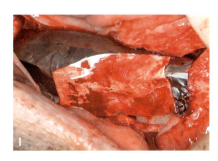

図2-20m 必要に応じて減張を追加する。鈍的に展開することにより、オトガイ神経束が視認でき、テンションのある線維を選択的に切離できる。

図2-20n オトガイ孔周辺を減張する場合、よりオトガイ孔から離れれば安全に減張でき、深度も深まる。

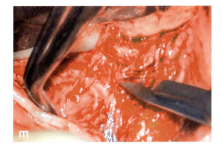
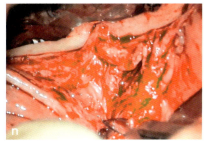

図2-20o、p 頬側と舌側のフラップが3〜5mm以上重なるように減張することが求められる。

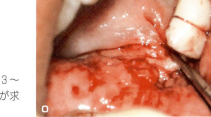
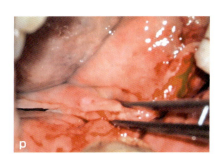

縫合

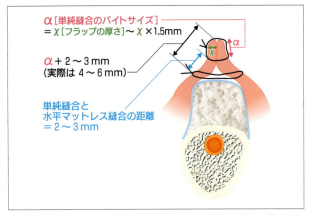

図2-21a 縫合の断面図。水平マットレスは結紮が強すぎると、上方が開いてしまうので注意する。単純縫合はバイトサイズをフラップの断端の厚みに合わせることによって、切開面も精密に適合させることができる。

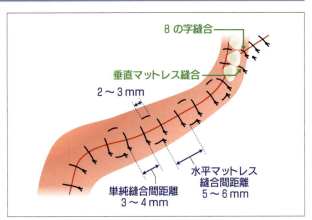

図2-21b 水平マットレスの間隔は5～6mm間隔、同一縫合内の刺入点の間隔は2～3mm、単純縫合の間隔は3～4mmとする。

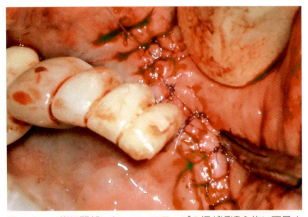

図2-21c 縦切開部において、フラップの幅が近遠心的に不足する場合、下方から上方に向けて縫い上げていくことによって閉鎖が得られる。テンションなく元の位置に復元できる場合は上方から下方に縫合してもよい。

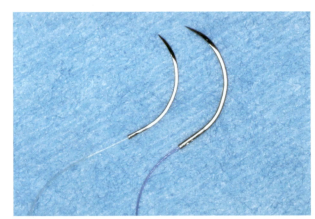

図2-21d 筆者の場合、モノフィラメント、コード長13mm、逆三角針5-0で水平マットレス縫合、モノフィラメント、コード長11mm、逆三角針6-0で単純縫合を行っている。吸収性を使用することによって縫合部が埋没した際に抜糸を回避することができる。

縫合

縫合は一次治癒を達成し、生体内の守られた環境、骨再生を得るために非常に重要である。そして、術者による差が出やすい処置でもある。**手術の最後の処置が不適切であれば、それまでのステップが台無しになってしまう。縫合途中もしくは終了後、納得がいかなければ、迷わず糸を切り、再縫合すべきである。**

縫合の基本的なルールとして、縫合糸周囲には炎症層が生じるため炎症層が重ならないように5-0、6-0の縫合針モノフィラメントであれば、刺入点の間隔は2～3mm以上確保する[62,63]。刺入、刺出は組織に対し直角に行い、結紮の力は5g以下にとどめる[48]。GBRの縫合は水平マットレス縫合でフラップをホールドし、単純縫合で創面を閉鎖する2層縫合とする。フラップが薄く切開面が狭い場合、フラップの内面どうしが接する状態をめざし、十分厚い場合は切開面が精密に適合するよう縫合する。下顎臼歯部は通常フラップは薄いので[64]、多くの場合raw-to-rawの縫合となる内面どうしは少なくとも3mm以上は接している必要があると考えている（**図2-21**）。

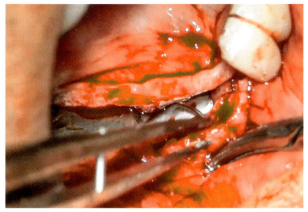

図2-21e 唇側フラップを把持し、断端から4〜6mmのバイトサイズをとって垂直に刺入し、垂直に刺出する。

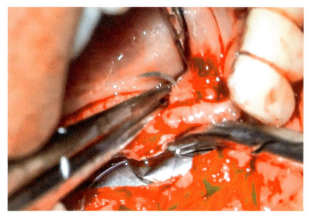

図2-21f 近遠心的に頬側フラップと等距離の部位、断端から同一のバイトサイズで骨膜に対し垂直に刺入し、上皮に対し垂直に刺出する。

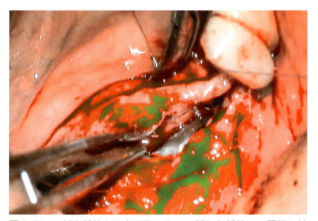

図2-21g 刺出部位から水平的に3mm離れた部位に、同様に外側から刺入、刺出する。

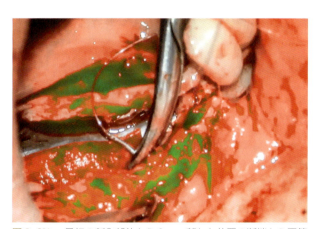

図2-21h 最初の刺入部位から3mm離れた位置の断端から同等の距離の部位に骨膜から上皮に向けて直角に針を通す。

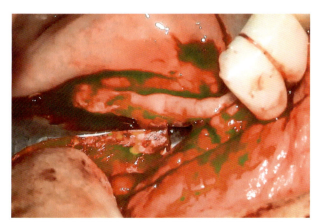

図2-21i 糸を頬舌側のフラップに通したら結紮前に牽引し、フラップが垂直・水平的にズレなく良好に適合していることを確認する。この時5g以上の力を要するのであれば減張が不十分であるため、再度ミニミーでチェックし必要な部位に減張を加える。

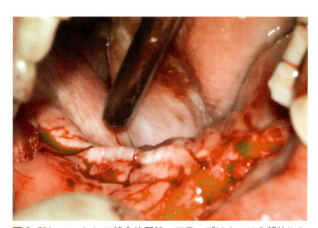

図2-21j マットレス縫合終了時、フラップはすべての部位において内面どうしが均一に接触している状態となる。

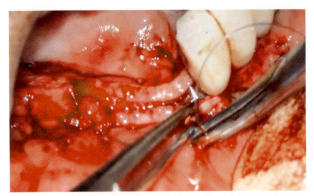

図2-21k 単純縫合はバイトサイズをフラップの厚みと同等とし、フラップに対し垂直に刺入する。

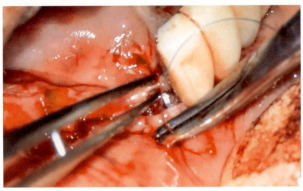

図2-21l 舌側フラップを把持し、近遠心的に正確な位置に刺入する。

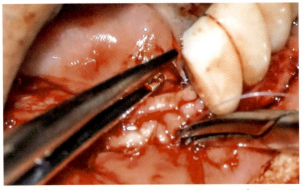

図2-21m 舌側のフラップもバイトサイズはフラップの厚みと同等とする。

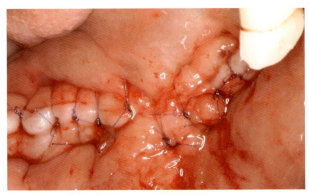

図2-21n 切開線が視認しにくい程度に適合している。

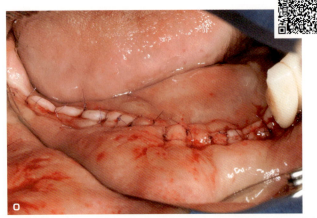
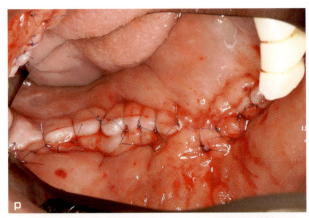

図2-21o、p 縫合後の頬側および咬合面観。頬側舌側のフラップが、水平・垂直的にズレなく適合し、raw-to-rawの関係で接触している。下顎は頬側、舌側ともフラップを減張できるので、角化組織の頬舌的な位置は術後も大きな変化はない。(二次元コードを読み込むと動画が始まります)

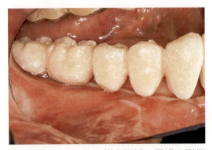

図2-21q 1年後の側方面観。顎堤の形態が大きく改善している。角化組織が不足しているため、インプラント埋入後、アバットメント連結に先立ってFGGが実施された。

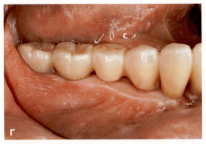

図2-21r、s 治療後の口腔内およびX線写真。大臼歯部のインプラントは、再生した骨のみによって、支持されている。

おわりに

下顎臼歯部におけるハニカムメンブレンを応用した垂直的GBRテクニックについて詳細を解説した。術後のケアやその後の処置については、本章の前半および1章を参考にされたい。

本症例のように、GBRは利用できる骨がほとんどない場合でもインプラント治療を可能にする。しかしテクニックセンシティブで、十分な知識、技術と経験をもつ術者によって実施されるべき処置である[35]。術中は各ステップで評価し、不十分であれば可能な限りやりかえ、次に進むべきである。手がけるまでには、さまざまな手段を用いた十分なトレーニングが求められる。

参考文献

1. Avila G, Galindo-Moreno P, Soehren S, Misch CE, Morelli T, Wang HL. A novel decision-making process for tooth retention or extraction. J Periodontol. 2009 Mar；80（3）：476-91.

2. Cortellini P, Stalpers G, Mollo A, Tonetti MS. Periodontal regeneration versus extraction and prosthetic replacement of teeth severely compromised by attachment loss to the apex：5-year results of an ongoing randomized clinical trial. J Clin Periodontol. 2011 Oct；38（10）：915-24.

3. Cortellini P, Stalpers G, Mollo A, Tonetti MS. Periodontal regeneration versus extraction and dental implant or prosthetic replacement of teeth severely compromised by attachment loss to the apex：A randomized controlled clinical trial reporting 10-year outcomes, survival analysis and mean cumulative cost of recurrence. J Clin Periodontol. 2020 Jun；47（6）：768-76.

4. Guarnieri R, Di Nardo D, Di Giorgio G, Miccoli G, Testarelli L. Longevity of Teeth and Dental Implants in Patients Treated for Chronic Periodontitis Following Periodontal Maintenance Therapy in a Private Specialist Practice：A Retrospective Study with a 10-Year Follow-up. Int J Periodontics Restorative Dent. 2021 Jan-Feb；41（1）：89-98.

5. Ricci G, Ricci A, Ricci C. Save the natural tooth or place an implant? Three periodontal decisional criteria to perform a correct therapy. Int J Periodontics Restorative Dent. 2011 Feb；31（1）：29-37.

6. Tonetti MS, Christiansen AL, Cortellini P. Vertical subclassification predicts survival of molars with class II furcation involvement during supportive periodontal care. J Clin Periodontol. 2017 Nov；44（11）：1140-4.

7. Pjetursson BE, Helbling C, Weber HP, Matuliene G, Salvi GE, Brägger U, Schmidlin K, Zwahlen M, Lang NP. Peri-implantitis susceptibility as it relates to periodontal therapy and supportive care. Clin Oral Implants Res. 2012 Jul；23（7）：888-94.

8. Cho-Yan Lee J, Mattheos N, Nixon KC, Ivanovski S. Residual periodontal pockets are a risk indicator for peri-implantitis in patients treated for periodontitis. Clin Oral Implants Res. 2012 Mar；23（3）：325-33.

9. Nisand D, Renouard F. Short implant in limited bone volume. Periodontol 2000. 2014 Oct；66（1）：72-96.

10. Esposito M, Buti J, Barausse C, Gasparro R, Sammartino G, Felice P. Short implants versus longer implants in vertically augmented atrophic mandibles：A systematic review of randomised controlled trials with a 5-year post-loading follow-up. Int J Oral Implantol (Berl). 2019；12（3）：267-80.

11. Felice P, Barausse C, Pistilli R, Ippolito DR, Esposito M. Short implants versus longer implants in vertically augmented posterior mandibles：result at 8 years after loading from a randomised controlled trial. Eur J Oral Implantol. 2018；11（4）：385-95.

12. Barausse C, Maranesi T, Pistilli R, Felice P. Short implants：An alternative to bone augmentation in atrophic patients [in Italian]. Dental Cadmos 2017；85：485-99.

13. Mendoza-Azpur G, Lau M, Valdivia E, Rojas J, Muñoz H, Nevins M. Assessment of Marginal Peri-implant Bone-Level Short-Length Implants Compared with Standard Implants Supporting Single Crowns in a Controlled Clinical Trial：12-Month Follow-up. Int J Periodontics Restorative Dent. 2016 Nov/Dec；36（6）：791-5.

14. Wang Y, Jiang J, Guan Y, Si M, He F. Retrospective Study of Short Versus Standard Posterior Implants and Analysis of Implant Failure Risk Factors. Int J Oral Maxillofac Implants. 2021 Nov-Dec；36（6）：1129-36.

15. Mendonça JA, Francischone CE, Senna PM, Matos de Oliveira AE, Sotto-Maior BS. A retrospective evaluation of the survival rates of splinted and non-splinted short dental implants in posterior partially edentulous jaws. J Periodontol. 2014 Jun；85（6）：787-94.

16. Naenni N, Sahrmann P, Schmidlin PR, Attin T, Wiedemeier DB, Sapata V, Hämmerle CHF, Jung RE. Five-Year Survival of Short Single-Tooth Implants (6 mm)：A Randomized Controlled Clinical Trial. J Dent Res. 2018 Jul；97（8）：887-92.

17. Lai HC, Si MS, Zhuang LF, Shen H, Liu YL, Wismeijer D. Long-term outcomes of short dental implants supporting single crowns in posterior region：a clinical retrospective study of 5-10 years. Clin Oral Implants Res. 2013 Feb；24（2）：230-7.

18. Zadeh HH, Guljé F, Palmer PJ, Abrahamsson I, Chen S, Mahallati R, Stanford CM. Marginal bone level and survival of short and standard-length implants after 3 years：An Open Multi-Center Randomized Controlled Clinical Trial. Clin Oral Implants Res. 2018 Aug；29（8）：894-906.

19. Papaspyridakos P, De Souza A, Vazouras K, Gholami H, Pagni S, Weber HP. Survival rates of short dental implants (≤6 mm) compared with implants longer than 6 mm in posterior jaw areas：A meta-analysis. Clin Oral Implants Res. 2018 Oct；29 Suppl 16：8-20.

20. Vazouras K, de Souza AB, Gholami H, Papaspyridakos P, Pagni S, Weber HP. Effect of time in function on the predictability of short dental implants (≤6 mm)：A meta-analysis. J Oral Rehabil. 2020 Mar；47（3）：403-15.

21. Felice P, Pistilli R, Zucchelli G, Simion M, Karaban M, Bonifazi L, Barausse C. Decision Criteria Proposed for the Treatment of Vertical Bone Atrophies in the Posterior Mandible. Int J Periodontics Restorative Dent. 2021 Jan-Feb；41（1）：71-7.

22. Katafuchi M, Weinstein BF, Leroux BG, Chen YW, Daubert DM. Restoration contour is a risk indicator for peri-implantitis：A cross-sectional radiographic analysis. J Clin Periodontol. 2018 Feb；45（2）：225-32.

23. Urban IA, Montero E, Monje A, Sanz-Sánchez I. Effectiveness of vertical ridge augmentation interventions：A systematic review and meta-analysis. J Clin Periodontol. 2019 Jun；46 Suppl 21：319-39.

24. Simion M, Jovanovic SA, Tinti C, Benfenati SP. Long-term evaluation of osseointegrated implants inserted at the time or after vertical ridge augmentation. A retrospective study on 123 implants with 1-5 year follow-up. Clin Oral Implants Res. 2001 Feb；12（1）：35-45.

25. Simion M, Fontana F, Rasperini G, Maiorana C. Long-term evaluation of osseointegrated implants placed in sites augmented with sinus floor elevation associated with vertical ridge augmentation：a retrospective study of 38 consecutive implants with 1- to 7-year follow-up. Int J Periodontics Restorative Dent. 2004 Jun；24（3）：208-21.

26. Urban IA, Jovanovic SA, Lozada JL. Vertical ridge augmentation using guided bone regeneration (GBR) in three clinical scenarios prior to implant placement：a retrospective study of 35 patients 12 to 72 months after loading. Int J Oral Maxillofac Implants. 2009 May-Jun；24（3）：502-10.

27. Merli M, Moscatelli M, Mariotti G, Rotundo R, Bernardelli F, Nieri M. Bone level variation after vertical ridge augmentation：resorbable barriers versus titanium-reinforced barriers. A 6-year double-blind randomized clinical trial. Int J Oral Maxillofac Implants. 2014 Jul-Aug；29（4）：905-13.

28. Fontana F, Grossi GB, Fimanò M, Maiorana C. Osseointegrated implants in vertical ridge augmentation with a nonresorbable membrane：a retrospective study of 75 implants with 1 to 6 years of follow-up. Int J Periodontics Restorative Dent. 2015 Jan-Feb；35（1）：29-39.

29. Simion M, Ferrantino L, Idotta E, Zarone F. Turned Implants in Vertical Augmented Bone：A Retrospective Study with 13 to 21 Years Follow-Up. Int J Periodontics Restorative Dent. 2016 May-Jun；36（3）：309-17.

30. Roccuzzo M, Savoini M, Dalmasso P, Ramieri G. Long-term outcomes of implants placed after vertical alveolar ridge augmentation in partially edentulous patients：a 10-year prospective clinical study. Clin Oral Implants Res. 2017 Oct；28(10)：1204-10.

31. Urban IA, Monje A, Lozada JL, Wang HL. Long-term Evaluation of Peri-implant Bone Level after Reconstruction of Severely Atrophic Edentulous Maxilla via Vertical and Horizontal Guided Bone Regeneration in Combination with Sinus Augmentation：A Case Series with 1 to 15 Years of Loading. Clin Implant Dent Relat Res. 2017 Feb；19(1)：46-55.

32. Keestra JA, Barry O, Jong Ld, Wahl G. Long-term effects of vertical bone augmentation：a systematic review. J Appl Oral Sci. 2016 Jan-Feb；24(1)：3-17.

33. Yunus N, Masood M, Saub R, Al-Hashedi AA, Taiyeb Ali TB, Thomason JM. Impact of mandibular implant prostheses on the oral health-related quality of life in partially and completely edentulous patients. Clin Oral Implants Res. 2016 Jul；27(7)：904-9.

34. Pistilli R, Simion M, Barausse C, Gasparro R, Pistilli V, Bellini P, Felice P. Guided Bone Regeneration with Nonresorbable Membranes in the Rehabilitation of Partially Edentulous Atrophic Arches：A Retrospective Study on 122 Implants with a 3- to 7-Year Follow-up. Int J Periodontics Restorative Dent. 2020 Sep/Oct；40(5)：685-92.

35. Urban IA, Monje A, Lozada J, Wang HL. Principles for Vertical Ridge Augmentation in the Atrophic Posterior Mandible：A Technical Review. Int J Periodontics Restorative Dent. 2017 Sep/Oct；37(5)：639-45.

36. Plonka AB, Urban IA, Wang HL. Decision Tree for Vertical Ridge Augmentation. Int J Periodontics Restorative Dent. 2018 Mar/Apr；38(2)：269-75.

37. 石川知弘．インプラント治療のための硬・軟組織マネジメント 第2回 GBR概論．Quintessence DENT Implantol. 2022；29(2)：110-23.

38. Heitz-Mayfield LJ, Needleman I, Salvi GE, Pjetursson BE. Consensus statements and clinical recommendations for prevention and management of biologic and technical implant complications. Int J Oral Maxillofac Implants. 2014；29 Suppl：346-50.

39. 石川知弘．インプラント治療のための硬・軟組織マネジメント 第3回 インプラント周囲軟組織マネジメント概論．Quintessence DENT Implantol. 2022；29(3)：110-25.

40. Simion M, Jovanovic SA, Trisi P, Scarano A, Piattelli A. Vertical ridge augmentation around dental implants using a membrane technique and autogenous bone or allografts in humans. Int J Periodontics Restorative Dent. 1998 Feb；18(1)：8-23.

41. Cucchi A, Vignudelli E, Sartori M, Parrilli A, Aldini NN, Corinaldesi G. A microcomputed tomography analysis of bone tissue after vertical ridge augmentation with non-resorbable membranes versus resorbable membranes and titanium mesh in humans. Int J Oral Implantol (Berl). 2021 Mar 16；14(1)：25-38.

42. Monje A, Pons R, Insua A, Nart J, Wang HL, Schwarz F. Morphology and severity of peri-implantitis bone defects. Clin Implant Dent Relat Res. 2019 Aug；21(4)：635-43.

43. Heydari M, Ataei A, Riahi SM. Long-Term Effect of Keratinized Tissue Width on Peri-implant Health Status Indices：An Updated Systematic Review and Meta-analysis. Int J Oral Maxillofac Implants. 2021 Nov-Dec；36(6)：1065-75.

44. Tavelli L, Barootchi S, Avila-Ortiz G, Urban IA, Giannobile WV, Wang HL. Peri-implant soft tissue phenotype modification and its impact on peri-implant health：A systematic review and network meta-analysis. J Periodontol. 2021 Jan；92(1)：21-44.

45. Ho FC. A modified combined approach to harvest connective tissue grafts with high quality, less morbidity, and faster healing. Int J Esthet Dent. 2020；15(1)：56-67.

46. 堀内克啓．インプラント外科 基本手技と自家骨移植のポイント．東京：クインテッセンス出版，2010.

47. Machtei EE. The effect of membrane exposure on the outcome of regenerative procedures in humans：a meta-analysis. J Periodontol. 2001 Apr；72(4)：512-6.

48. Burkhardt R, Lang NP. Role of flap tension in primary wound closure of mucoperiosteal flaps：a prospective cohort study. Clin Oral Implants Res. 2010 Jan；21(1)：50-4.

49. 松浦正朗，児玉淳．インプラント臨床に役立つ実践的手術解剖 第3回 下顎前歯〜小臼歯部へのインプラント埋入に必要な実践的手術解剖．Quintessence DENT Implantol. 2022；29(3)：86-99.

50. Urban IA, Monje A, Wang HL, Lozada J, Gerber G, Baksa G. Mandibular Regional Anatomical Landmarks and Clinical Implications for Ridge Augmentation. Int J Periodontics Restorative Dent. 2017 May/Jun；37(3)：347-53.

51. Urban I, Traxler H, Romero-Bustillos M, Farkasdi S, Bartee B, Baksa G, Avila-Ortiz G. Effectiveness of Two Different Lingual Flap Advancing Techniques for Vertical Bone Augmentation in the Posterior Mandible：A Comparative, Split-Mouth Cadaver Study. Int J Periodontics Restorative Dent. 2018 Jan/Feb；38(1)：35-40.

52. Ronda M, Stacchi C. Management of a coronally advanced lingual flap in regenerative osseous surgery：a case series introducing a novel technique. Int J Periodontics Restorative Dent. 2011 Sep-Oct；31(5)：505-13.

53. Pikos MA. Atrophic posterior maxilla and mandible：alveolar ridge reconstruction with mandibular block autografts. Alpha Omegan. 2005 Oct；98(3)：34-45.

54. Omelyanenko NP, Slutsky LI, Mironov SP. Peculiarities of connective tissue. In：Omelyanenko NP, Slutsky LI, Mironov SP(eds). Connective Tissue：Histophysiology, Biochemistry, Molecular Biology. Boca Raton：CRC Press, 2014：2-15.

55. Ronda M, Stacchi C. A Novel Approach for the Coronal Advancement of the Buccal Flap. Int J Periodontics Restorative Dent. 2015 Nov-Dec；35(6)：795-801.

56. Hasegawa H, Masui S, Ishihata H, Kaneko T, Ishida D, Endo M, Kanno C, Yamazaki M, Kitabatake T, Utsunomiya K, Izumi K, Sasaki K. Evaluation of a Newly Designed Microperforated Pure Titanium Membrane for Guided Bone Regeneration. Int J Oral Maxillofac Implants. 2019 Mar/Apr；34(2)：411-22.

57. Ishikawa T, Ueno D. Vertical Ridge Augmentation With a Honeycomb Structure Titanium Membrane：A Technical Note for a 3-Dimensional Curvature Bending Method. J Oral Implantol. 2021 Oct 1；47(5)：411-19.

58. Zaffe D, D'Avenia F. A novel bone scraper for intraoral harvesting：a device for filling small bone defects. Clin Oral Implants Res. 2007 Aug；18(4)：525-33.

59. Miron RJ, Gruber R, Hedbom E, Saulacic N, Zhang Y, Sculean A, Bosshardt DD, Buser D. Impact of bone harvesting techniques on cell viability and the release of growth factors of autografts. Clin Implant Dent Relat Res. 2013 Aug；15(4)：481-9.

60. Phillips JH, Rahn BA. Fixation effects on membranous and endochondral onlay bone graft revascularization and bone deposition. Plast Reconstr Surg. 1990 Jun；85(6)：891-7.

61. Aspenberg P, Goodman S, Toksvig-Larsen S, Ryd L, Albrektsson T. Intermittent micromotion inhibits bone ingrowth. Titanium implants in rabbits. Acta Orthop Scand. 1992 Apr；63(2)：141-5.

62. Kim JS, Shin SI, Herr Y, Park JB, Kwon YH, Chung JH. Tissue reactions to suture materials in the oral mucosa of beagle dogs. J Periodontal Implant Sci. 2011 Aug；41(4)：185-91.

63. Javed F, Al-Askar M, Almas K, Romanos GE, Al-Hezaimi K. Tissue reactions to various suture materials used in oral surgical interventions. ISRN Dent. 2012；2012：762095.

64. Munakata M, Nagata K, Sanda M, Kawamata R, Sato D, Yamaguchi K. Variations in vertical mucosal thickness at edentulous ridge according to site and gender measured by cone-beam computed tomography. Int J Implant Dent. 2021 May 12；7(1)：34.

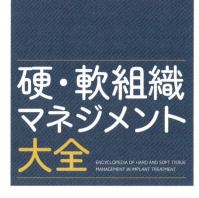

3章
上顎臼歯部

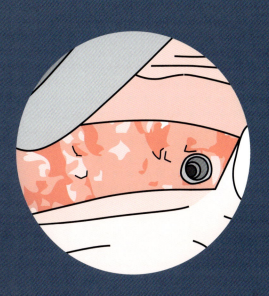
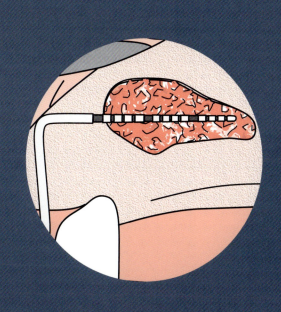

上顎臼歯部のインプラント治療と上顎洞底挙上術

上顎臼歯部は、上顎洞の存在によって十分な骨高径がない場合が多く、さらに抜歯によって上顎洞は下方に向かって拡大する。また、抜歯の原因が歯周病や歯根破折からの感染など歯槽骨の吸収をともなっている場合、歯槽堤の高さはさらに減じ、骨高径が1mm前後となる場合もある[1,2]。しかしこのような状態であっても、上顎洞底挙上術を用いて十分な骨量を獲得することによってインプラント埋入が可能となり[3〜6]、上顎臼歯部において強固な咬合支持を確立できる。

現在までに多くの改良が加えられ、側方からウィンドウを形成する従来のラテラルアプローチと、歯槽頂のインプラント形成窩から上顎洞にアクセスするクレスタルアプローチがあり、それぞれのメリットを活かした選択が可能となっている[7,8]。30年以上前に筆者がこの処置を初めて知った時は、一般の診療で歯科医師が行う施術ではないように感じられたが、現在では上顎臼歯部にインプラント埋入を行うためには不可欠な処置となっている。

上顎洞底挙上術の治癒について理解の助けになった症例

ここで、筆者にとって貴重な経験となった症例を紹介したい(図3-1)。患者は51歳の男性(耳鼻科医師)、ご本人の希望で左側の上顎洞に対して骨移植材として乳様突起をバーで削合して採取した自家骨を抗菌薬の溶液で洗浄し、自己血から生成したフィブリン糊で固形化して使用した。

ウィンドウには側頭筋膜を使用し閉創した。手術は患者本人のクリニックの手術室で、2名の耳鼻科医師と共同で行った。問題なく経過し、8ヵ月後にインプラント埋入のためにリエントリーすると上顎洞内には骨新生を認めず、同化していない骨移植材を掻爬し除去すると移植前とほぼ同様の空間となった。インプラント埋入は不可能であったので、DBBM、β-TCP(β-tricalcium phosphate)などを移植しコラーゲン膜を設置した。13ヵ月後、再度エントリーすると移植部位は完全な骨化が認められ、計画どおりインプラントを埋入した。最終補綴から18年経過しているが良好に経過している。本症例は、上顎洞周囲からの骨伝導を得るためには、自家の組織を使うことよりも血餅が形成されるためのスペースが維持されること、つまり**骨移植材の粒子間に血液が適切に浸透することの重要性**を示していると考えられた。貴重な経験をさせていただいた患者に感謝したい。

上顎洞底挙上術の治癒について理解の助けになった症例

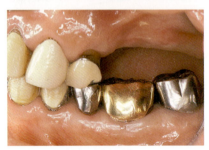

図3-1a 初診時側方面観。患者はパーシャルデンチャーの機能に満足していなかった。

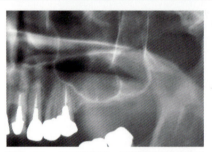

図3-1b 同X線写真。隔壁の存在が予測される。

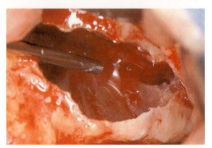

図3-1c ウィンドウを大きく開窓し、隔壁を越えて上顎洞粘膜を挙上した。

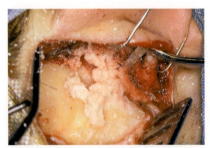

図3-1d 耳介後方から乳様突起をバーで切削し粉末状の削片を自家骨移植材として使用する。

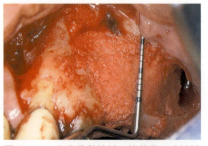

図3-1e 自家骨移植材は抗菌薬の水溶液でリンスし自己血から調整したフィブリン糊で凝固させたのち、上顎洞内に填入した。

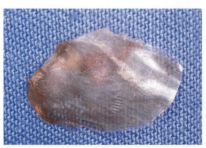

図3-1f 耳鼻科医師により、側頭筋膜が採取されシート状に調整、ウィンドウ部にコラーゲン膜として設置された。

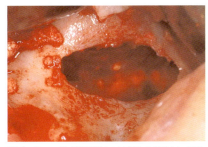 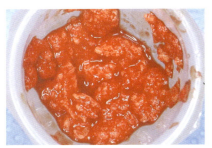 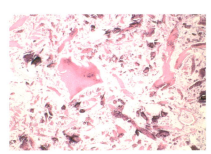

図3-1g 治癒期間中は感染の兆候などなく順調に経過した。8ヵ月後にインプラント埋入のためにリエントリーしたが、上顎洞内に骨再生はほとんど認められなかった。

図3-1h 上顎洞内を掻爬し、撤去された骨移植材。感染の兆候は認められなかった。

図3-1i 取り出された骨移植材の組織像は壊死した骨組織であった。

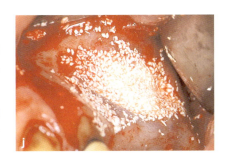 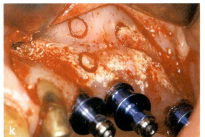

図3-1j 上顎洞内を十分に洗浄しDBBM（Bio-Oss）とβ-TCP（セラソルブ）を填入した。

図3-1k 13ヵ月後には多くの骨新生を認め、十分な初期固定をもってインプラント埋入が可能であった。

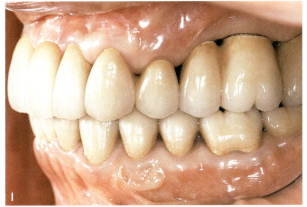 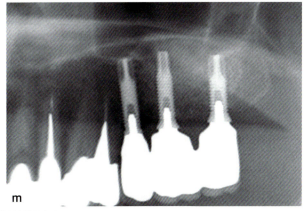

図3-1l、m 治療終了後の状態。長期の治療期間となったが、良好な結果が得られた。

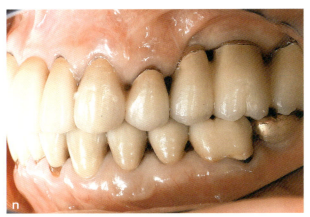 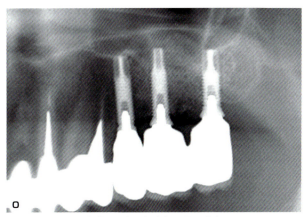

図3-1n、o 治療後18年の状態。若干のリセッションを認めるが、良好に経過している。造成した上顎洞底部の骨も安定している。

上顎洞底挙上術の治癒のポテンシャルを示す症例

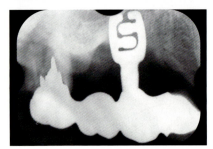

図3-2a 60歳の女性。10年以上前に埋入された右側上顎小臼歯部のブレードタイプのインプラントに周囲炎が発症し、上顎洞まで骨吸収が達していた。

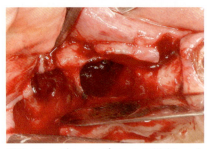

図3-2b 7」とインプラントを撤去し、上顎洞内を洗浄、フラップを減張し閉創した。残存歯槽骨高径が少ない場合、口腔上顎洞瘻孔が発生しないように一次閉鎖が重要となる。

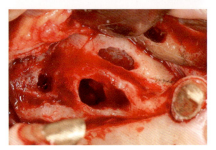

図3-2c インプラント撤去後、約2年で上顎洞底挙上術を行った。6 5」部の歯槽骨頂は再生しておらず広範囲に欠損していた。同部位および側壁に形成したウィンドウから、上顎洞粘膜を挙上した（側壁のウィンドウは不要だったと思われる）。

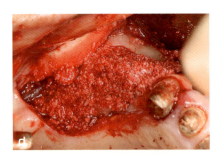

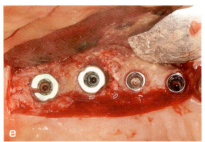

図3-2d Bio-Ossを静脈血で混和し、上顎洞内に填入した。ウィンドウ、骨欠損部には軟組織を排除するためコラーゲン膜（Bio-Gide）を設置し閉創した。

図3-2e 1年後には適切な位置にインプラントを埋入することが可能であった。

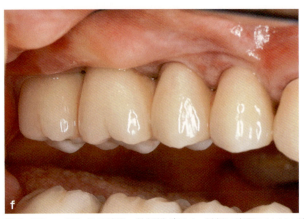

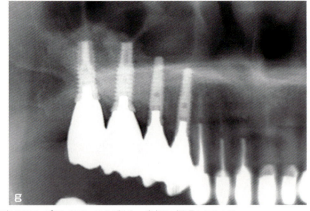

図3-2f、g 10年後の状態。軟組織が厚く、清掃は容易ではないが、患者のコンプライアンスも高く、良好に経過している。

　一方、適切に処置がなされれば、たとえ上顎洞底が欠損していても、つまり歯槽部の骨が存在しなくても、健全な上顎洞が存在していれば、洞粘膜を挙上することによって上顎洞内から骨伝導が達成されインプラント埋入が可能となる。上顎洞底挙上術は非常に有効な処置である（図3-2）。

　しかし実際の臨床では本人の自覚症状がなくとも、CTによる検査において異常を認めることも少なくない。上顎洞底挙上術が可能か、あるいは事前に耳鼻科的な治療が必要なのかの診断が非常に重要となる。また**手術において、後上歯槽動脈（posterior superior alveolar artery；PSAA）、隔壁の存在、非常に菲薄な粘骨膜、複雑な形状の上顎洞底など、さまざまな障壁によって難易度は患者ごとに想像以上に変化する**。そして併発症を引き起こした場合、耳鼻科領域にまで進行してしまい、患者に多大な迷惑をかけるリスクをともなう処置である。手掛けるには、耳鼻科との連携体制を整えるとともに、十分な知識と技術を身につける必要がある。

　本章では、耳鼻科医の立場から上顎洞底挙上術に関連する耳鼻科的基礎知識について、荒木康智先生に解説いただくとともに、臨床例を通して難度をあげる障壁について検討したい。

上顎洞底挙上術の有効性を示す症例

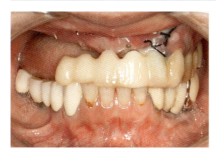

図3-3a　2週間前に他院でGBRを受けたが、疼痛および排膿を認め来院。

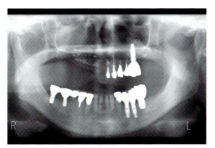

図3-3b　初診時のX線において、右側上顎の不透過性およびGBR実施部位では膜下の骨吸収像、右側下顎インプラント周囲に骨吸収を認めた。

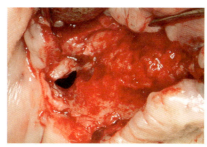

図3-3c　消炎のために膜、感染した骨移植材や組織を除去し、ボーンタック槌打により破壊された上顎洞外側壁から感染した上顎洞内を洗浄した。

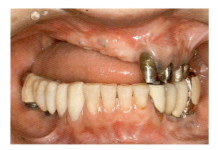

図3-3d　消炎処置後3ヵ月の状態。歯槽堤は重度に吸収している。

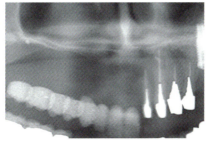

図3-3e　右側上顎臼歯部では完全に歯槽突起が吸収し、既存骨に対してインプラントを埋入できる部位は皆無であることがわかる。診断用ステントに示される歯冠の位置から判断して、十分な長さのインプラントを埋入すべきと考えられる。

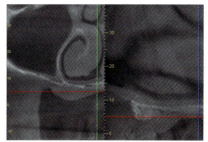

図3-3f　CTによる検査でも6┃部では歯槽頂と口蓋が同一の高さとなり、歯槽堤が完全に吸収している。1┃部もインプラント埋入は不可能である。自然孔は開存しており、単房性、血管の走行も障害とならず、ラテラルウィンドウテクニックによる上顎洞底挙上術で十分な骨高径が獲得できることがわかった。

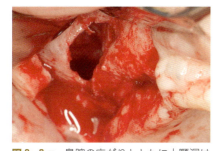

図3-3g　鼻腔の広がりとともに上顎洞は外側に圧平され、近心が狭小化していた。大臼歯部で頬舌的に十分な幅が認められる。

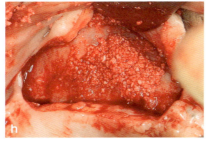

図3-3h,i　DBBMと自己血液を混和した骨移植材を上顎洞内小臼歯部の外側に移植し、クロスリンクコラーゲン膜で被覆した。

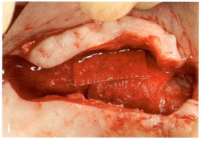

上顎洞底挙上術の有効性を示す症例（図3-3）

　患者は46歳の女性。GBR手術後の感染症状で来院した。術野全域、さらに上顎洞外側壁が術中に破壊されたため同部から感染が波及し上顎洞炎を併発していた[9]。2週間後に設置されていた膜を除去、感染組織を掻爬し、3ヵ月間組織の治癒を待って再検査を行った。

　GBR後の感染によって上顎洞炎、歯槽堤の重度吸収をまねき、術前はショートインプラント埋入さえ不可能であったが、消炎処置後の上顎洞底挙上術によって臼歯部には十分な長さのインプラントを埋入でき、固定性の補綴装置で審美性と機能の回復を果たすことができた。上顎洞はDBBMの移植のみで増大され、侵襲を抑えてインプラント埋入が可能となった。

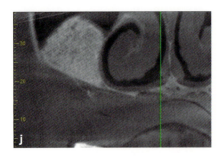
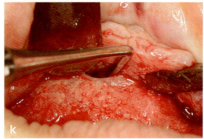

図3-3j 大臼歯部では上顎洞底挙上術後6ヵ月でインプラント埋入に十分な骨が獲得された。

図3-3k 4|から前方部は梨状孔より鼻腔底挙上（ネイザルリフト）を行った。上顎洞底挙上に比べ、有効性を示す情報は限られているが、3～4mm程度の高径を増大できるとする報告がある[10～13]。

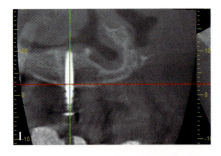
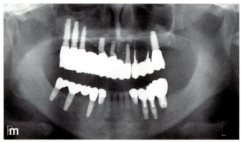

図3-3l ネイザルリフト後、8.5mmのインプラントが埋入可能となった。

図3-3m 治療後のX線写真。上顎洞底挙上術によって十分な長さのインプラントが大臼歯部に埋入できた。加えて、術前には埋入できる部位が存在しなかったが、GBRとネイザルリフトの応用によってインプラント治療が可能となった。

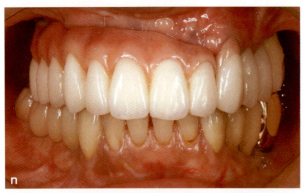
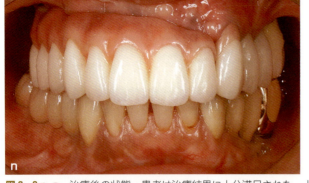

図3-3n、o 治療後の状態。患者は治療結果に十分満足された。上顎のシェードは患者の希望に即して決定された。右側下顎臼歯部は既存のインプラントを撤去し、垂直的骨造成の後に再埋入を行った。

上顎洞底挙上術の難度をあげる解剖学的な特徴と対応

　上顎洞底挙上術の処置中もっとも高い頻度を示す併発症は上顎洞粘膜の穿孔で[14～16]、膜の穿孔は10～56％に起こったと報告されている[17～20]。その原因は上顎洞の複雑な形態と非常に薄い上顎洞粘膜だと考えられ、隔壁は約3割の上顎洞に存在すると報告されている[21,22]。しかしながら、隔壁については確固とした定義がなく、研究者によって独自の分類が紹介されている。CTで確認できる明らかな隔壁も膜穿孔のリスクであるが、事前に対応を考えることはできる。ところが実際の臨床では、術前の検査で見落としてしまいがちな小さな段差によって予期せぬ穿孔を引き起こすことが少なくないため、注意を要する。また、上顎洞の外壁と内壁のなす角度が小さいほど膜の穿孔のリスクが高まるという報告もある[23]。

　側方からのアプローチを行う場合の隔壁への対応として、隔壁の前後にウィンドウを形成する方法、隔壁自体にウィンドウを形成する方法、隔壁を除去する方法が考えられる。堀内は埋入予定のインプラントよりも高い隔壁は保存し、低い隔壁は挙上の障害となるので除去するとしているが[24]、筆者もこれに従っている。

3章 上顎臼歯部

隔壁自体にウィンドウを形成した症例

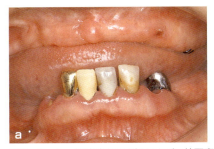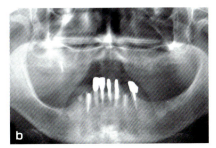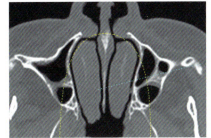

図3-4a、b　初診時の正面観およびX線写真。両側の上顎洞に隔壁が認められる。

図3-4c　右側の上顎洞はY字となっている。

図3-4d　隔壁より後方の上顎洞には隔壁自体にウィンドウを形成するほうがアクセスしやすいことがわかる（赤矢印が困難なアクセスを、黄矢印は良好なアクセスを示す）。

図3-4e　隔壁はインプラントの長さよりも高いため、すべてを除去する必要はない。

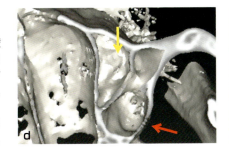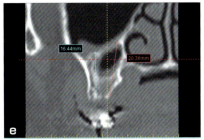

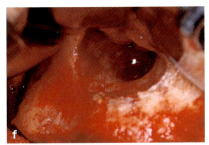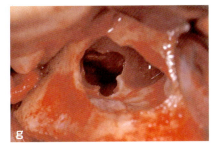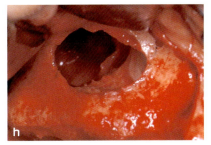

図3-4f〜h　上顎洞前壁のウィンドウから洞粘膜を剥離し隔壁を露出させた状態（f）。ストレートハンドピースに装着したダイヤモンドラウンドバーで隔壁にウィンドウを形成し、隔壁後方の洞粘膜を剥離した（g）。必要に応じてウィンドウを拡大し、上顎洞の後壁内側壁の洞粘膜を十分に剥離（h）。

図3-4i、j　治療終了後の口腔内およびX線写真。上顎洞底挙上術によって上顎臼歯部に十分な骨量が獲得され、補綴的に適切な位置にインプラントが配置された。

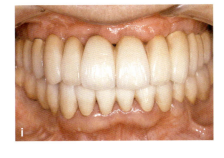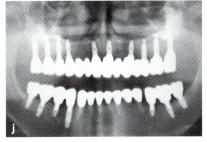

隔壁自体にウィンドウを形成した症例（図3-4）

　患者は63歳の女性。固定性の補綴を希望し来院した。上顎臼歯部は上顎洞の存在により十分な骨高径がない。上顎は両側の上顎洞をラテラルアプローチによって挙上し、治癒後ガイデッドサージェリーによって前方のGBRを併用したインプラント埋入計画を立案した。

　右側の上顎洞はアキシャル画像ではY字の形態の隔壁があり、3房性となっていた。高さは歯槽頂から12〜20mmあり、10〜15mmのインプラントを埋入するのであれば隔壁の頂部まですべて除去しなくてもよいと判断できた。本症例の場合、隔壁の前後にウィンドウを形成すると、頬骨下稜によって後方のウィンドウ形成部の視認性が悪く、器具のアクセス性が低下することが予測される。したがって、前方部からウィンドウを形成して隔壁を十分に露出させ、隔壁自体にウィンドウを形成した。隔壁遠心部の膜を剥離後、骨移植材を填入しやすくするために隔壁のウィンドウを拡大した。

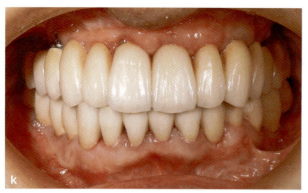
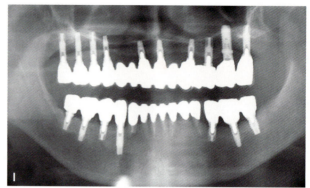

図3-4k、l　現在の口腔内とX線写真。患者は現在82歳。治療後10年で⌐6部インプラントが破折したためワイドインプラントを再埋入したが、それ以外は安定している。約20年間快適に生活できたことで患者はインプラント治療を高く評価している。

複雑な上顎洞底を示す症例

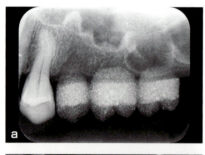
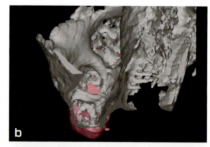
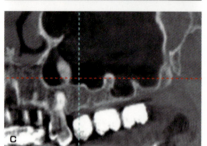
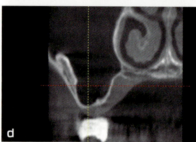

図3-5a　上顎洞底の複雑さに注目。洞粘膜の剥離は容易ではない。

図3-5b　CTによる三次元画像においても複雑な形態が確認できる。

図3-5c　複雑な洞底形態を示すパノラミック画像。

図3-5d　ウィンドウ形成部位の外側壁が厚く、洞底部に向けて薄くなっている。

複雑な上顎洞底を示す症例（図3-5）

　十分な経験を有する術者でも、洞粘膜の穿孔なしに挙上することは不可能と思われるような上顎洞に遭遇することもある。不幸にして大きな穿孔となった場合、無理に処置を進めるよりも穿孔の原因となった構造を除去し、洞粘膜を部分的に縫合して上方部に位置づけ、洞内には何も入れないか、必要に応じて洞底陥凹部に血餅が維持されやすくなるためコラーゲン製剤を設置し、ウィンドウ部にはメンブレンを設置し閉創する。4～6ヵ月後に再度手術を行うことによって、より平易に上顎洞底挙上術を実施できることがある。初回には同時埋入できない症例でも、再度のアプローチの際に同時埋入が可能となれば、結果として手術回数と治療期間は変わらない。同様の解決法は岡田と河奈によっても報告されている[25]。

　患者は52歳の女性。左側の上顎洞の外側壁、上顎洞底は非常に複雑な形態を有していた。外側壁が部分的に非常に厚く隔壁とつながり、また複数の隔壁が存在し、洞粘膜の剥離を困難にしていた。慎重に剥離を進めたが大きく穿孔した。可及的に剥離を行い、縫合によって上顎洞内の上方に留まるようにした。穿孔の原因となった隔壁を除去し、膜の穿孔部は縫合では閉鎖しないため、コラーゲンシート（Colla Cote®）を設置した。6ヵ月後には上顎洞の形態は単純化し、さらに洞底部には骨が添加され同時埋入が可能となった。問題なく経過し7ヵ月後にアバットメントを連結した。

　現在治療から7年経過し、角化組織は不足しているが機能的には安定している。

3章　上顎臼歯部

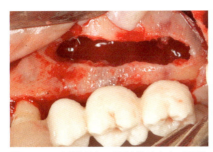
図3-5e　予測どおり洞粘膜は大きく穿孔してしまったため、骨伝導を得たい部位の粘膜を完全に剥離し、穿孔の原因となった複雑な形態は可及的に取り除いた。

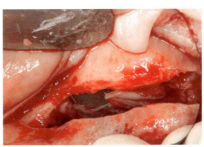
図3-5f　複雑な上顎洞形態のため洞粘膜は大きく穿孔し、縫合によって閉鎖することは困難であった。

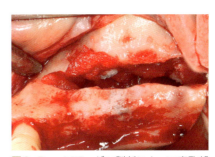
図3-5g　コラーゲン製剤によって穿孔部を閉鎖し、ウィンドウ部にはコラーゲン膜を設置し閉創した。

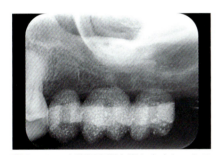
図3-5h　上顎洞底挙上術を中止してから半年後のX線写真。術前と比較して単純化した洞底線が認められる。

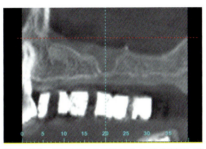
図3-5i　CBCTでは単純化した洞底と増加した骨高径が認められる。この状態であれば、より安全に上顎洞底挙上術を実施し、インプラントの同時埋入が可能となる。

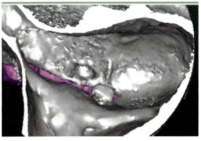
図3-5j　三次元画像でも単純化された洞内の形態が確認できる。膜穿孔の可能性は大きく低下した。

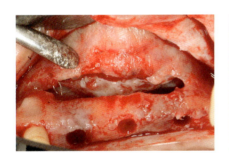
図3-5k　2回目の実施では若干の穿孔を認めたが、穿孔部の縫合とコラーゲン膜の設置によって処置を進めることができた。

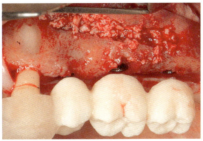
図3-5l　インプラントは補綴的に理想的な位置に埋入可能であった。上顎洞内にはBio-Ossを填入した。

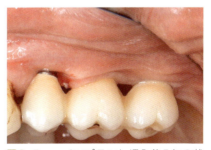
図3-5m　インプラント埋入後7年の状態。角化組織の不足と軟組織の退縮が認められるため、慎重な経過観察が求められる。

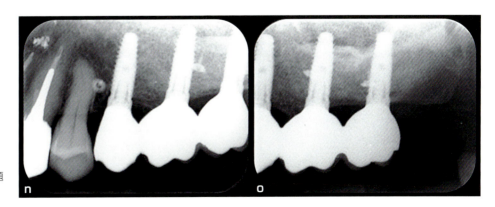
図3-5n、o　同X線写真。問題なく経過している。

91

口腔上顎洞瘻孔が問題となった症例

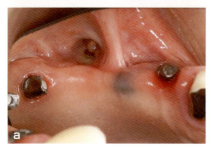
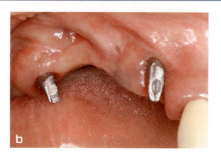
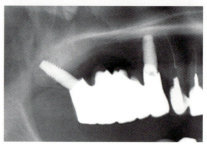

図3-6a、b　治療前の咬合面観(a)では6|部相当の歯肉頬移行部に口腔上顎洞瘻孔が認められる。4|部のインプラントは過度に頬側に傾斜する一方、8|部のインプラントは過度に近心に傾斜している。歯槽堤は水平・垂直的に重度に吸収していた(b)。

図3-6c　同X線写真。右側上顎臼歯部の歯槽堤は垂直的に吸収し、上顎洞底部の骨も欠損していることが予測される。

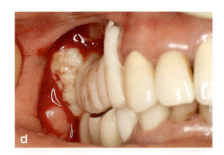
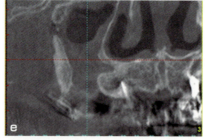

図3-6d　瘻孔周囲を圧迫すると上顎洞内の膿性貯留物が排出された。

図3-6e　CT検査では大臼歯部において歯槽頂から上顎洞外側壁にかけて広範囲に骨欠損が及んでいることがわかる。

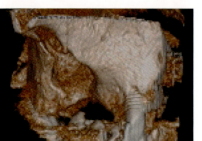
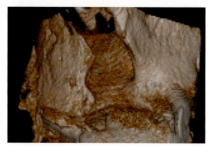
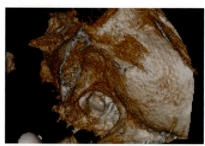

図3-6f①　斜め前方からのボリュームレンダリング像。

図3-6f②　側方からのボリュームレンダリング像。頬骨突起基底部が大きく失われている。

図3-6f③　上方からのボリュームレンダリング像。上顎洞底に大きな欠損がある。

口腔上顎洞瘻孔が問題となった症例（図3-6）

患者は68歳の女性。右側上顎臼歯部の補綴に対する審美障害と、鼻腔への水分漏洩を主訴に来院した。5年前に右側上顎にインプラントを5本埋入したが、中間の3本が脱落していた。CT像での骨欠損状態から、おそらく上顎洞底挙上術が関与していたと思われる。6|部相当の歯肉頬移行部に長径3mmの口腔上顎洞瘻孔が視認でき、圧迫すると同部からの排膿を認めた。これまでに口腔上顎洞瘻孔に対し、硬・軟組織の遊離、有茎の移植による閉鎖術が報告されている[26〜31]。また近年、診断および治療方法に関するディシジョンツリーも示されている[32]。本症例では、同時に上顎洞底挙上術を行うことによって閉鎖を試みた。近年同様な症例が報告されている[33]。

歯槽頂切開によって骨欠損部にアプローチし、全層弁と上顎洞粘膜を分離した。上顎洞粘膜を挙上後、縫合によって穿孔部を閉鎖した。上顎洞粘膜は通常のフラップと異なり、手前がrawサーフェスで反対側が上皮となる。それゆえraw-to-rawで縫合するためにはeverting sutureではなく、inverting sutureとすることが重要である。外側のフラップの穿孔部は縫合により閉鎖するとともに、内側より結合組織片を縫合することで補強した。これによって、上顎洞粘膜とフラップの穿孔部をそれぞれ個別に閉鎖することが可能となった。上顎洞部は炭酸アパタイトを移植し、ネイティブコラーゲン膜を設置した。これによりフラップは、裏打ちのない上

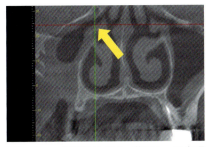
図3-6g 2週間に4回、約150ccの生理食塩水で瘻孔部から上顎洞内を洗浄した結果、上顎洞炎の症状が消失し、CTでも自然孔の開口が確認できた。歯槽堤は口蓋側のみ一部残存し、歯槽頂、頬側部、上顎洞外側壁が広範囲に喪失していることに注目。

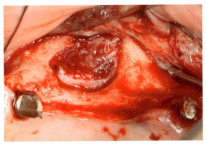
図3-6h 歯槽頂口蓋側から切開を行いフラップを形成した。骨欠損部ではメスによる鋭的な剥離を行った。

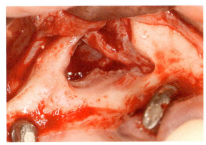
図3-6i 上顎洞粘膜を剥離し挙上した状態。瘻孔部は縫合によって閉鎖した。

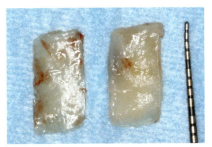
図3-6j フラップの穿孔部に内側から縫合し補強するために、左側口蓋から結合組織を採取した。

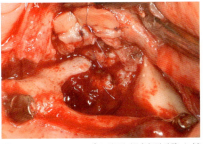
図3-6k フラップの穿孔部(瘻孔部)を縫合し、さらに内面に結合組織を縫合した。洞粘膜の穿孔部は縫合によって閉鎖した。歯槽頂が外側に向けて大きく骨欠損している。

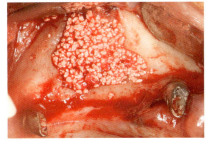
図3-6l 通常の上顎洞底挙上術と同様に骨移植材(サイトランスグラニュール)を洞内に填入した。

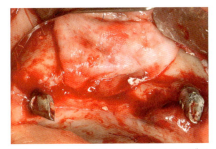
図3-6m 骨欠損部すべてをネイティブコラーゲン膜(Bio-Gide)にて被覆した。

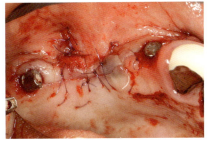
図3-6n わずかな減張でフラップを閉鎖可能であった。

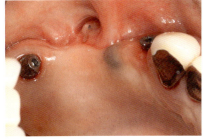
図3-6o 9ヵ月後、瘻孔は閉鎖し、順調に経過した。

顎洞の空間上ではなく、直接的な栄養供給こそないものの、骨移植材、コラーゲン膜、結合組織片の上で物理的に安定した状態にて治癒過程を経ることができる。

9ヵ月後、上顎洞には骨再生が認められ、インプラント埋入が可能となった。患者は新たに埋入されたインプラントが機能するまで8 4|部インプラントの撤去を拒んでいたため（右側上顎に歯がなくなる期間を容認しなかったため）、やむなく5|部のインプラントを理想的な位置よりも遠心寄りに埋入した。ハニカムメンブレンを使用して、三次元的なGBRを行った。7ヵ月後、患者が一時的に右側上顎の機能の停止を了承したため、8 4|部の既存位置不良インプラントの撤去と7|部のインプラント埋入を行った。インプラント撤去部にはリボースクロスリンクコラーゲン膜を応用してGBRを行った。6ヵ月後、4|は補綴的に理想的なポジションにインプラント埋入が可能となった。

前述したように、口腔上顎洞瘻孔に対する閉鎖処置はこれまでも報告されているが、骨の裏打ちのない部分に軟組織単独で閉鎖措置を行うよりも、上顎洞底挙上術が必要であれば同時に行うほうが成功率は高まると考えている。また言うまでもなく、このような状態に陥らないように骨の開窓部とフラップのデザインを慎重に設定すべきである。

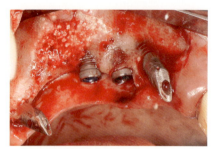
図3-6p 患者は右側の機能を維持しながらの治療を望んだので、インプラント埋入は既存のインプラントに影響を受けたが、十分な初期固定を得られている。

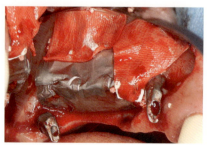
図3-6q 垂直的な骨欠損を改善するために、非吸収性膜を使用したGBRを行った。

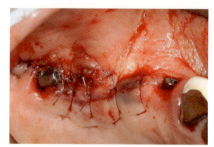
図3-6r 十分な減張を行い、フラップをテンションフリーで縫合した。

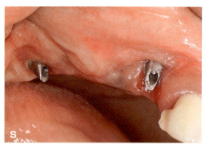

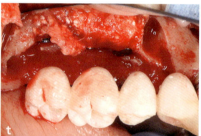

図3-6s 歯槽堤は垂直・水平的に増大されている。この段階で患者は既存インプラントの撤去を了承したため、のちの治療をシンプルに行うことができるようになった。

図3-6t 8|部インプラントを撤去したので、7|部インプラントを適切に埋入可能となった。4|部のインプラントをトレフィンバーを使用し撤去した。

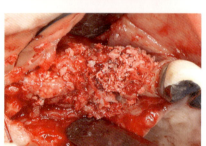
図3-6u インプラント撤去部を含め、骨再生部の術後吸収を補償するため、歯槽堤全体を増大するように骨移植を行った。

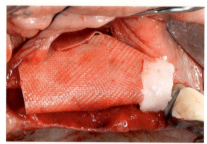
図3-6v インプラント撤去部の軟組織を増大するために、クロスリンクコラーゲン膜(OSSIX)を使用しCTGを行った。

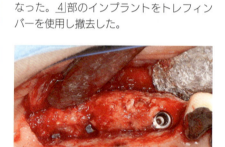
図3-6w 既存インプラント撤去およびGBR後6ヵ月で適切な位置にインプラント埋入が可能となった。頬側に十分な組織が獲得されていることに注目。

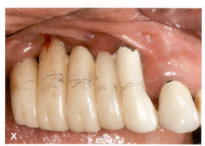
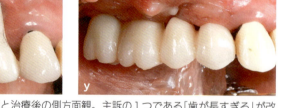
図3-6x、y 初診時側方面観と治療後の側方面観。主訴の1つである「歯が長すぎる」が改善され、口腔上顎洞瘻孔が閉鎖されたことにより患者のQOLは大きく改善した。

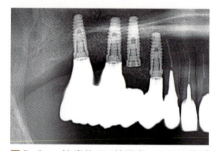
図3-6z 治療後のX線写真。やむを得ず遠心に変位して埋入された5|部インプラントはスリープさせている。

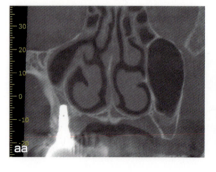
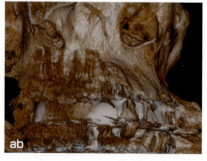

図3-6aa 術前(図3-6e)と治療後のCT像を比較すると、喪失した歯槽堤と上顎洞外側壁部に骨再生が起きていることがわかる。

図3-6ab 治療後のボリュームレンダリング像。頬骨突起に一部外側壁の欠損が残存するが、機能的には問題ない。

クレスタルアプローチで出血のリスクが高かった症例

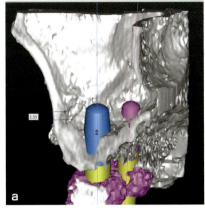 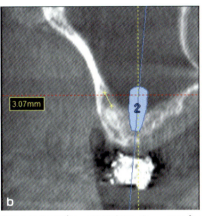 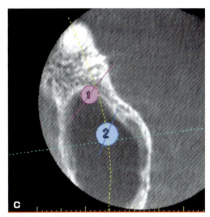

図3-7a〜c　75歳の女性。侵襲軽減のため歯槽頂からのアプローチを計画した。インプラント埋入予定部位付近に約3mmの血管が走行していることが予測された(a)。術中出血が起こると上顎洞内から止血するのは極めて困難であるため、慎重な操作が求められる。クロスセクショナル像(b)では洞底に近接して血管が走行していることがわかる。アキシャル像(c)では後方の挙上がハイリスクであるとわかる。

出血のリスクマネジメント

上顎洞は前方部から眼窩下動脈、後方から後上歯槽動脈によって栄養されている。ラテラルアプローチの際、出血のリスクとなる上顎洞外側壁内の動脈はCBCTではおよそ8割に認められるが[34]、解剖学的には必ず存在するといってよい[35]。歯槽頂より15mm以上の高さに存在することが多いと報告されているが[36]、バリエーションも存在する[37]。上顎洞底から平均7.66mmの距離にあるという報告もある[38]。208の上顎洞をCTで検査した結果、脈管の像の7%が直径2〜3mm、22%が直径1〜2mm、26%が直径1mm未満であり、**年齢とともに太くなる傾向がある**と示されている。0.5mm未満の脈管は手術の障害とはならないが、29%は直径が1mmより大きく、手術の際のリスクとして考えられる[39]。

上顎洞底挙上術の術中第二の併発症として、出血リスクのマネジメントは重要である。術中に動脈を損傷し出血した場合は、結紮、焼灼、待機が考えられるが、洞粘膜が穿孔し洞内に大量の血液が入ると、血腫形成による易感染など二次的な問題を引き起こす可能性がある[40]。体位を起こすと鼻粘膜への血流を38%減少させるとの報告もなされている[41]。そして、3mm近い動脈は重大なリスクとなるので結紮が推奨されている[42]。

さらに、クレスタルアプローチでは外側壁にウィンドウを形成しないため、侵襲が低く出血のリスクも低いと考えられているが、血管が内側寄りで洞底付近に位置していれば、剥離操作によって血管を損傷する可能性がある（図3-7）。また同手法はブラインドの処置であり、上顎洞の容積は9.5〜20mLの範囲で平均的に14.75mLと考えられているため[43]、出血に気付くのが遅れる。稀ではあるが、クレスタルアプローチでも慎重な検査と操作が求められる症例がある。膜の穿孔が起きて出血した場合、ラテラルアプローチへの切り替えを求められることが多い[44]。

いずれにしても一旦出血をまねくと、止血に要する時間や視野確保の困難などデメリットが大きいため、事前の綿密な検査により出血を未然に防ぐことが重要となる。対応として、タンポナーデ、結紮、温存が考えられるが、血管が頬舌的にどの部位を走行しているかによって対応の難易度が異なる。250の上顎洞をCBCTで調べた研究では、歯の部位ごとに13〜52.8%の血管は上顎洞内で洞粘膜に接触していると報告されている[45]（図3-8a）。このような場合、外側からのタンポナーデは困難で、結紮するには骨を開削して剖出する必要がある[45]。またYangらは、血管が上顎洞と接触していないことが多い第三大臼歯エリアで、ボーンスクレイパーを用いた骨の開削により血管の表層を剖出し、タンポナーデを行うことで安全に血管を処理できるとしている[40]。主要な栄養血管を閉鎖することによって、上顎洞内の骨造成にどのような影響が出るかは不明であるが、著者らの経験では血管が温存されている場合と成績に違いがないとしている（図3-8b）。

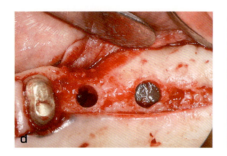
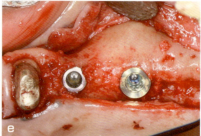

図3-7d ⌞6部の上顎洞粘膜が露出された状態。慎重にクレスタルアプローチで挙上した。

図3-7e 直径5×長径11.5mmのインプラントが埋入された。

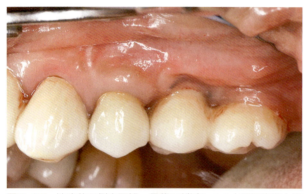

図3-7f 治療後の側方面観。侵襲を低減しつつ上顎洞底挙上術が実施された。

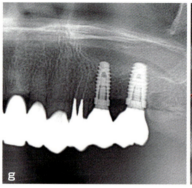
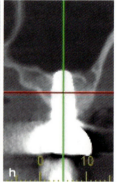

図3-7g、h 同X線写真およびCT像では良好な骨造成が認められる。

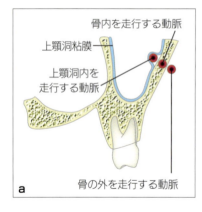
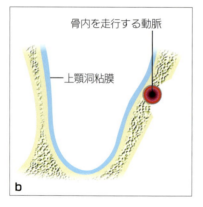

図3-8a、b 洞粘膜、外側壁、フラップの位置関係。血管はそれぞれ完全に洞粘膜内、骨内、フラップ内に存在する場合は対処は容易である。洞の内外を問わず骨外に存在する場合はともに剥離可能で、骨内の場合は避けてウィンドウを設けるか、出血したとしても骨内からの出血であるので、焼灼、圧迫など容易に止血可能である。

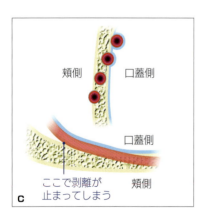
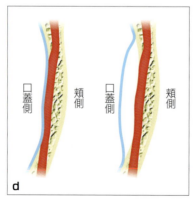

図3-8c 血管は上顎洞外側壁内を斜走し上顎洞内外に移動する。この部位では剥離が困難で、特に骨内から洞粘膜内へ移行する部位において出血した場合、洞粘膜を損傷せずに止血することは容易ではない。

図3-8d 外側壁の外側から内側に骨壁を斜走して走行する場合、同部での膜挙上の障害となる。洞粘膜から動脈を分離できれば、血管を温存しつつ、洞粘膜を挙上可能となる。

3章 上顎臼歯部

血管を分離し温存した症例

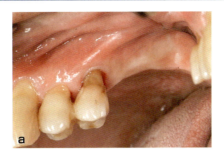
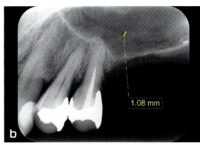

図3-9a、b 術前の側方面観およびX線写真。上顎洞底に近接した血管の陰影を認める。

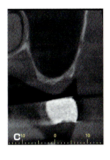
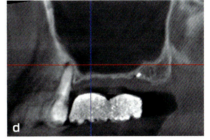
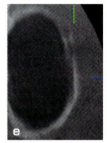

図3-9c～e ⏋6部のクロスセクショナル像（c）ではウィンドウ形成部に外側壁を斜走する血管が認められる。パノラミック画像（d）の洞底部の骨は非常に薄く、インプラントの同時埋入は困難であることがわかる。血管の走行に合わせたアキシャル画像（e）。外側壁を斜走して貫通していることがわかる。

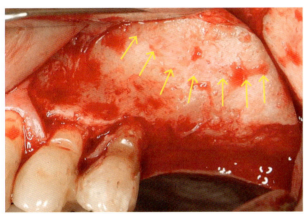
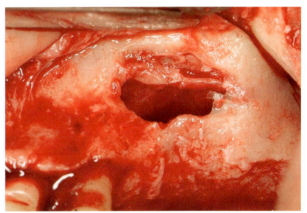

図3-9f 後上歯槽動脈の走行が骨壁を通して認識できる（矢印）。

図3-9g 血管の上下にウィンドウを形成し、拡大視野下でユニバーサルキュレットを用いて血管と洞粘膜を分離した。ウィンドウの前後では、血管は骨内に入っているため血管を分離することなく、洞粘膜を挙上することができる（図3-8dを参照）。

一方、血管を温存する方法として、血管の上下にウィンドウを形成する方法が報告されている[46]。しかし、この方法は血管が一部洞粘膜とつながっている場合、たとえ血管の上下からアプローチしたとしても血管が骨内に入り込む部位で剥離が停止してしまう（図3-8c）。筆者らはユニバーサルキュレットなどの繊細な器具を使用して、洞粘膜と血管を分離することで、この問題を解決できると考えている（図3-8d）。

血管を分離し温存した症例

患者は55歳の男性。左側上顎大臼歯部は上顎洞が拡大し既存骨が1～2mmであったため上顎洞底挙上術が必須であった。洞内の形態は単純であったが、ウィンドウ形成部に動脈が走行し近心から骨内、上顎洞側に一部露出し、再び遠心で骨内に走行するため、洞粘膜と血管をまとめて挙上しようとすると、血管が骨内に入る部分で剥離操作が不可能となる。血管を結紮して切断するか（野阪は十分けん引してから結紮切断することを推奨している[47]）、**洞粘膜と血管を分離することによって剥離が可能となる**（図3-9）。

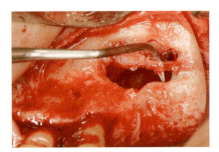
図3-9h 血管が温存され、洞粘膜のみ挙上された状態。

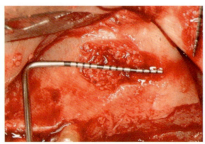
図3-9i 血管の周囲も含めてDBBMが填入された状態。

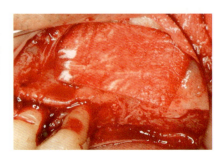
図3-9j その後、クロスリンクコラーゲン膜を設置した。

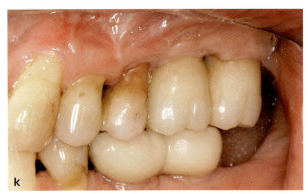
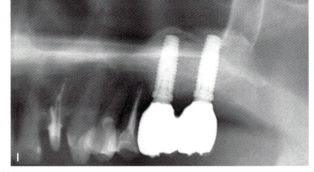
図3-9k、l 術後の側方面観およびX線写真。十分な挙上量が獲得・維持されている。

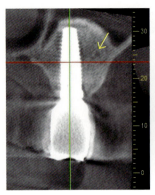
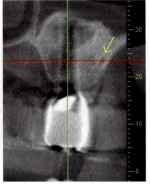

図3-9m ⌊6部(左)および⌊6 7間部(右)のクロスセクショナル像。温存された血管(矢印)が確認される。

小括

　上顎洞底挙上術は、上顎臼歯部においてインプラントによる強固な咬合支持を得るために非常に有効な処置である。しかし、診断や手技を誤ると、歯科だけではコントロールできない状態に陥る可能性もある。本稿では難症例となる原因として、口腔上顎洞瘻孔の閉鎖、隔壁を含む複雑な洞形態への対処、動脈損傷による出血の回避について検討した。読者の安全な上顎洞底挙上術実施に役立てば幸いである。

　次項では同処置に対する耳鼻科的な基礎知識とテクニックについて解説したい。

上顎洞底挙上術後の上顎洞粘膜の自然経過

　上顎インプラント術後の急性副鼻腔炎のリスクファクターに関する近年のメタ分析では、術後の急性副鼻腔炎の有意なリスク因子として「術前から存在する副鼻腔炎」と「上顎洞粘膜の術中穿孔」が挙げられており、前者のオッズ比は21.21、後者は2.86であった[48]。本邦でも、術前副鼻腔炎の存在は半分の症例で術後感染を引き起こし、さらにはインプラント喪失となったと報告されており、「術前から存在する副鼻腔炎」は術後の感染(オッズ比16.7)と術後インプラント喪失(オッズ比13.0)の有意なリスク因子であったと総括している[49]。

　術前から存在する副鼻腔炎は、なぜこれほどまでに大きな影響を及ぼすのか。その点を理解するためには、まず上顎洞底挙上術施行後の上顎洞粘膜の自然経過を知る必要がある。CBCTによる上顎洞底挙上術後の上顎洞粘膜の経時的変化を詳細に分析した報告[50〜52]によると、術直後より徐々に上顎洞粘膜の腫脹は強まり、術後1週では著明に上顎洞粘膜が腫脹し、3分の1程度の症例では上顎洞自然孔の一過性の閉塞所見を認める。しかし、その時期をピークに上顎洞粘膜の腫脹は徐々に軽減し、3〜9ヵ月後には術前と同程度まで軽減する(図3-10)。この術後粘膜腫脹の程度は個人差が大きく、複数の要因の関与がありうるが未知な点も多い。ときに上顎洞隔壁の存在は腫脹の程度を軽減化する可能性がある(後述)。

　これらの報告にある一過性の自然孔閉塞症例の多くは、派手な上顎洞内の陰影にもかかわらず上顎洞炎症状をほぼともなわずに自然経過し、最終的には上顎洞の粘膜腫脹は消退した。ただし、これらの検討では術前の時点で明らかな副鼻腔炎をともなう症例が除外されていることに配慮しなければならない。つまり、上顎洞底挙上術後の一過性の自然孔閉塞はそれほど恐るるに足りないが、術前に副鼻腔炎が確実に除外されていることが大前提となる。その前提を守らなかった場合には、上顎洞底挙上術後の深刻な上顎洞炎は一定の確率で起こりうる。

　しかし上顎洞底挙上術後に副鼻腔炎に至るか至らないか、その大きな岐路は後述する篩骨洞、特に「篩骨漏斗」の開通性"patency"で決まる。上顎洞底挙上術にともない上顎洞に強い腫脹や炎症が起こっても、**その下流の篩骨漏斗のpatencyに問題がなければ上顎洞からの排泄機能は保たれるため、上顎洞炎を発症せず沈静化するという自然経過**を辿る。ちなみに、この"patency"という言葉は"patent"(特許、パテント)と語源を同一にしており、ラテン語の"patere"(開かれた)、インド・ヨーロッパ祖語の"pete"(広げる)に由来する。特許とは発明者に特別な権利を与えつつ「公開」する仕組みであり、秘密主義よりも情報公開が社会の活性化に資する、という考え方に基づく[53]。篩骨漏斗も「開大」して広がっている状態のほうが、健常な副鼻腔のうえで良好なのである。

上顎洞底挙上術後の自然経過

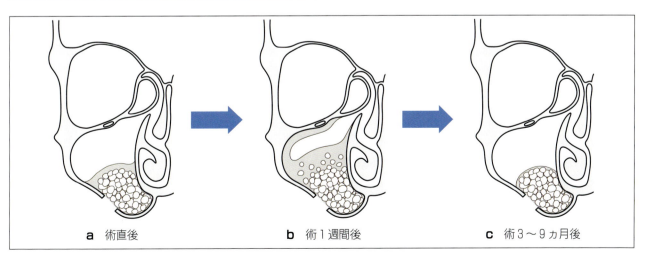

図3-10a〜c 篩骨漏斗の開大が保たれた良好な自然経過。(**a**)術直後の上顎洞:粘膜肥厚は乏しい。(**b**)術後1週の上顎洞:骨補填材の周囲に高度の粘膜肥厚を認める。(**c**)術後3〜9ヵ月の上顎洞:骨補填材周囲の粘膜肥厚はほぼ消失している。

篩骨漏斗の仕組み

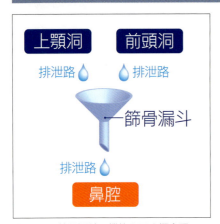

図3-11 篩骨漏斗の機能を示す概念図。

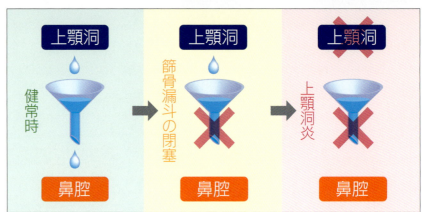

図3-12 上顎洞炎発症のメカニズム。篩骨漏斗の閉塞によって、二次的に上顎洞の閉塞（≒上顎洞炎）が起こる。

副鼻腔の要所たる篩骨漏斗

　篩骨漏斗を理解するには、鼻腔と副鼻腔のつながりを理解する必要がある。まず全体構造としては、鼻腔が基部に存在し、その上位に各副鼻腔が存在する。そして鼻腔と副鼻腔の間には、パイプラインのような細い排泄路が存在する。特に上顎洞と前頭洞から伸びる排泄路は、鼻腔と直接交通せず篩骨洞を経由して鼻腔と交通する。篩骨洞内部のこの中継センターとなる部位を「篩骨漏斗」と呼ぶ。

　「漏斗」とは、複数の流れを1つにまとめるという意味がある。19世紀末の解剖学者は、篩骨洞内で上顎洞と前頭洞の排泄路が合流し、鼻腔に流れる様を発見した。その観察に基づき、同部位を排泄路の中継機能を含意して「篩骨漏斗」という機能的解剖名称を名づけた。この篩骨漏斗は篩骨洞の一部であるが、**歯科医師が上顎洞を理解するうえでは、上顎洞自然孔と篩骨洞を連続体として捉え、その連続体そのものを中継センターの「篩骨漏斗」として単純化すると理解しやすく、画像診断のうえでも実践的となる**。そして、篩骨漏斗は副鼻腔を理解するのにもっとも重要なKey Structureであるといえる（図3-11）。

篩骨漏斗の閉塞

　近年の研究では副鼻腔炎のさまざまな背景因子が明らかにされてきた。そのため副鼻腔炎は高度に複雑な多因子疾患として捉えられるようになり、その複雑化した病態は理解しにくい面もある。しかし歯科治療を念頭に置くならば、まず上顎洞の排泄路の要である「篩骨漏斗」の『閉塞』を副鼻腔炎の基本的な病態として捉えると理解が容易となり、その病態を元にすれば他の特殊な病態の理解にも役立つ（図3-12）。

　もともと篩骨漏斗は解剖学的に狭窄した形態を呈しており、かつ生理的にも易障害部位であるため容易に閉塞しやすい。そして、篩骨漏斗が閉塞すると二次的に上顎洞が閉塞し、結果として上顎洞炎を発症する。一方、適切に処置がなされれば洞底部に骨欠損があっても骨再生が達成される。つまり、歯槽堤部の骨が完全に失われていてもインプラントの埋入が可能となる。そのため、篩骨漏斗の状態を管理し良好な状態を保てば、上顎洞底挙上術は非常に効果的な処置だと考えられる。

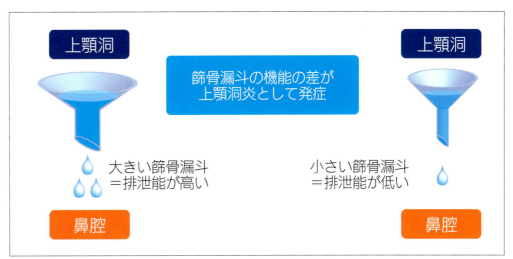

図 3-13　篩骨漏斗機能の個人差。左：上顎洞の開通性"patency"の高い篩骨漏斗は排泄能が高く、トラブル時にも閉塞しにくい。右：patencyの低い篩骨漏斗は排泄能が低く、トラブル時に容易に閉塞しやすい。

篩骨漏斗の個人差

篩骨漏斗の線毛機能による排泄能には個人差がある。この機能の程度を「大きい篩骨漏斗」と「小さい篩骨漏斗」という形態的イメージに置き換えると理解しやすい。篩骨漏斗が大きく開大したpatencyの高い症例は排泄能が高く、上流である上顎洞から発生する粘液は容易に篩骨漏斗を通過し、鼻腔に到達する。一方、篩骨漏斗が狭窄したpatencyの低い症例では排泄能は低いものの、平時であれば上顎洞の粘液がギリギリ通過できる程度に開通している。しかし、ひとたび上顎洞に感染が起こり粘液や膿汁の増加が起これば、もしくは篩骨漏斗自体に炎症が起こり線毛機能を阻害すれば、もともとpatencyの低い篩骨漏斗は容易に閉塞することになる（図3-13）。

歯性副鼻腔炎と篩骨漏斗

耳鼻咽喉科の視点からは、副鼻腔の要ともいえる「篩骨漏斗」の術前CT診断を提案したい。また、**従来重要視されてきた「上顎洞底部の粘膜肥厚」はさほど重要なリスク因子ではなく、むしろ「篩骨漏斗の閉塞」のほうが直接的なリスク因子であろうと考えられる。**

その理由はいくつか挙げることができる。まず副鼻腔炎の病態生理の観点からは、通常「上顎洞底部の粘膜肥厚」は「篩骨漏斗の閉塞」の結果として生じるため、本来は「篩骨漏斗の閉塞」のほうがリスク因子として大きいはずである。しかし撮像範囲の制限から篩骨洞や篩骨漏斗を評価していない検討がそもそも多いため、従来の研究では「上顎洞底部の粘膜肥厚」が統計上の交絡バイアスとして誤って現れた可能性が高い。実際に歯性副鼻腔炎で副鼻腔手術を要するリスク因子を検討した多変量解析[54]では、「上顎洞の部分的陰影」はリスク因子から脱落し、「篩骨漏斗の閉塞」がもっとも高いオッズ比37.29で残った。また「上顎洞底部の粘膜肥厚」は篩骨漏斗の閉塞がなくとも、根尖病変などの歯性感染や、単なる副孔の存在という副鼻腔の非感染性の態様によっても認められるため、術後の副鼻腔炎リスクとしては確実な指標ではないと考えられる。「上顎洞底部の粘膜肥厚」は撮像範囲の狭いCTでも同定しやすい指標であるが、その評価だけで終わらせずに**上方まで観察し、篩骨漏斗の開存性を評価するとよい。**

ただし耳鼻咽喉科の視点からは、たとえCT上で篩骨漏斗が閉塞していても、随伴所見などにより総合的な評価は大きく異なるため一律にハイリスクではない、と考えられる。事前に副鼻腔手術が必要なハイリスク症例から、予防的または増悪時の投薬程度で十分対応可能なローリスク症例までさまざまであるため、可能であるならば歯科医療にも精通した耳鼻咽喉科医に相談しながら治療方針を決定するのが望ましい[54]（図3-14）。

さまざまな篩骨漏斗の閉塞例

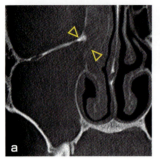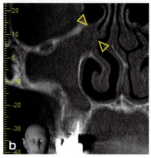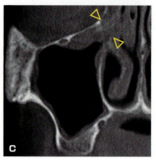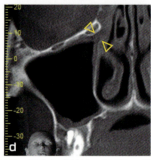

図3-14a〜d (a、b)篩骨漏斗の閉塞に加え、上顎洞全体に充満する陰影(ハイリスク症例)。(c、d)篩骨漏斗は閉塞気味だが、上顎洞の粘膜肥厚は乏しい(ローリスク症例)。c、dのような症例では、スライス角を変えて丹念に観察すると細い排泄路を同定できることが多い。

上顎洞隔壁によって複雑な形状になった上顎洞

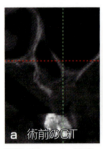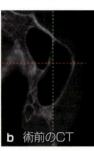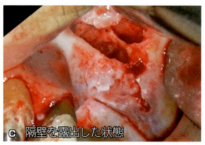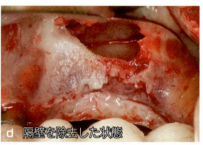

図3-15a〜d 67歳、女性の左側上顎洞。隔壁は上顎洞を上下に分けるように存在していた。809名の上顎洞をCTで調査した結果、小臼歯部にその出現頻度が高く(58.7%)、反対側に届かない不完全なものが77.5%、平均約6mmの高さで最大24.5mm、立ち上がりの角度もさまざまであったと報告されている[56]。患者ごとのバリエーションが大きいため個々の上顎洞を精査する必要がある。

上顎洞隔壁について

リスク因子としての上顎洞隔壁

上顎洞の隔壁の存在率については、近年のメタ分析で一側上顎洞あたり33.2%(95%信頼区間[CI]:27.8〜38.5%)と高率であることが報告された[55]。また、上顎洞隔壁の存在は上顎洞底挙上術の際に上顎洞粘膜の術中穿孔を誘導すること、上顎洞粘膜の術中穿孔は術後の急性副鼻腔炎のリスク因子になることが知られている[48,49]。

上顎洞隔壁の意義

上顎洞隔壁の生理的意義についてはほとんど知られていないが、高頻度に存在する隔壁には、何らかの意義が隠れている可能性もある(図3-15)。上顎洞底挙上術後の自然経過を上顎洞隔壁群と隔壁のないコントロール群で比較した研究では、当然上顎洞隔壁群のほうが上顎洞粘膜穿孔の頻度は多かったものの、上顎洞隔壁群のほうが術前、術後1週、術後9ヵ月いずれでも(統計学的に有意とはならないまでも)上顎洞の粘膜肥厚は軽度であり、上顎洞自然孔の閉塞率も少なかったと報告されている[57]。上顎洞隔壁には粘膜肥厚を防ぐためのアンカー(碇)様の意義があるかもしれない。となると、前述した隔壁を温存する、または隔壁にウインドウを形成する手技は、単なる隔壁除去よりもメリットが大きい可能性がある。

次項からは、症例を通して上顎洞底挙上術(ラテラルアプローチ)の詳細な術式について述べていきたい。

抜歯窩と隔壁が存在する複雑な上顎洞底挙上術のテクニック

患者は53歳の男性。不十分な上顎洞底挙上術によって埋入されたインプラントが脱落し再治療となった症例である(図3-16〜24)。レストラビリティ(修復性)の低い|5を抜歯し、|5 6 7部に上顎洞底挙上術とインプラント埋入を計画した。本症例で上顎洞底挙上術のテクニックを解説したい。

3章　上顎臼歯部

不十分な上顎洞底挙上術によって埋入されたインプラントが脱落し、再治療となった症例

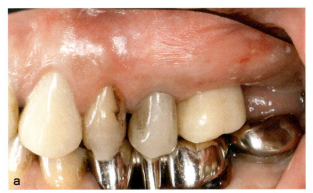 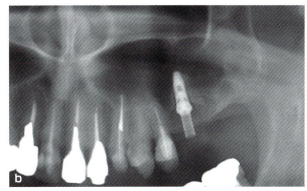

図3-16a、b　初診時の側方面観と同X線写真。6はテンポラリークラウンが装着されていた。患者は咬合時の違和感を訴えていたので、テンポラリーで経過観察されていた。後に自然脱落したが、上顎洞への迷入のリスクがあるため、早期に患者を説得し撤去すべきであった。洞底線が明確ではなく、上顎洞は複雑な形態をしていることが予測される。

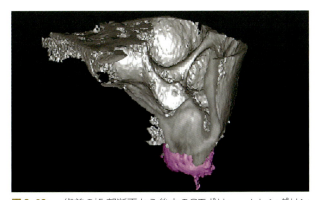 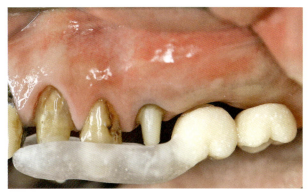

図3-16c　術前の5部断面から後方のCTボリュームレンダリング像。上顎洞内は5の周辺を含めて、複雑な形態を呈していた。大臼歯部から後方は前後的な隔壁が存在している。抜歯窩は固有歯槽骨のみで、骨の裏打ちは極めて薄い。洞粘膜が穿孔し、抜歯窩治癒不全が起きると、口腔上顎洞瘻孔が発生するリスクが高いことがわかる。

図3-16d　術前の側方面観。第一小臼歯遠心の不良充填を再治療しておくべきであった。

テクニカルティップ

■ステップ1：ウィンドウのデザイン

　上顎洞底挙上術の成否はウィンドウのデザイン、特に設置部位に大きく左右されると考えている。上顎洞底挙上術による骨形成は主として洞粘膜が剥離された骨面から伝導される。骨伝導面を温存するため、また侵襲を低下させるためにもウィンドウはできるだけ小さいほうが良いだろう[58]。

　しかし、器具の操作が困難となり、洞粘膜を穿孔してしまうようでは本末転倒で、隔壁、血管が存在する場合、その処理法に応じてサイズや部位が調整される。実際の臨床では、最小限のサイズのウィンドウで開始し、必要に応じて拡大される。洞粘膜を穿孔し、粘膜の縫合が必要になった場合は、必然的にウィンドウはより大きくなる。単房性の上顎洞であれば、およそ4×8mm程度のウィンドウで、前壁、後壁、内側壁、外側壁の必要な挙上量を剥離できることが多い。

　ウィンドウを形成する位置（**表3-1**）について、前方は近心側の剥離中に膜穿孔がもっとも多いため、堀内が提唱しているように挙上範囲の近心端に設置すべきである[24]。下方は洞底から3mm以上、上に離れた位置とし、良好な骨伝導を得るため、インプラント外側の骨壁をできるだけ温存する。しかし、洞底から5mm以上の高さの隔壁があると、洞底部の粘膜剥離の難度が増す。上方は血管の走行によって制限を受けることがあるが、口蓋側壁まで必要な挙上を十分行うことができる最小限のウィンドウでよい。後方限界は剥離範囲、隔壁などによって決定される。特に隔壁の対処によってウィンドウのデザインは変化する[59]。

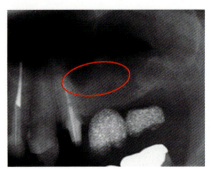
図3-16e 抜歯即時埋入予定の⌊5頬側には上顎洞が進展しているため、ウィンドウは歯根と重なる位置に設定される。

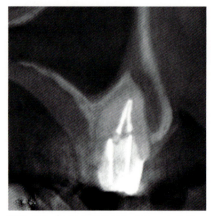
図3-16f ⌊5部のクロスセクショナル像。歯根の上顎洞内への突出によって、ソケットの口蓋側において洞粘膜を剥離することは容易でないことがわかる。

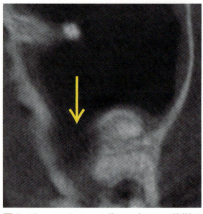
図3-16g アキシャル像では⌊4の口蓋側まで上顎洞が進展していることが確認される。この部位まで器具を到達させるのは困難である。

表3-1 筆者が考えるウィンドウ形成の位置

前方	基本的には上顎洞の粘膜挙上範囲の近心端付近
下方	上顎洞底から3mm以上、上に離れた位置
上方	器具が操作できる最小範囲；下方ラインから4〜5mm程度
後方	器具が操作できる最小範囲；前方ラインから8mm程度で洞内の形態によって変化する

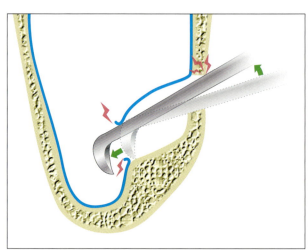
図3-17 ウィンドウの辺縁とインスツルメントが干渉することによって、洞底部の凹凸に追随できなくなる。手指の間隔では先端は骨面に沿っていると錯覚する可能性がある。これが、剥離中に洞底粘膜を穿孔する最大の原因である。

剥離操作でもっとも重要なことは、剥離子の先端がつねに骨面に触れていることであるが、ウィンドウが小さすぎるとインスツルメントの先端以外がウィンドウにあたり、先端が骨面から離れていても、接触していると錯覚することがある（図3-17）。このような場合に粘膜の穿孔が発生する。不慣れな場合は十分に大きなウィンドウを形成するほうが安全で、結果的に手術時間の短縮になる。ウィンドウは小さいほうが低侵襲で骨伝導にとっても有利であるが、必要十分な大きさを確保することが大原則である。

■ ステップ2：フラップデザイン（図3-18）

歯槽頂切開：切開線は形成されるラテラルウィンドウよりも5mm以上距離を保ち骨面上に設定することによって、たとえ治癒不全が起こったとしても、口腔上顎洞瘻孔の発生を防ぐことが重要である。したがって、歯槽頂切開は残存骨量高径が低くなるほど口蓋側に移動する。しかし、同時に歯槽堤もGBRによって増大する場合、切開線はメンブレン上で縫合される。さらに、上顎は下顎と異なり口蓋側のフラップを減張できないため、切開線は歯槽堤欠損量に応じて頬側へ移動する。つまり、GBRにおけるフラップマネジメントが優先され、それが上顎洞底挙上術の成否を決めることになる。

3章 上顎臼歯部

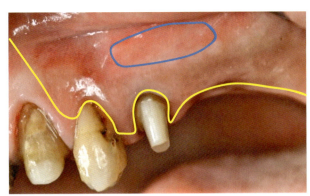

図3-18a 切開線は形成されるラテラルウィンドウよりも5mm以上距離を保ち、骨面上に設定する。歯槽頂切開は残存骨高径が少なくなるほど口蓋側に移動する。

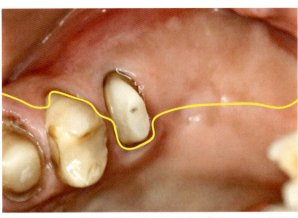

図3-18b 近心縦切開の設定。|5はこの後に抜歯となる。頬側に上顎洞が拡大しているため、ウィンドウは|5頬側まで達する。したがって、本症例では|4近心に縦切開を設定した。

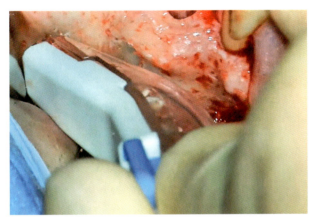

図3-19a ボーンスクレイパーは構造上、骨面表層を徐々に削り取るので、洞粘膜を損傷するリスクは極めて低い。

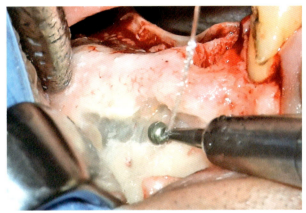

図3-19b スクレイパーでおおよその削除ができたら、大きめのダイヤモンドラウンドバーをフェザータッチで使用することにより繊細に骨表面を切削する。この時、骨を完全に削除する必要はなく、ハンドインスツルメントで残存骨片を弾くことができれば十分である。

近心縦切開：洞粘膜の剥離は近心部の操作中に穿孔を起こしやすい。ウィンドウの近心ラインは上顎洞の近心端に近接して（3mm以内）設定されるべきで、結果的にフラップの近心縦切開は上顎洞近心壁よりも1歯分以上離して設定する。

遠心縦切開：上顎洞底挙上術の後方限界は、基本的に歯の欠損範囲による。つまり、最後方のインプラントの位置によって決定される。後方に残存歯があれば1歯離した部位に、遊離端欠損であればウィンドウ後端よりも5mm以上後方となるように設定する。

■ ステップ3：ウィンドウの形成（図3-19）

ウィンドウの形成は、部位さえ間違えなければ処置自体はシンプルである。専用のバーなどが紹介されているが、個人的には必要性を感じたことがない。外側壁の厚さはさまざまであるが、基本的にボーンスクレイパーでウィンドウ部の骨を洞粘膜が透けてくるまで削り、自家骨を採取する。本症例では、外側壁はおよそ1mm程度で、ウィンドウ形成時にある程度の自家骨が採取できた。症例によっては剥離後、上顎洞の概形が予測できるほど薄い場合がある。上顎洞は|5の頬側まで広がっているため、ウインドウの近心側は|5の頬側にまで達する必要がある。

■ ステップ4：洞粘膜の剥離（図3-20）

上顎洞底挙上術の術式中もっとも難度のバリエーションが高いステップである。外科の基本は直視直達であるが、上顎洞底挙上術はブラインドの操作が不可欠となる。つまり剥離子が骨面に沿って操作されていることを、手指の感覚で探知できることが求められる。

基本的にユニバーサルキュレットなどの繊細な器具で粘膜表面に薄く残存する骨片を弾き、下方から遠心、必要に応じて上方、近心へと剥離を進める。繰り返すが、つねに剥離子の先端は骨面に接触していることが大原則である。外側から

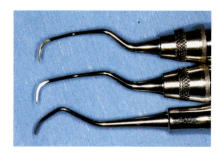

図3-20a　ユニバーサルキュレット。狭い部分における繊細な剥離と複雑な形態に追随できる。

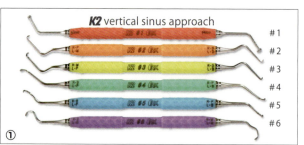

図3-20b①、②　K2キット(①)。K2キットの#5は近心壁、洞底の凹凸に対応しやすい形状をしている(②)。

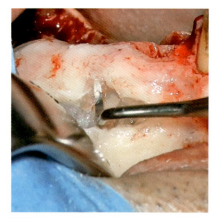

図3-20c　ユニバーサルキュレットで薄く残存する骨片を弾きつつ、下方への剥離を開始する。

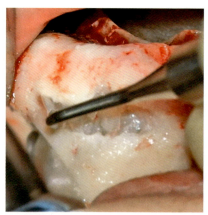

図3-20d　遠心への剥離。先端はつねに骨面を捉えている。

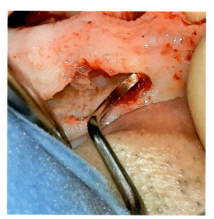

図3-20e　近心への剥離。5mm以上剥離しても近心壁に到達しない場合、ウィンドウを拡大すべきである。

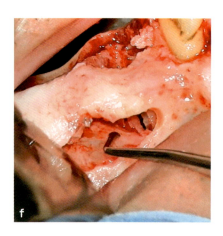

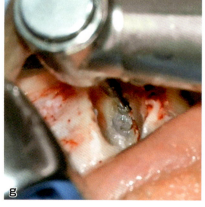

図3-20f　5歯根部。近心頬側部は洞粘膜剥離にスプーンエキスカベーターを使用した。粘膜を剥離すると洞内に突出した歯槽部が確認される。ここから口蓋側へ剥離を進める。5近心まで到達させると穿孔のリスクが高まるので、注意が必要である。

図3-20g　抜歯窩からアプローチするため、抜歯窩口蓋側壁にウィンドウを形成した。

徐々に内側まで剥離を進め、確実に上顎洞内側壁、つまり鼻腔外側壁まで剥離を進め、インプラントの長さまで十分に剥離する。隔壁が存在する場合、その頂点の剥離を特に慎重に行う必要がある。隔壁の状態に対する処置の仕方は本章の88～91頁を参照されたい。

できるだけ小さなウィンドウから十分に剥離するためには、インスツルメントの選択が重要となる。ユニバーサルキュレットは複雑でアクセスが困難な根面に沿わせるように開発されたインスツルメントであるが、上顎洞底挙上術においても非常に有効である(図3-20a)。また、K2キット(インプラテックス社)もクレスタルアプローチ用として開発されたが、限られたインプラント形成窩からさまざまな形態に適用すべく開発されているので、当然ウィンドウサイズを制限した側方からのアプローチにおいても非常に有効である(図3-20b)。本症例は5歯根頬側近心部において上顎洞の頬舌径が小さくなっているため、一部スプーンエキスカベーターを使用した(図3-20f)。

図3-20h 根管用エキスカベーターで抜歯窩ウィンドウから周囲の洞粘膜を剥離した。

図3-20i 可及的に口蓋側への剥離を慎重に進めた。インスツルメントの先端が突出した歯槽の口蓋側壁に接触していることが重要である。

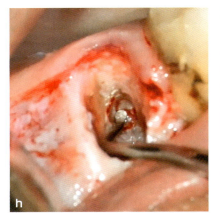
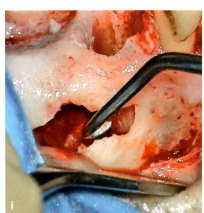

図3-20j①、② 骨ノミによって歯槽の根尖側約1/2を切離し除去した。これにより上顎洞近心口蓋側端へのアクセスが可能となり、近心部を完全に剥離することができた。

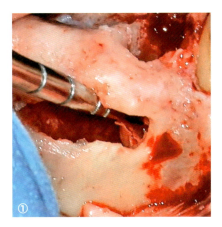
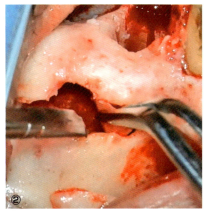

図3-20k①、② 隔壁の先端部を示すボリュームレンダリング像。頬側〜口蓋側、近心〜遠心へと斜走していることがわかる。

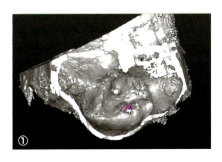
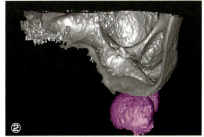

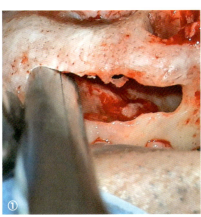
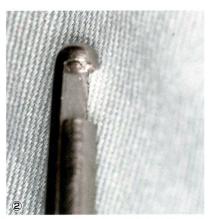
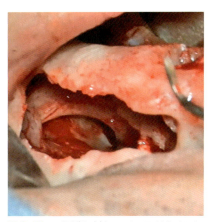

図3-20l①、② 本症例では後方にも複雑な形態を有しているため、先に近心を剥離し口蓋側壁を十分に露出させつつ後方に向かった。ウィンドウの拡大はバーを使用するか破骨鉗子スタンツェを使用する。

図3-20m 隔壁に対してインスツルメントが十分に到達できるまでウィンドウを拡大し、隔壁の頬側（近心側）を完全に露出させる。

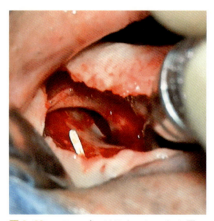

図3-20n ユニバーサルキュレットを用いて隔壁の頂部から慎重に剥離を進め、隔壁の口蓋側（遠心側）へのアプローチが可能かどうか調べているところ。

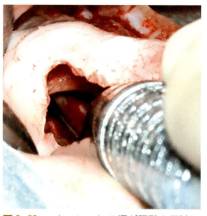

図3-20o キュレットの柄が隔壁と干渉しキュレットの先端に骨を感じ取れなくなった場合、隔壁を除去する必要があると判断できるが、本症例はウィンドウに干渉することなく隔壁の基底部まで到達できた。隔壁を除去する場合、骨ノミ、ピエゾ、ダイヤモンドラウンドバーなどを用いる。

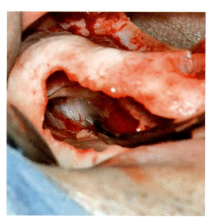

図3-20p 上顎洞後壁まで剥離を進め、後壁を露出させた。

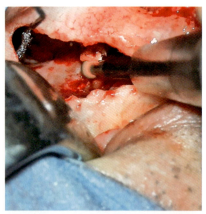

図3-20q 上顎洞内に残存していた根管充填材を周囲の骨ごと削除した。

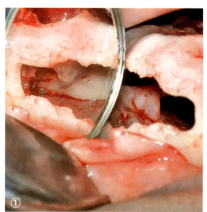
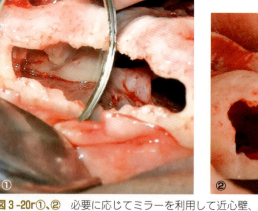

図3-20r①、② 必要に応じてミラーを利用して近心壁、口蓋側壁、後壁（直視可能なことが多い）が完全に露出していること、洞粘膜に穿孔がないことを可及的に視認する。ミラー像で近心に残存する[5]の歯槽と十分に露出された近心口蓋側壁が確認される。

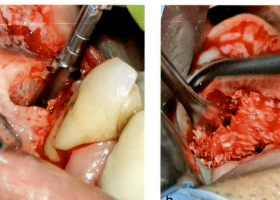

図3-21a 洞粘膜が適切に剥離されたことを確認した後、インプラント埋入のための形成を行う。初期固定を得るためには、埋入窩のアンダープレパレーションが有効だが、皮質骨部は十分に形成しないとインプラントが骨頂上でスタックしてネジ山をつぶしてしまい、かえって初期固定を低下させてしまう。力で無理やり押し入れようとすると、最悪の場合は骨折を起こして歯槽頂を失うリスクもある。

図3-21b インプラント窩形成後。2本の剥離子を使用して効率的に挙上された洞粘膜下上顎洞内に静脈血と混和したDBBM（Bio-Oss）を填入していく。

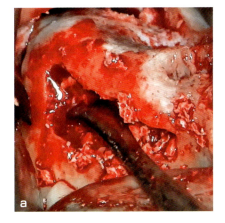
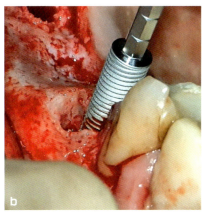

図3-22a　近心側に填入不足が起きやすいので、まず近心に骨移植材を軽く圧接していく。

図3-22b　近心、口蓋側遠心に骨移植材を填入した後、インプラントを埋入する。

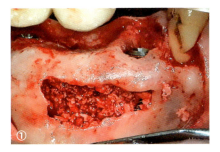

図3-22c①、②　インプラント埋入後、さらに頬側に骨移植材を填入し、ウィンドウにコラーゲン膜(Bio-Gide)を設置する。

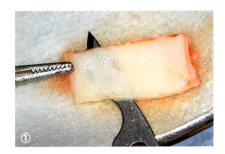
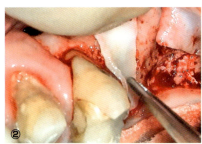

図3-23a①、②　抜歯窩を閉鎖創とするために、同側から採取したCTGを併用した。

■ ステップ5：インプラント埋入窩形成（図3-21）

インプラント埋入は残存骨が2～3mmあれば可能で、ステージド（段階法）埋入のほうが安全である。同時埋入を行う場合は限られた骨量で初期固定を得るために、アンダープレパレーションが有効であるが、洞底部の皮質骨はインプラントのマイナー径（スレッド部分を除いた直径）以上の形成をしないとスタックしてしまう。また、歯槽頂の皮質骨も他の部位と比較して薄いが（平均0.76mm）[60]、インプラントネックの径に応じた形成をしないと同様にスタックし、軟らかい海綿骨をねじ切ってしまい初期固定が得られなくなるので、注意が必要である。

■ ステップ6：骨移植とインプラント埋入（図3-22）

近心に填入不足をまねきやすいため、インスツルメントで骨移植材を近心に軽く圧接する。近心、口蓋側、遠心側に填入後、インプラントを埋入する。骨高径が限られている場合は方向が変わりやすいので、特に注意する。初期固定を得るために深く埋入しようとすると、インプラントの既存骨との接触面積が減少してしまう。また、術中にインプラントが上顎洞内に脱落することはあってはならない。インプラント埋入後残存する空間に骨移植を追加するが、軽度の圧迫にとどめる。ウィンドウ部にはコラーゲン膜を設置する。

■ ステップ7：縫合（図3-23）

歯槽堤の増大を併用している場合はGBRの処置と同様にフラップの減張と水平マットレスと単純縫合を行う。ラテラルアプローチのみであれば、減張は不要なことが多い。上顎の減張技術は5章で詳述する。

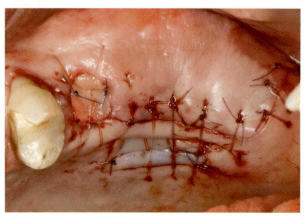

図3-23b　縫合後の状態。抜歯窩には結合組織を配置することによって開放創が生じることなく一次閉鎖が達成されている。

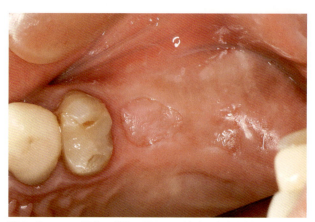

図3-23c　8ヵ月後の状態。問題なく治癒し角化組織も十分に存在する。

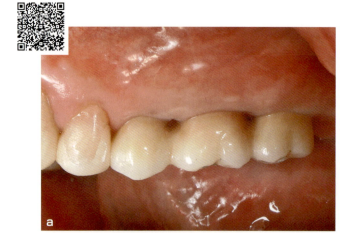

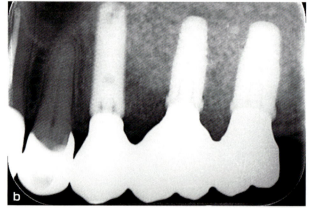

図3-24a、b　上顎洞底挙上術後20ヵ月の治療終了後の状態。上顎洞底が効果的に挙上され、補綴的に良好な位置にインプラントが埋入されている。（二次元コードを読み込むと動画が始まります）

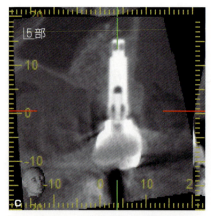
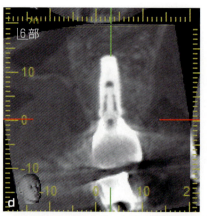
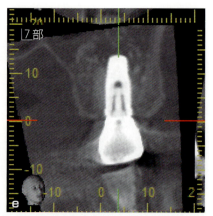

図3-24c〜e　治療後の|5 6 7部のクロスセクショナル像。|5部は歯槽の頬側、口蓋側に上顎洞が入り込んでいたが、口蓋側まで十分な挙上が達成されている。|7部は隔壁が存在していたが、適切に洞粘膜が挙上され、十分な硬組織が獲得されている。

まとめ

上顎洞底挙上術は絶大な効果を持つ反面、症例ごとの難易度が大きく異なる処置である。事前に症例の有する潜在的な難易度を探知できるスキルが重要で、出血、膜の穿孔のリスクの判定、そして術中に発生した問題を解決するための知識と技術が求められる。さらに、一つ間違うと歯科ではコントロールできない範囲に問題が波及する処置である。筆者の経験は400症例程度で、おそらくさらに経験されているエキスパートからは違った視点があると思われる。本稿が、上顎臼歯部にインプラント治療を行ううえで避けては通れない上顎洞底挙上術で不利益を被る患者を一人でも減らすための一助になれば、またエキスパートからはご助言をいただければ幸いである。

なお、隔壁を削除する手技は20年前に澤 裕一郎先生（静岡県開業）からご教示いただいた。感謝の意とともに追記したい。

参考文献

1．Sharan A, Madjar D. Maxillary sinus pneumatization following extractions：a radiographic study. Int J Oral Maxillofac Implants. 2008 Jan-Feb；23（1）：48-56.

2．Suo WC, Gu ZY, Ruan H, Guo XH, Zhang WB, Shi HM. [Measurement of the height and width of residual alveolar crests in low-set maxillary sinus patients with missing upper molar]. Shanghai Kou Qiang Yi Xue. 2011 Jun；20（3）：308-13. Chinese.

3．Tatum H Jr. Maxillary and sinus implant reconstructions. Dent Clin North Am 1986；30：207-29.

4．Esposito M, Grusovin MG, Rees J, Karasoulos D, Felice P, Alissa R, Worthington HV, Coulthard P. Interventions for replacing missing teeth：augmentation procedures of the maxillary sinus. Cochrane Database Syst Rev. 2010 Mar 17；（3）：CD008397.

5．Esposito M, Grusovin MG, Rees J, Karasoulos D, Felice P, Alissa R, Worthington H, Coulthard P. Effectiveness of sinus lift procedures for dental implant rehabilitation：a Cochrane systematic review. Eur J Oral Implantol. 2010 Spring；3（1）：7-26.

6．Antonoglou GN, Stavropoulos A, Samara MD, Ioannidis A, Benic GI, Papageorgiou SN, Sándor GK. Clinical Performance of Dental Implants Following Sinus Floor Augmentation：A Systematic Review and Meta-Analysis of Clinical Trials with at Least 3 Years of Follow-up. Int J Oral Maxillofac Implants. 2018 May/Jun；33（3）：e45-e65.

7．Uckan S, Tamer Y, Deniz K. Survival rates of implants inserted in the maxillary sinus area by internal or external approach. Implant Dent. 2011 Dec；20（6）：476-9.

8．Lin ZZ, Jiao YQ, Ye ZY, Wang GG, Ding X. The survival rate of transcrestal sinus floor elevation combined with short implants：a systematic review and meta-analysis of observational studies. Int J Implant Dent. 2021 May 20；7（1）：41.

9．Katranji A, Fotek P, Wang HL. Sinus augmentation complications：etiology and treatment. Implant Dent. 2008 Sep；17（3）：339-49.

10．Lorean A, Mazor Z, Barbu H, Mijiritsky E, Levin L. Nasal floor elevation combined with dental implant placement：a long-term report of up to 86 months. Int J Oral Maxillofac Implants. 2014 May-Jun；29（3）：705-8.

11．Mazor Z, Lorean A, Mijiritsky E, Levin L. Nasal floor elevation combined with dental implant placement. Clin Implant Dent Relat Res. 2012 Oct；14（5）：768-71.

12．El-Ghareeb M, Pi-Anfruns J, Khosousi M, Aghaloo T, Moy P. Nasal floor augmentation for the reconstruction of the atrophic maxilla：a case series. J Oral Maxillofac Surg. 2012 Mar；70（3）：e235-41.

13．Garcia-Denche JT, Abbushi A, Hernández G, Fernández-Tresguerres I, Lopez-Cabarcos E, Tamimi F. Nasal Floor Elevation for Implant Treatment in the Atrophic Premaxilla：A Within-Patient Comparative Study. Clin Implant Dent Relat Res. 2015 Oct；17 Suppl 2：e520-30.

14．Raghoebar GM, Batenburg RH, Timmenga NM, Vissink A, Reintsema H. Morbidity and complications of bone grafting of the floor of the maxillary sinus for the placement of endosseous implants. Mund Kiefer Gesichtschir. 1999 May；3 Suppl 1：S65-9.

15．Regev E, Smith RA, Perrott DH, Pogrel MA. Maxillary sinus complications related to endosseous implants. Int J Oral Maxillofac Implants. 1995 Jul-Aug；10（4）：451-61.

16．Schwartz-Arad D, Herzberg R, Dolev E. The prevalence of surgical complications of the sinus graft procedure and their impact on implant survival. J Periodontol. 2004 Apr；75（4）：511-6.

17．Misch CE. The maxillary sinus lift and sinus graft surgery. In：Misch CE(ed). Contemporary Implant Dentistry. Chicago, IL：Mosby；1999：469-95.

18．Pikos MA. Maxillary sinus membrane repair：report of a technique for large perforations. Implant Dent. 1999；8（1）：29-34.

19．Kasabah S, Krug J, Simůnek A, Lecaro MC. Can we predict maxillary sinus mucosa perforation? Acta Medica (Hradec Kralove). 2003；46（1）：19-23.

20．van den Bergh JP, ten Bruggenkate CM, Disch FJ, Tuinzing DB. Anatomical aspects of sinus floor elevations. Clin Oral Implants Res. 2000 Jun；11（3）：256-65.

21．Underwood AS. An Inquiry into the Anatomy and Pathology of the Maxillary Sinus. J Anat Physiol. 1910 Jul；44(Pt 4)：354-69.

22．Velásquez-Plata D, Hovey LR, Peach CC, Alder ME. Maxillary sinus septa：a 3-dimensional computerized tomographic scan analysis. Int J Oral Maxillofac Implants. 2002 Nov-Dec；17（6）：854-60.

23．Cho SC, Wallace SS, Froum SJ, Tarnow DP. Influence of anatomy on Schneiderian membrane perforations during sinus elevation surgery：three-dimensional analysis. Pract Proced Aesthet Dent. 2001 Mar；13（2）：160-3.

24．堀内克啓．側方アプローチによる上顎洞底挙上術(Lateral Window Technique)の基本を学ぶ 第2回 剥離法および剥離面積を知る．Quintessence DENT Implantol．2010；17（3）：127-34.

25．Okada T, Kawana H. Two-Step Procedure for the Treatment of a Maxillary Sinus with Complex Sinus Septa：A Highly Predictive Method for Sinus Floor Augmentation After Perforation of the Maxillary Sinus Membrane. Int J Periodontics Restorative Dent. 2019 Sep/Oct；39（5）：e175-e180.

26．Eneroth CM, Martensson G. Closure of antro-alveolar fistulae. Acta Otolaryngol. 1961 May-Jun；53：477-85.

27．Watzak G, Tepper G, Zechner W, Monov G, Busenlechner D, Watzek G. Bony press-fit closure of oro-antral fistulas：a technique for presinus lift repair and secondary closure. J Oral Maxillofac Surg. 2005 Sep；63（9）：1288-94.

28．Skoglund LA, Pedersen SS, Holst E. Surgical management of 85 perforations to the maxillary sinus. Int J Oral Surg. 1983 Feb；12（1）：1-5.

29．Haanaes HR, Pedersen KN. Treatment of oroantral communication. Int J Oral Surg. 1974；3（3）：124-32.

30．Yih WY, Merrill RG, Howerton DW. Secondary closure of oroantral and oronasal fistulas：a modification of existing techniques. J Oral Maxillofac Surg. 1988 May；46（5）：357-64.

31．Haas R, Watzak G, Baron M, Tepper G, Mailath G, Watzek G. A preliminary study of monocortical bone grafts for oroantral fistula closure. Oral Surg Oral Med Oral Pathol Oral Radiol Endod. 2003 Sep；96（3）：263-6.

32．Parvini P, Obreja K, Begic A, Schwarz F, Becker J, Sader R, Salti L. Decision-making in closure of oroantral communication and fistula. Int J Implant Dent. 2019 Apr 1；5（1）：13.

33．Baek JH, Kim BO, Lee WP. Implant Placement after Closure of Oroantral Communication by Sinus Bone Graft Using a Collagen Barrier Membrane in the Shape of a Pouch：A Case Report and Review of the Literature. Medicina (Kaunas). 2021 Jun 16；57（6）：626.

34. Varela-Centelles P, Loira-Gago M, Seoane-Romero JM, Takkouche B, Monteiro L, Seoane J. Detection of the posterior superior alveolar artery in the lateral sinus wall using computed tomography/cone beam computed tomography：a prevalence meta-analysis study and systematic review. Int J Oral Maxillofac Surg. 2015 Nov；44(11)：1405-10.

35. Traxler H, Windisch A, Geyerhofer U, Surd R, Solar P, Firbas W. Arterial blood supply of the maxillary sinus. Clin Anat. 1999；12(6)：417-21.

36. Elian N, Wallace S, Cho SC, Jalbout ZN, Froum S. Distribution of the maxillary artery as it relates to sinus floor augmentation. Int J Oral Maxillofac Implants. 2005 Sep-Oct；20(5)：784-7.

37. Yang SM, Kye SB. Location of maxillary intraosseous vascular anastomosis based on the tooth position and height of the residual alveolar bone：computed tomographic analysis. J Periodontal Implant Sci. 2014 Apr；44(2)：50-6.

38. Varela-Centelles P, Loira-Gago M, Gonzalez-Mosquera A, Seoane-Romero JM, Garcia-Martin JM, Seoane J. Distance of the alveolar antral artery from the alveolar crest. Related factors and surgical considerations in sinus floor elevation. Med Oral Patol Oral Cir Bucal. 2016 Nov 1；21(6)：e758-e765.

39. Mardinger O, Abba M, Hirshberg A, Schwartz-Arad D. Prevalence, diameter and course of the maxillary intraosseous vascular canal with relation to sinus augmentation procedure：a radiographic study. Int J Oral Maxillofac Surg. 2007 Aug；36(8)：735-8.

40. Yang DH, Lee NV. A Simple Method of Managing the Alveolar Antral Artery during Sinus Lift Surgery. Int J Otolaryngology and Head & Neck Surgery. 2021；10(3)：131-46.

41. Gurr P, Callanan V, Baldwin D. Laser-Doppler blood flowmetry measurement of nasal mucosa blood flow after injection of the greater palatine canal. J Laryngol Otol. 1996 Feb；110(2)：124-8.

42. Testori T, Rosano G, Taschieri S, Del Fabbro M. Ligation of an unusually large vessel during maxillary sinus floor augmentation. A case report. Eur J Oral Implantol. 2010 Autumn；3(3)：255-8.

43. Hollinshead WH. The nose and paranasal sinuses. In：Hollinshead WH(ed). Anatomy for Surgeons The Head and Neck. Philadelphia, PA：Lippincott Williams & Wilkins. 1982：259-63.

44. Jensen SS, Eriksen J, Schiodt M. Severe bleeding after sinus floor elevation using the transcrestal technique：a case report. Eur J Oral Implantol. 2012 Autumn；5(3)：287-91.

45. Jung J, Yim JH, Kwon YD, Al-Nawas B, Kim GT, Choi BJ, Lee DW. A radiographic study of the position and prevalence of the maxillary arterial endosseous anastomosis using cone beam computed tomography. Int J Oral Maxillofac Implants. 2011 Nov-Dec；26(6)：1273-8.

46. Maridati P, Stoffella E, Speroni S, Cicciu M, Maiorana C. Alveolar antral artery isolation during sinus lift procedure with the double window technique. Open Dent J. 2014 May 30；8：95-103.

47. 野阪泰弘. CTと動画が語るサイナスフロアエレベーションの真実 バイオロジーと併発症対策のポイント. 東京：クインテッセンス出版, 2018.

48. Kim JS, Choi SM, Yoon JH, Lee EJ, Yoon J, Kwon SH, Yeo CD, Ryu JS, Lee JH, You YS, Kim SG, Lee MH, Han BH. What Affects Postoperative Sinusitis and Implant Failure after Dental Implant：A Meta-analysis. Otolaryngol Head Neck Surg. 2019 Jun；160(6)：974-84.

49. Kozuma A, Sasaki M, Seki K, Toyoshima T, Nakano H, Mori Y. Preoperative chronic sinusitis as significant cause of postoperative infection and implant loss after sinus augmentation from a lateral approach. Oral Maxillofac Surg. 2017 Jun；21(2)：193-200.

50. Guo ZZ, Liu Y, Qin L, Song YL, Xie C, Li DH. Longitudinal response of membrane thickness and ostium patency following sinus floor elevation：a prospective cohort study. Clin Oral Implants Res. 2016 Jun；27(6)：724-9.

51. Sakuma S, Ferri M, Imai H, Fortich Mesa N, Blanco Victorio DJ, Apaza Alccayhuaman KA, Botticelli D. Involvement of the maxillary sinus ostium (MSO) in the edematous processes after sinus floor augmentation：a cone-beam computed tomographic study. Int J Implant Dent. 2020 Sep 30；6(1)：35.

52. Makary C, Rebaudi A, Menhall A, Naaman N. Changes in Sinus Membrane Thickness After Lateral Sinus Floor Elevation：A Radiographic Study. Int J Oral Maxillofac Implants. 2016 Mar-Apr；31(2)：331-7.

53. 中世のベニスで誕生した特許制度。その発達の歴史とは？　社長の知財 社長！これだけは知っておいて下さい。https://www.jpaa.or.jp/shacho-chizai/episode/episode001/(2024年11月5日アクセス)

54. Mattos JL, Ferguson BJ, Lee S. Predictive factors in patients undergoing endoscopic sinus surgery for odontogenic sinusitis. Int Forum Allergy Rhinol. 2016 Jul；6(7)：697-700.

55. Henriques I, Caramês J, Francisco H, Caramês G, Hernández-Alfaro F, Marques D. Prevalence of maxillary sinus septa：systematic review and meta-analysis. Int J Oral Maxillofac Surg. 2022 Jun；51(6)：823-31.

56. Abesi F, Motaharinia S, Moudi E, Haghanifar S, Khafri S. Prevalence and anatomical variations of maxillary sinus septa：A cone-beam computed tomography analysis. J Clin Exp Dent. 2022 Sep 1；14(9)：e689-e693.

57. Kato S, Omori Y, Kanayama M, Hirota A, Ferri M, Apaza Alccayhuaman KA, Botticelli D. Sinus Mucosa Thickness Changes and Ostium Involvement after Maxillary Sinus Floor Elevation in Sinus with Septa. A Cone Beam Computed Tomography Study. Dent J (Basel). 2021 Jul 21；9(8)：82.

58. Avila-Ortiz G, Wang HL, Galindo-Moreno P, Misch CE, Rudek I, Neiva R. Influence of lateral window dimensions on vital bone formation following maxillary sinus augmentation. Int J Oral Maxillofac Implants. 2012 Sep-Oct；27(5)：1230-8.

59. 石川知弘, 荒木康智. インプラント治療のための硬・軟組織マネジメント 第6回 上顎臼歯部における硬・軟組織マネジメント　前編. Quintessence DENT Implantol. 2022；29(6)：96-110.

60. Gupta A, Rathee S, Agarwal J, Pachar RB. Measurement of Crestal Cortical Bone Thickness at Implant Site: A Cone Beam Computed Tomography Study. J Contemp Dent Pract. 2017 Sep 1；18(9)：785-9.

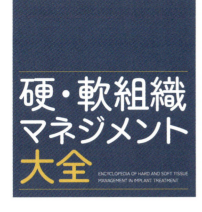

4章
下顎前歯部

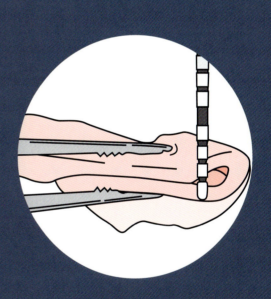

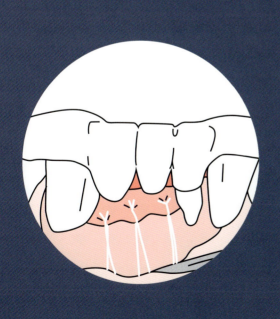

下顎前歯部の特徴

下顎前歯は上顎と協調し食物を切載し、さらにアンテリアガイダンスを担うことによって臼歯部をディスクルージョンし保護するという重要な機能を果たしている[1]。また、個人差はあるが、長期的にはさまざまな要因によって、ダイナミックにその位置が変化または咬耗することにより形態も変化する[2～5]。そして年齢とともにその露出量は増加し、審美性にも大きく影響するようになる[6]。実際、会話の最中に上顎よりも下顎前歯のほうが頻繁に露出する人は多いと感じている（図4-1）。

下顎切歯の歯冠、歯根のサイズはもっとも小さく、歯槽骨の頬舌径も小さい。下顎前歯部をインプラントで治療する場合、オトガイ孔間は下顎管が存在せず、また、骨質は比較的他の部位よりも良好なため難度は低いと考えられがちだが[7,8]、下歯槽神経の切歯枝の損傷による神経症状のリスクも報告されている[9]。

そして、重大な出血リスクとなる舌下動脈、オトガイ下動脈も存在する。生命を脅かす口腔底への出血は術後数時間経ってからでも起こりうるので[10,11]、下顎前歯部（オトガイ孔間）において舌側へのパーフォレーションは決して起こしてはならない。術前のCT画像で精査し、動脈の進入孔付近にインプラントを配置しないようにすることも肝要である（121頁、図4-9）。

下顎の露出量が多い症例

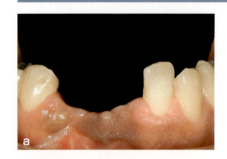
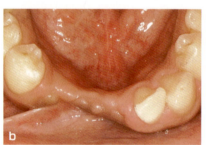

図4-1a、b 初診時35歳の男性。交通外傷により下顎前歯を喪失し、紹介来院。下顎前歯部は三次元的な吸収を示していた。

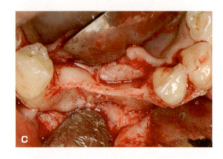
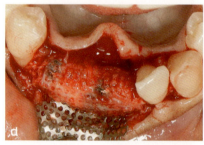

図4-1c GBR時の咬合面観。顎堤は重度に狭窄していた。

図4-1d チタンメッシュを応用したGBRによって、顎堤はヒーリングアバットメント上まで再生された。

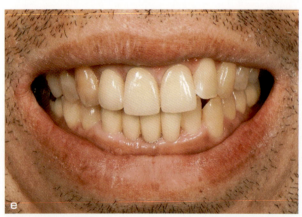
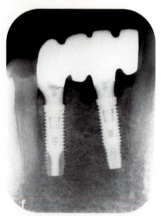

図4-1e、f 治療終了後13年の状態。患者は日常の会話でも下顎前歯軟組織を露出している。自然な外観に注目。

骨量と角化組織が十分存在する多数歯欠損の症例で、ピンクマテリアルを用いたボーンアンカードブリッジを作製するのであれば比較的治療しやすいが（図4-2）、部分欠損症例で、クラウンブリッジタイプの補綴を選択し自然感のある補綴装置の装着を目標にすると、非常に難度が高い部位である。

 本章では、下顎前歯部インプラント治療において機能的、審美的に成功するためのポイントについて、硬・軟組織マネジメントを中心に検討したい。

インプラント治療を選択する前に

 後述するが、下顎前歯部のインプラント治療は、スペースマネジメントがもっとも難しい部位である。また長期的な経過ではその位置と形態がダイナミックに変化するため、可及的に調節性の高い補綴・修復方法を選択することが望まれる。

 歯周病の進行によって抜歯が検討されている場合、再生療法によって保存できれば、後の管理はシンプルになる。根尖付近まで骨吸収が進行しホープレスの予後判定をされる歯でも、再生療法によって保存できる可能性が示されており、10年後の予後でもインプラント、ブリッジに比べ良好な結果が報告されている[12]。近年、軟組織が不足する症例においても、歯周形成外科の技術を再生療法に応用し良好な結果が得られるようになってきている[13,14]（図4-3）。

 また、単独歯欠損で接着面を確保できるのであれば、接着延長ブリッジを応用するほうが、審美、機能、メインテナンスにおいて有利だと考える。4～15年の経過を見ても、数％の脱離は認められるが、問題なく再接着可能で、非常に高い成功率が報告されている[16〜18]。患者が若年者であれば、その優位性はさらに高まる。当然、脱離の可能性はあるが、インプラントとの比較をフェアに説明すれば接着ブリッジを選択する患者は多い（図4-4）。

ピンクマテリアルを用いたボーンアンカードブリッジ症例

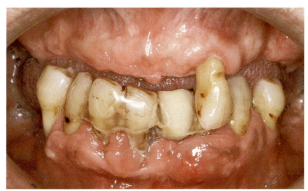

図4-2a 68歳男性。咀嚼障害を主訴に来院。対咬関係は良好で、上下顎とも骨組織、軟組織に重度の欠損はない。

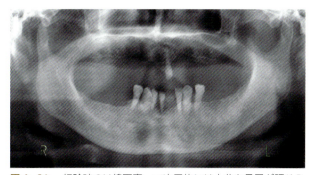

図4-2b 初診時のX線写真。二次元的には十分な骨量が認められる。

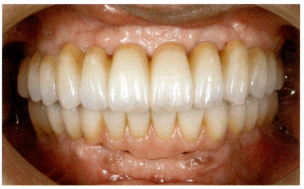

図4-2c 治療終了後の正面観。上顎は歯根を表現したボーンアンカードブリッジ、下顎は歯肉色ポーセレンを応用したボーンアンカードブリッジを選択した。比較的メインテナンスしやすい状態となっている。

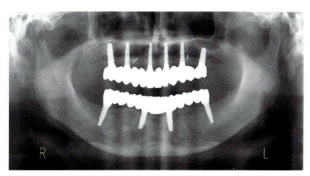

図4-2d 治療後のX線写真。上顎は歯冠形態を考慮したポジションに正確に埋入されている。下顎は高低差がないポジションに埋入されている。

根尖付近まで進行した骨吸収に対し再生療法を行った症例

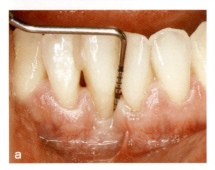
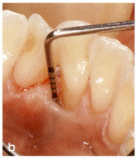
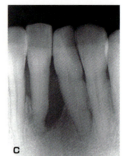

図4-3a〜c 41歳男性。歯肉出血を主訴に来院。基本治療後、残存する深い骨欠損に対して再生療法を行った。1｜近心に根尖に達する骨縁下欠損が残存している。歯根露出およびPPDは、唇側中央が4mm、2mm、舌側は2mm、1mmを示していた。X線写真では広い1壁性の骨欠損が予測された。

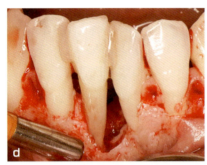
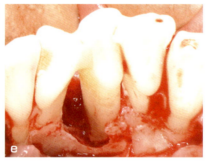
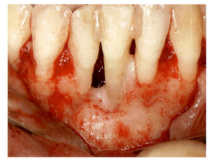

図4-3d、e 術中の状態。近心面に根尖付近に及ぶ骨欠損があり、頬側、舌側とも骨壁がなく、隣在歯近心の骨壁の高さも不十分である。唇側には根尖付近に及ぶ大きな裂開を認める。重度の唇側裂開状骨欠損をともなった、1壁性骨縁下欠損である。

図4-3f 根面処理およびガーゼによる乾燥の後、FGF-2を貼付した。

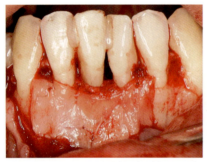
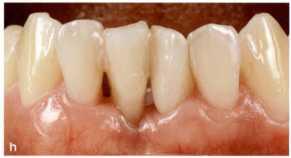

図4-3g 失われた頬側骨壁を補い、唇側の軟組織を増大するために、口腔外で上皮を取り除いた結合組織を固定し、その後自家骨を移植した。

図4-3h、i 治療後4年の状態。唇側における1mmの根面被覆と近心では7mmのアタッチメントが得られた。インプラント治療で同様の結果を得ることは容易ではない。

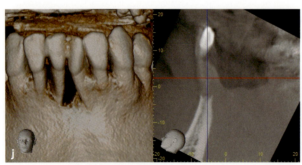
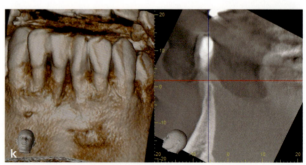

図4-3j、k 術前(j)および術後4年(k)のコンタクト直下のクロスセクショナル像の比較。頬舌径は小さいが、良好に歯槽堤が再建されている。重症歯への再生療法の適応は、その歯の保存の価値が高く、失敗した場合の対処について患者と同意が得られる点が重要な要件であることも追記したい[15]。X線不透過性の骨移植材を使用しておらず、また術直後よりも不透過性が増しているので、骨再生の信憑性が高い。

4章　下顎前歯部

下顎前歯部接着ブリッジ症例

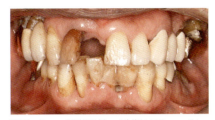

図4-4a　68歳男性。診断はStage IV、Grade Cの歯周炎。保存不可能な歯は抜歯し、歯周炎のコントロール後、矯正治療および硬・軟組織マネジメントをともなうインプラント治療を行うことになった。

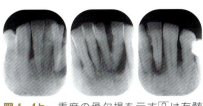

図4-4b　重度の骨欠損を示す $\overline{2}$ は有髄で、アタッチメントロスは根尖を超え、軟組織も喪失していたため、再生療法は困難と考えられた。

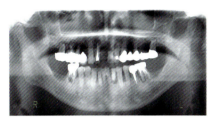

図4-4c　初診時X線写真。大臼歯部での咬合支持を得るにはインプラント治療が有効である。

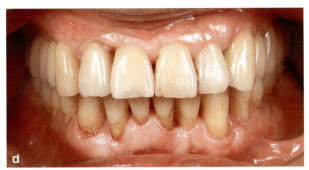
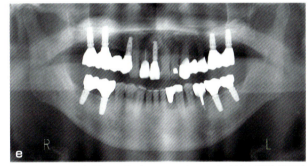

図4-4d、e　治療後3年の正面観とX線写真。インプラントサイトは三次元的な硬・軟組織のマネジメントによって審美性と機能が再建されている。

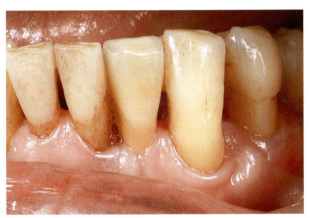
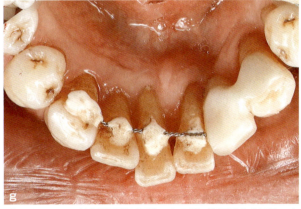

図4-4f、g　下顎前歯部は接着ブリッジで対応した。歯周組織の健康は回復されている。軟組織形態は不整であるが、清掃は十分可能である。

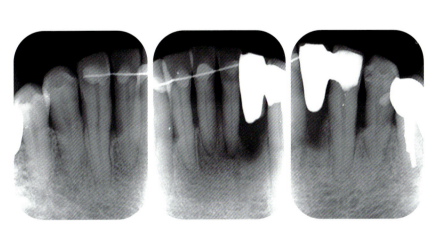

図4-4h　術後のX線写真。この部位にインプラントを埋入することは不可能ではないが、その労力に見合う価値があるかどうか考慮が求められる。今後セメント質剥離や外傷などによって欠損が広がった場合、インプラントの治療効果が高まる。

117

上顎	1	2	3	4	5	6	7
歯冠長	11.322	9.748	10.492	8.186	7.418	6.94	7.06
近遠心径	8.526	6.908	7.752	7.212	6.814	10.36	9.76
頬舌径	6.988	6.338	8.164	9.378	9.104	11.46	11.4

下顎	1	2	3	4	5	6	7
歯冠長	8.846	9.24	10.346	8.324	7.592	7.24	6.68
近遠心径	5.346	5.926	6.838	7.116	7.204	11.46	11.18
頬舌径	5.63	6.172	7.67	7.736	8.268	10.66	10.44

図4-5　日本人の歯冠長、近遠心径、頬舌径の平均値(mm)。(文献26より引用・改変)

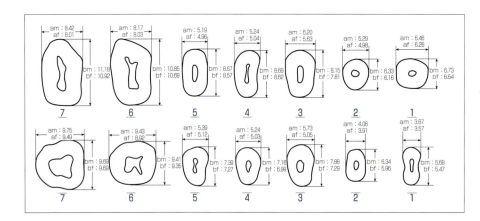

図4-6　歯頸部断面の形態と平均値(mm)。am：男性近遠心径、af：女性近遠心径、bm：男性唇頬舌径、bf：女性唇頬舌径。(文献27より引用・改変)

スペースマネジメントと補綴デザイン

　インプラント治療のスペースマネジメントとして、天然歯とは1.5mm、インプラントどうしは3mm以上離すことが基本であると考えられてきた[19〜21]。インプラント間の骨頂の吸収量は、その距離が2mmから4mm以上まで大きくなるにつれ減少する。近年のシステマティックレビューでは、1〜3mmでは有意差がないが、5mmになると吸収量は有意に減少することが報告されている[22]。

　プラットフォームスイッチやテーパード形状のインプラントによって、インプラント間距離が短くなってもインプラント間の歯槽骨吸収を抑制できる可能性があり[23〜25]、可及的に適応したい。しかし、下顎切歯部においては基本的にナローインプラントを使用するため、プラットフォームスイッチは適応しにくい。具体的にスペースを検討すると以下のようになる。

　下顎前歯はもっとも歯のサイズの小さいエリアである。内藤[26]は過去に報告された日本人の歯のサイズの平均値を計測して報告している(図4-5)。また戸室ら[27]は、インプラントのサイズを決定するための指標として110名の天然歯をCEJで計測し、男女の平均値を報告している(図4-6)。さらにWheelerの報告[28]をもとにインプラント径の基準として、下顎中切歯3.17mm、側切歯3.56mm、犬歯4.73mmを挙げている。

　中切歯と側切歯の近遠心的幅径はそれぞれ5.3mm、5.9mmであるが、スタンダードインプラントの直径を約4mmとして、天然歯との距離を1.5mm、インプラント間の距離を3mm以上確保しようとすると、歯冠幅径が7mm以下の歯はスタンダードインプラントでは治療できないことになる。また、直径3.3mmのインプラントを使用して中切歯を治療しようとすると、単に歯冠幅径のみを再現するのではなく、歯頸部の軟組織形態をより自然に表現するためには、歯頸部の幅径内にインプラントを埋入すべきである。中切歯の歯頸部近遠心径を仮に3.6mmとすると、ズレの許容範囲は(3.6mm－3.3mm)÷2＝0.15mmしかないことがわかる。さらに中切歯単独欠損を直径3.3mmのインプラントで治療する場合、インプラントと隣在歯との距離は(5.3mm－3.3mm)÷2＝1mmとなり、また側切歯の場合は1.3mmとなる。

平均よりもスペースのある中切歯単独欠損症例

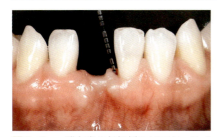

図4-7a 隣在歯の欠損側にはアタッチメントロスがあり、根面が露出している欠損スペースは|1よりも大きいため、ダイレクトボンディングによるスペースの調整が必要になる。

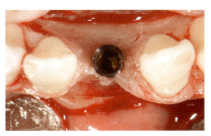

図4-7b インプラント埋入後の咬合面観。直径3.4mmのインプラントが適切なポジションに埋入されている。反対側の中切歯よりも近遠心スペースは大きいが、隣在歯との距離は十分ではない。唇側の残存骨は最小限で、治癒期間中には吸収してしまうことが予測される。

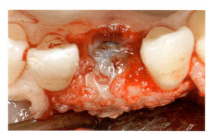

図4-7c 6ヵ月後。チタンメッシュを応用したGBRによって十分な硬組織が再建されている。

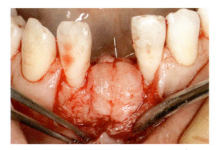

図4-7d 上顎結節からの結合組織が、再建された歯槽頂〜唇側に固定されている。

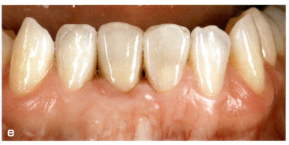

図4-7e、f 術前の軟組織レベルと比較して改善されているが、過大なスペースを調整するため、|1の近心にダイレクトボンディングを行っている。歯間乳頭の回復は不十分であった。片側処理の接着ブリッジでも同等の結果が得られたであろう。

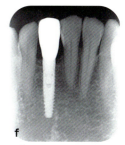

いずれの場合も隣在歯から1.5mmを確保することは理論上困難であり、下顎切歯単独欠損は基本的にインプラント治療の適応となりにくい部位である（図4-7）。

2歯連続欠損の場合について考えると、両側中切歯を直径3.3mmの2本のインプラントで治療する場合、(5.3mm－3.3mm)÷2×2＝2mm、中切歯と側切歯を治療する場合でも(5.3mm－3.3mm)÷2＋(5.9mm－3.3mm)÷2＝2.3mmとなり、いずれの場合もインプラント間を3mm確保することは困難である。

つまり、下顎切歯2本の欠損に2本のインプラントを埋入することも現実的ではない。これらのスペースの問題を無視すると、清掃性・審美性の低下をまねきインプラント治療は成功しない（図4-8）。

下顎前歯部のインプラント治療

下顎切歯の近遠心的幅径はインプラント治療にとって不利であるが、犬歯は6.7mmあり単独歯欠損でも十分適応可能である。犬歯はアンテリアガイダンスにとって重要であり、下顎において犬歯を喪失した場合、単独歯欠損、犬歯を含む複数歯欠損に対するインプラント治療の優位性は非常に高く、第一選択になると考えられる。また、切歯の欠損でも範囲が2〜4歯であればインプラント治療のメリットは大きい。

骨の条件として、下顎前歯部の皮質骨は平均1.08mmで下顎臼歯部1.18mmよりも薄いが、上顎前歯0.76mm、臼歯0.82mmよりも厚く[29]、骨質は他の部位に比べ、もっとも良い[30,31]。下顎前歯部の骨質はインプラント治療に適していると考えられる。

FGGで清掃性を改善した症例

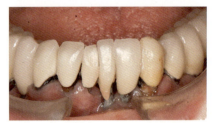 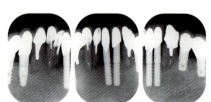 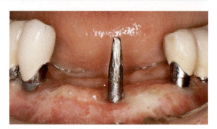

図4-8a 66歳女性の初診時下顎正面観。すべての残存歯とインプラントに炎症が認められる。軟組織レベルが不正で角化組織の欠如があり清掃性が極めて低い。十分な患者教育がなされておらず、下顎前歯部インプラントの難易度を議論する以前の問題。

図4-8b 初診時のX線写真。残存歯を長期的に保存する意思が認められない処置によってモノボディで小径のインプラントであるが、周囲の骨吸収を生じている。

図4-8c 3|3に埋入されたインプラントのアバットメント連結術前の状態。組織レベルは均一化されている。

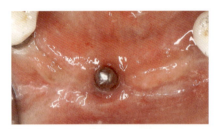 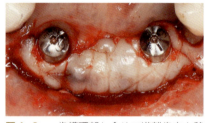 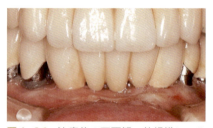

図4-8d テンポラリーレストレーションの維持のために残しておいたインプラント周囲には角化組織が存在しない。

図4-8e 歯槽頂部も含めて遊離歯肉を移植した状態。

図4-8f 治療後の正面観。軟組織レベルは均一化し最小限であるがインプラント周囲に角化組織が獲得されている。

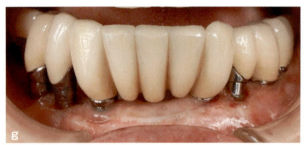 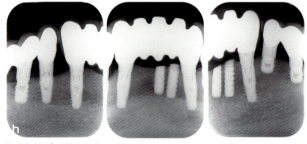

図4-8g、h 6年後の状態。インプラント周囲角化組織の獲得量は不十分であるが、健康は保たれている。

　しかし、下顎前歯部の歯槽骨形態は頬舌的に狭窄しており、歯を喪失すると、重度な水平的骨欠損を生じる場合が少なくない（図4-9）。さらに、歯根周囲の骨吸収をともなえば、容易に垂直的な欠損となる。

　軟組織に関して、下顎の軟組織の厚みは2.0±1.0mmで上顎（3.0±1.3mm）より薄いが、前歯部においてn数は14部位と少ないものの、平均2.8±1.3mmで小臼歯部（2.3±1.3mm）、大臼歯部（1.8±0.7mm）よりも厚いという報告がある[32]。近年、インプラント周囲に2mm以上の角化組織が存在することが、清掃性を向上しインプラント周囲軟組織の健康を保つために有利であることが示されている[33,34]。インプラント周囲炎を発症している下顎前歯部インプラントにおいて、角化組織の幅が2mm以上あるものは約1割、2mm未満が約2割、0mmが約6割であったと報告されている[35]。下顎前歯部もインプラント周囲炎を予防するには、角化組織が十分あったほうが良いと筆者は考えている。とくに重度歯周炎によって歯を失っている場合は、より周囲炎に罹患するリスクが高いことが示唆されている[36,37]ため、積極的に軟組織のコンディションを改善すべきであると考えている。

　以降、症例を通して検討する（図4-10～14）。

下顎前歯部の歯槽骨形態と歯の喪失後に生じた重度な水平的骨欠損

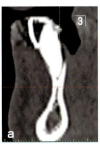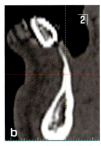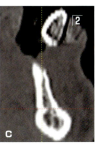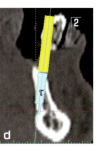

図4-9a〜d　58歳男性。下顎ボーンアンカードブリッジのシミュレーション。戦略的抜歯予定の3|部は根尖部の歯槽骨突起が頬舌的に狭窄している。|2部は歯の喪失により唇側歯槽骨が吸収し、ナイフエッジとなっている。高さは辛うじて保たれているが、骨造成しなければインプラント埋入に有効な骨高径は半分になるであろう。|2部はオトガイ下動脈の進入孔が認められ、インプラントを配置すると舌側に穿孔し血管損傷による重大な出血のリスクがある。さらに、埋入操作中つねに皮質骨を切削しつづけ、舌側への穿孔に気づきにくい。このような部位にインプラントを配置してはならない。

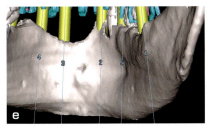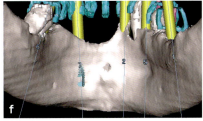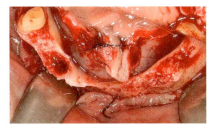

図4-9e、f　ボリュームレンダリング像では複数の舌側孔（オトガイ下動脈、舌下動脈の進入孔）を認める。シミュレーションのdのインプラント（7）が舌側に穿孔し、血管を損傷することがわかる。

図4-9g　インプラント埋入前の状態。CT画像で見られたように顎堤は非常に薄い。

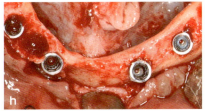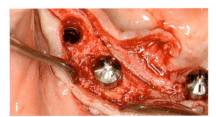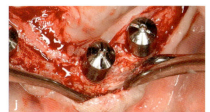

図4-9h〜j　インプラントは舌側に穿孔することなく安全な部位に埋入できた（h）。この後、水平的な骨造成のためGBRを行った。アバットメント連結時（i、j）、インプラントは硬組織によって被覆されていた。

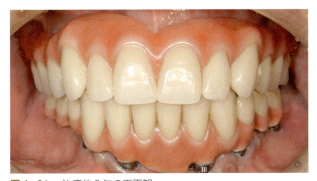

図4-9k　治療後3年の正面観。

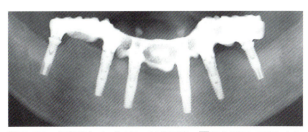

図4-9l　術後10年のパノラマX線写真。|2部を避けて埋入されている。

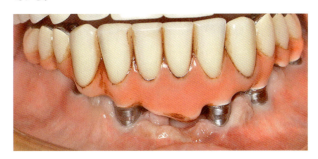

図4-9m　治療後14年の正面観。組織は退縮しているが、炎症はなく良好に機能している。

インプラント周囲炎が発症した症例

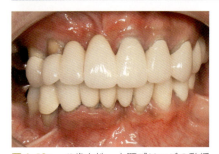

図4-10a　41歳女性。上顎ブリッジの動揺を主訴に来院。診断はStage IV、Grade Cの歯周炎。軟組織の炎症が顕著である。

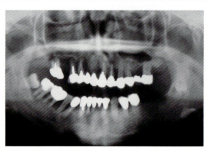

図4-10b　初診時のX線写真。歯槽骨吸収を認めるが、適切な処置を行えば十分インプラントで治療可能である。

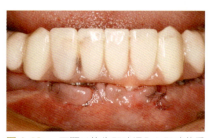

図4-10c　下顎は抜歯即時埋入と即時荷重を選択した。この時点では２|部インプラント頬側には角化組織が存在していた。

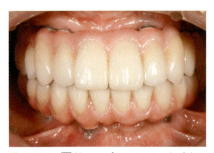

図4-10d　２|部インプラントは、ネジ止めは可能であるが若干頬側に傾斜しており、アバットメント頬側に位置づけられた角化組織は十分な血液供給が得られず薄くなり、経時的に喪失したと考えられる。

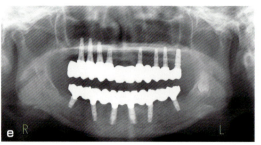

図4-10e、f　治療後のX線写真。インプラント間は近遠心的な距離が保たれ、補綴装置のエマージェンスアングルも清掃性が高い形態となっている。

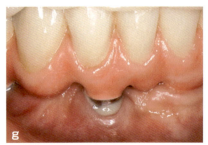
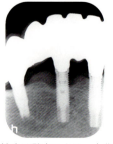

図4-10g、h　治療後9年の状態。治療後2年で多系統萎縮症の発症により、十分なセルフケアが困難になった。3ヵ月に1回のメインテナンスを行っていたが、インプラント周囲炎の進行を阻止できなかった。

図4-10i　インプラント周囲炎治療術前の状態。右側インプラントの唇側は口腔前庭、角化組織が欠落している。

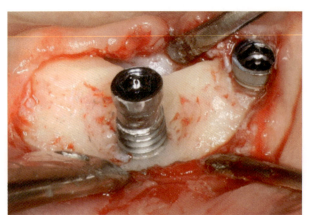

図4-10j　インプラント周囲炎は舌側にも波及していた。骨縁上の部分はインプラントプラスティ[38,39]を行った。

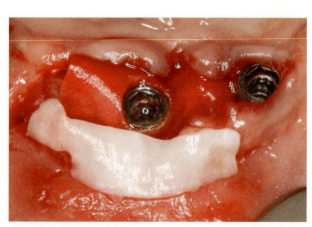

図4-10k　骨縁下欠損部は再生療法を行い、CTGを併用して軟組織のコンディションの改善を図った。

図4-10l　2年後。現在のセルフケアは電動歯ブラシのみになっている。CTGでオープンヒーリングではないため、角化組織の幅は十分ではないが、インプラント周囲軟組織の過度な可動性はコントロールされ、清掃性が向上している。炎症がコントロールされ健康が維持されている。

図4-10m　同X線写真。改善は認められるが、再発しないよう注意深いメインテナンスが求められる。歯周病リスクの高い患者において清掃性の確立の重要性を再認識する結果となった。患者の治療終了直後の清掃技術は永続するものではないことにも留意すべきである。

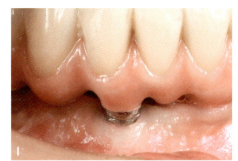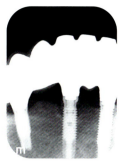

両側中切歯欠損および犬歯単独欠損症例

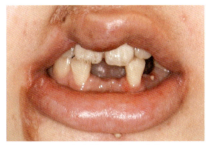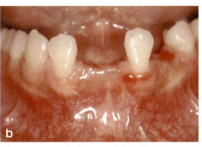

図4-11a　20歳女性。バイク事故により48日前に受傷し、顔面裂傷、1̅1̅3̅を喪失した。初診時は顔面、口唇裂傷の治癒過程であったが、わずかな開口で下顎前歯部歯槽堤の露出が認められた。

図4-11b、c　欠損部の近遠心幅径が中切歯2本分には不足するため、補綴装置は唇側にオーバーラップさせる形態となることが予測された。

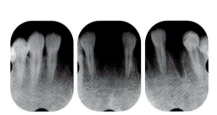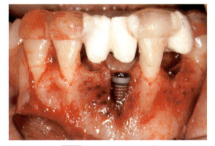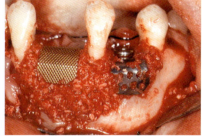

図4-11d　初診時のX線写真。歯槽骨骨折が認められる。

図4-11e　1̅1̅部に2本インプラントを埋入すれば、良好な軟組織形態を得ることはほぼ不可能であるため、1̅のみに埋入し、1̅へ延長ポンティックを設置する設計とした。

図4-11f　唇側に十分な骨が得られるようにチタンメッシュを応用したGBRを行った。

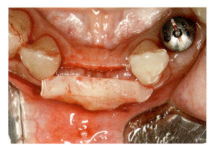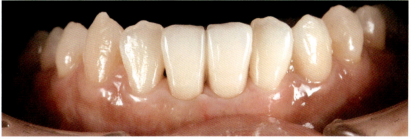

図4-11g　角化組織量を増大するために、インターポジショナルグラフトを行った。

図4-11h　治療後4年の正面観。正中の歯間乳頭は最小限である。2本インプラントを埋入していれば、この結果さえ得られない可能性が高い。

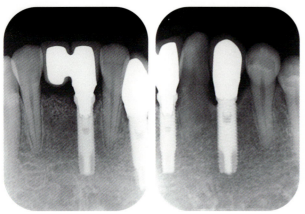

図4-11i 治療後10年のX線写真。硬組織レベルは維持されている。プラットフォームスイッチは機能していないが骨レベルは維持されている。

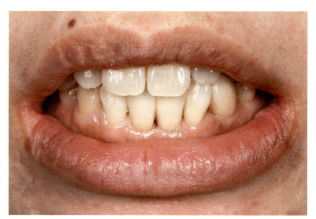

図4-11j 治療後10年の下顎前歯部を露出した状態。この患者の場合、会話時の下顎前歯の露出量を考慮すると、その軟組織形態が極めて重要であることがわかる。正中の歯間乳頭は十分ではないが、患者は現状に満足してくれている。

中切歯～犬歯3歯欠損症例

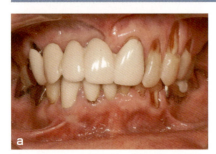
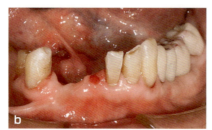
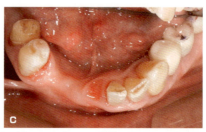

図4-12a～c 64歳男性。歯列不正は認めるが関節症状はなく、顎位も問題ないため、欠損部に対しインプラント治療を行うこととなった。右側前歯は上下顎ともインプラント補綴となり右側方へのガイドはインプラントどうしによって行われる。初診時の歯槽堤は、水平的・垂直的に吸収しており、再建してクラウンブリッジタイプの補綴装置を応用する。中切歯の形態の再現がチャレンジングな症例である。

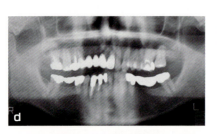
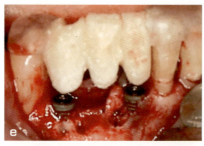

図4-12d 初診時のX線写真。

図4-12e 補綴的に理想的な位置にインプラントを埋入。近遠心的に妥協されていないことに注目。

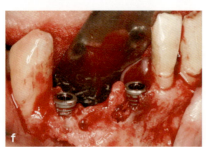
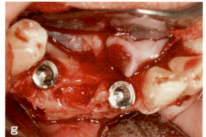
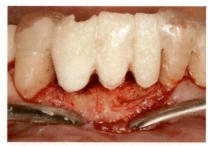

図4-12f、g 1部は3i 3/4 prevail×13mmが埋入されている。1の歯根形態と比較すると、たとえ3mmのインプラントを選択しても同様のエマージェンスプロファイルを再現することは容易ではないと予測される。隣在歯との距離が1.5mm以下であるため、プラットフォームスイッチが機能しなければ隣在歯間の骨吸収が発生する可能性が高い。

図4-12h 6ヵ月後。十分な硬組織が再生している。

4章　下顎前歯部

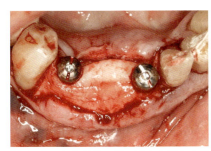

図4-12i　角化組織の幅・高さを増大するため、再生した歯槽頂にインターポジショナルグラフトを行った。

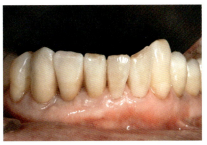

図4-12j　治療終了後の正面観。努力したが、中切歯の軟組織形態を完全に再現することは困難であった。幸い歯間乳頭は再現されている。

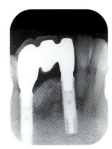

図4-12k　同X線写真。機能開始後20ヵ月以上経過しているが、1近心の骨レベルは維持されている。

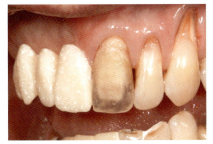

図4-12l　123の歯肉退縮に対しては、右側上顎インプラント埋入時のrh-PDGF、骨移植、コラーゲン膜を応用したGTRとアバットメント連結時のCTGによって根面被覆を行った。

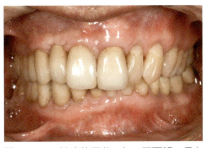

図4-12m　治療終了後1年の正面観。保存できる天然歯質は最大限保存している。右側上下顎前歯がインプラント、左側上下顎が非連結の天然歯の咬合となっている。

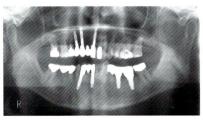

図4-12n　同X線写真。欠損部はインプラントによって治療されている。右側のアンテリアガイダンスはインプラントによって達成されている。

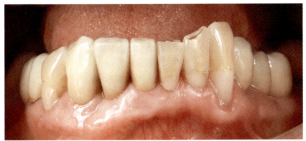

図4-12o　治療後10年の下顎前歯部正面観。1 2天然歯の切端は咬耗が進行している。しかし、歯頸部の位置をインプラントと比較すると挺出はしていない。正中の歯間乳頭は10年後も維持されている。

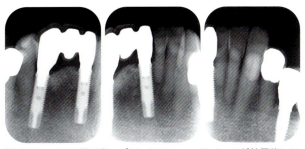

図4-12p　同X線写真。プラットフォームスイッチが効果的にはたらき、1近心の骨レベルは維持されている。

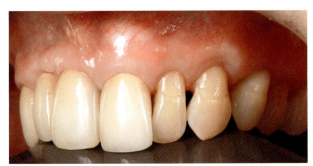

図4-12q　1 2は、67〜78歳の約10年間で後下方に挺出している。根面被覆された234の歯肉辺縁は変化していないが、CR充填物には摩耗が発生し2回追加充填している。

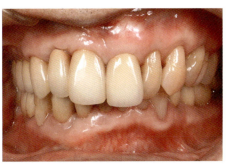

図4-12r　治療後10年の正面観。天然歯の位置はダイナミックに変化している。幸い大きなトラブルなく経過している。

4 切歯欠損症例

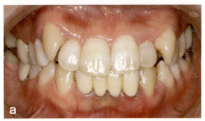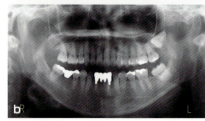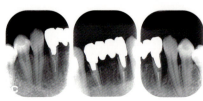

図4-13a〜c 初診時30歳女性の初診時正面観およびX線写真。下顎前歯部の疼痛を訴えていた。2̄は歯根破折による骨吸収、2̄は根管内の二次う蝕の進行により、保存不可能と判断された。

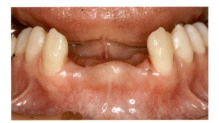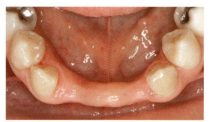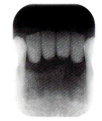

図4-13d 術前の状態。骨吸収があった側切歯部では高さを失っている。

図4-13e 咬合面観では、顎堤は狭窄して直線化している。

図4-13f 同デンタルX線写真。

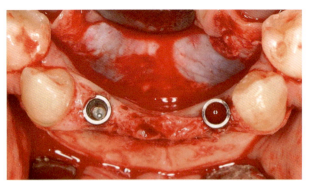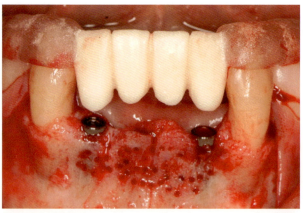

図4-13g インプラント埋入後の咬合面観。インプラントは隣在歯に近接しているが、補綴的に要求されるポジションである。

図4-13h 2̄部のサージカルテンプレートの示すマージンが2̄部と比較して根尖側にあるため、2̄部の埋入ポジションがより浅く見えるが、犬歯のCEJと比較すると妥当なポジションであることがわかる。

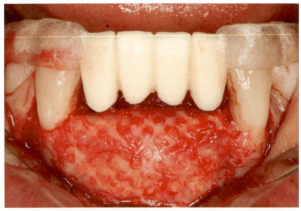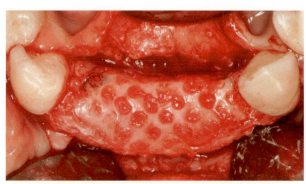

図4-13i GBR後8ヵ月の状態。チタンメッシュと吸収性コラーゲン膜を用いたGBRによって、条件を満たす組織の再生が得られている。

図4-13j 歯列に応じたアーチ状に歯槽堤が再建されている。

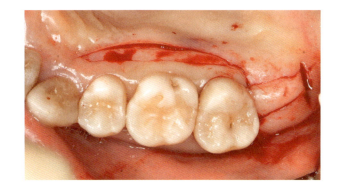

図4-13k　結合組織採取のデザイン。プライマリーフラップを形成するコンベンショナルな方法で口蓋および上顎結節より結合組織を採取している。

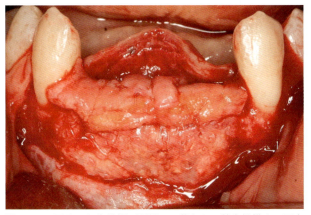

図4-13l　再生した歯槽堤の頂部に口蓋からの結合組織を、正中の歯間乳頭部に上顎結節からの組織を固定した。

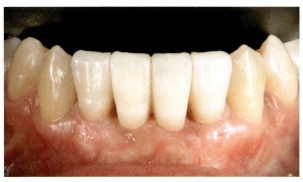

図4-13m　治療終了後の状態。歯冠長と歯間乳頭の比率は、天然歯と大きく異なっている。

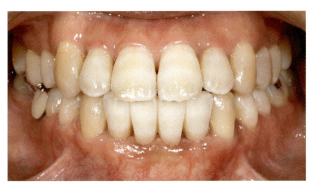

図4-13n　同正面観。矯正治療とインプラント治療によって前歯部のカップリングが確立されている。

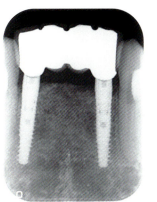

図4-13o、p　治療終了後と治療後7年のX線写真の比較。インプラントは隣在歯に近接して見えるが、下顎側切歯に適切な形態を与えるにはこのポジションに埋入することが求められる。治療後7年の周囲骨レベルは安定している。

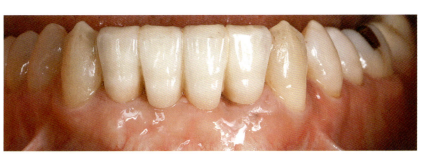

図4-13q　治療後7年の正面観。変化なく良好に経過している。

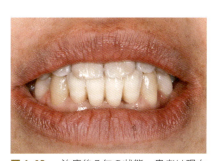

図4-13r　治療後7年の状態。患者は現在44歳。下顎前歯部の硬・軟組織が非常に重要であったことがわかる。

犬歯を含む4歯欠損症例

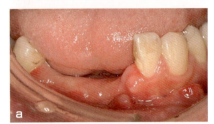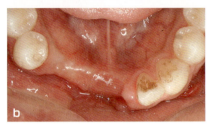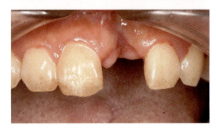

図4-14a、b　初診時22歳男性の下顎前歯部正面観および咬合面観。交通外傷により下顎前歯を喪失し、受傷後23日で来院。患者はできるだけ受傷前の状態に戻ることを望んでいた。外傷によって4歯連続で欠損した結果、三次元的に重度の骨欠損を生じていた。

図4-14c　初診時の上顎前歯部。1|部も唇側骨ごと喪失していた。

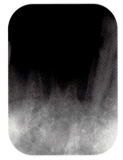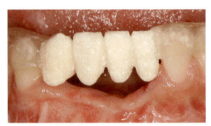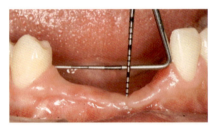

図4-14d　初診時のX線写真。歯の脱落による歯槽窩が認められる。1|2部は頬側・舌側骨も喪失していたことが推測できる。

図4-14e　受傷後2ヵ月、サージカルテンプレート装着時の状態。残存歯列に調和させるためには三次元的な歯槽堤増大が求められる。

図4-14f　理想的には6mmの垂直的な増大が必要となる。

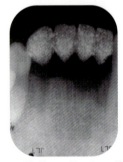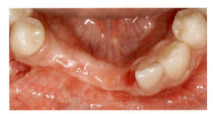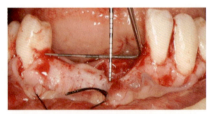

図4-14g　受傷後2ヵ月、GBR前のX線写真。順調に治癒が進んでいる。

図4-14h　同咬合面観。顎堤は水平的にも吸収し唇側には角化組織が存在するが、舌側は不十分である。

図4-14i　隣在歯の歯槽骨は健全なスキャロップを維持している。理想的にはプローブで示す高さまでの再生が求められる。

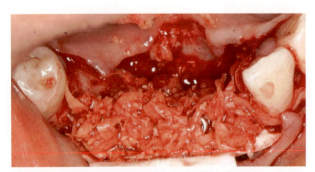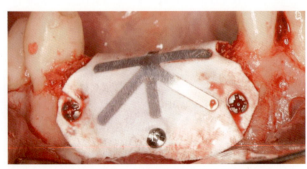

図4-14j　自家骨、DBBMを混合した骨移植材が設置されている。

図4-14k　隣在歯の骨頂に合わせて固定された非吸収性膜。

4章　下顎前歯部

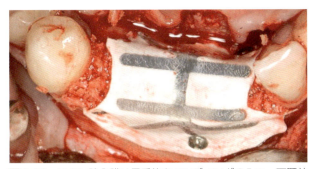
図4-14l　チタン強化膜は唇舌的なベンディングのみで、下顎前歯のアーチに沿った近遠心的なカーブを帯びた形態には追随していない。

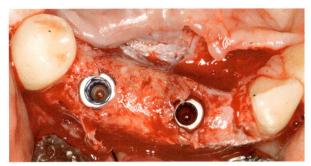
図4-14m　6ヵ月後。良好な歯槽堤の再建を認めたが、膜が前歯部のアーチに対して直線的に設置されたため、補綴的に適切な位置にインプラントを埋入すると舌側には十分に骨が獲得されているが、唇側の骨幅が不足している。

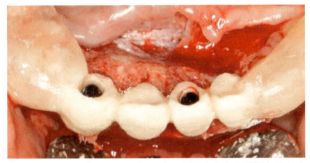
図4-14n　サージカルテンプレートで再生された歯槽堤を評価すると、1|部の骨が舌側は十分であるが、唇側では不足していることがわかる。インプラント－天然歯間の近遠心的なスペースマネジメントを考慮すると、|1をポンティックとした配置がベストである。

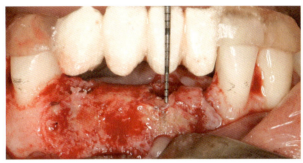
図4-14o　埋入後の正面観では、|2近心の骨頂までは再建できていないことがわかる。インプラントは理想的な位置に埋入可能であった。

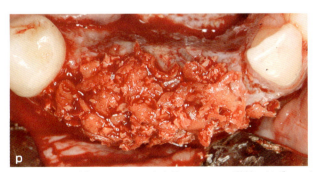
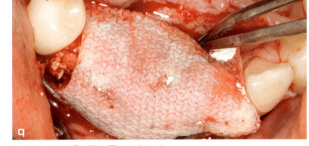
図4-14p、q　追加のGBRを、自家骨、DBBMの移植、リボースクロスリンクコラーゲン膜を用いて行った。

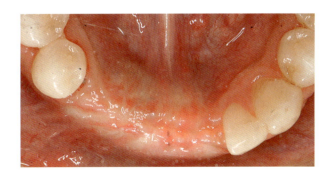
図4-14r　2回目のGBRによって角化組織の幅は狭小化している。

129

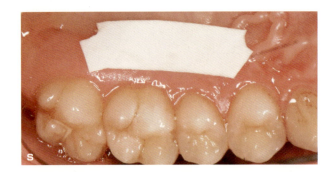
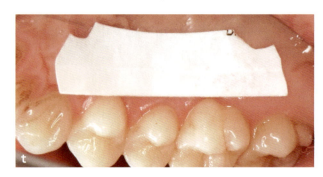
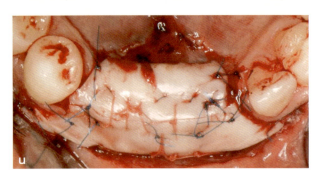

図 4-14s〜u 唇側と舌側ともに十分な角化組織を獲得するために、再生した歯槽堤を被覆するようにFGGを行った。周囲組織とのブレンドは期待できないが、確実に角化組織を獲得できる。

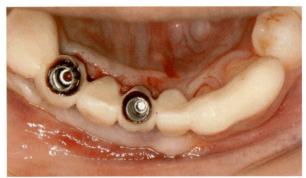
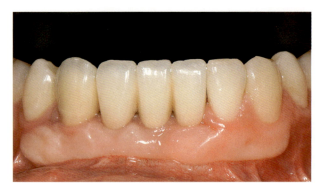

図 4-14v FGG後3ヵ月でプロビジョナルレストレーションを装着した。診断用ワックスアップから作製したシェルが精密に適合していることから、埋入ポジションが適切であったことがわかる。

図 4-14w 治療終了後の下顎前歯部正面観。ポンティックを配置している。天然歯周囲と同等ではないが、許容される審美性が獲得された。

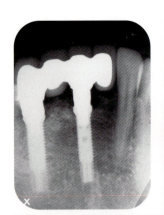
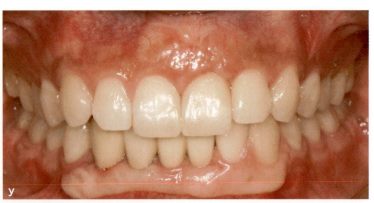

図 4-14x、y 治療終了後のX線写真と正面観。⌊1部は通法にしたがってインプラント治療を行った。

4章 下顎前歯部

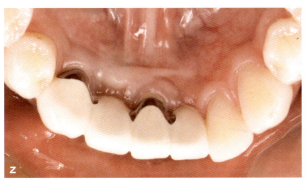
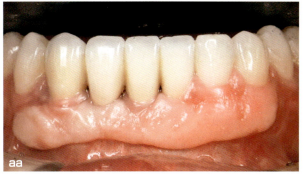

図4-14z、aa 治療終了後15年の状態。患者は治療終了後、他県に転居し、さらに海外に赴任されていたが、コロナ禍で帰国後、|6が歯冠破折し来院された。再建された歯槽堤は良好に維持されている。唇側、舌側に十分な角化組織が獲得され、増殖傾向を示している。幸い残存歯との位置関係は大きな変化がないように見受けられる。

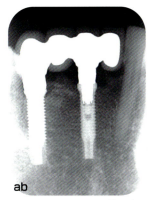
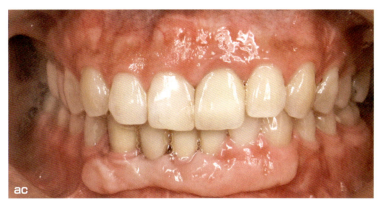

図4-14ab、ac 同Ｘ線写真と正面観。Ｘ線的にはほとんど変化がない。患者は初診時22歳で現在37歳となったが、その間大きな咬合の変化は認められない。

小括

　ここまで下顎前歯部のインプラント治療について検討してきた。本稿で示した症例の経過を見ることによって、インプラント周囲に十分な骨幅、角化組織を獲得し、できるだけ高い清掃性を確保することが基本であることがわかる。本部位は神経、血管の走行、骨質、軟組織量など解剖学的な観点からはインプラントを埋入しやすい部位と考えられがちである。しかし、口腔底への出血のリスクがあり、部分欠損症例において、クラウンブリッジタイプの補綴装置を選択した場合、水平的にも垂直的にももっともスペースマネジメントが難しい部位である。特にインプラントの埋入ポジションはミスの許容範囲が狭いうえ、たとえ完璧なポジショニングができても自然感のある軟組織形態、補綴装置の形態を得るのは容易ではない。さらに日常の会話での露出頻度は案外高い。単独歯欠損であればできるだけ適用を避けることが賢明であるが、複数歯欠損になると、その優位性が高まり不可欠となる。そして、メインテナンスにおいて歯石が付着しやすい部位であるため、セルフケア、プロフェッショナルケアともに軟組織を傷めないよう繊細な処置が求められる。要するに、下顎前歯部には心してかかることが求められる。

　次項では、下顎前歯部の硬・軟組織マネジメントの具体的なテクニックについて解説したい。

下顎前歯部における硬・軟組織マネジメントのテクニック

4章の前半では下顎前歯部におけるインプラント治療の難易度について検討した。特にクラウンブリッジタイプの補綴装置を選択した場合、インプラントの埋入ポジションと硬・軟組織マネジメントに高い精度が求められる。ここからは症例を通して、下顎側切歯および中切歯の連続欠損に対するインプラント治療のテクニックについて解説したい。

症例概要

患者は34歳の男性。4ヵ月前に外傷により 2 1 を失った。部分床義歯を一時的に装着していたが、審美的・機能的な向上のために固定性補綴を希望し、紹介によって来院された (図 4 -15)。患者は会話時に下顎前歯部の組織が露出することを認識し、審美領域であることに気付いていた。そこで、治療結果は可及的に反対側の残存歯の外観に調和させること、つまり歯のサイズ、方向、ローテーションなど反対側に同調させることを望んでおり、ラッピングによるスペース調整は許容できないとのことであった。このような患者の要求が高い症例の場合、インプラントポジション、硬・軟組織のマネジメント、修復物による軟組織形態の調整のすべての処置を精確に行う必要がある。

下顎前歯部は前述したとおり重要な審美領域であり、時と

して上顎よりも露出頻度が高くなると筆者は考えている。また、歯冠のサイズが他の部位よりも小さく、繊細な操作が要求されるため、骨造成は三次元的な目標に向けて精密に行われることが求められる[40]。

フラップデザイン

前歯部においても基本的には臼歯部と同じコンセプトでフラップデザインが決定される。瘢痕を隠すため、縦切開線は 3 3 の遠心に設定した。舌側は基本的に縦切開を入れず、水平切開を2～3歯延長する (図 4 -16)。それでも減張量が不足する場合に縦切開を加える。

切開

臼歯部と同様に唇側、舌側に十分なテンションをかけ、角化組織の中央を軟組織表面に対して垂直に切開する。均一な切開面を形成することが重要である (図 4 -17)。

剥離

フラップの剥離は、軟組織にダメージを与えないように繊細な操作が求められる。**特に骨膜を断裂させないこと、残存歯周囲に軟組織が取り残されないようにすることが重要**。そのために骨膜を確実に切開し、鋭利な剥離子の先端を骨面上に確実に到達させ丁寧に起こしていく。また、骨内欠損部は欠損辺縁に沿ってメスにより鋭的に剥離する (図 4 -18)。

4章 下顎前歯部

術前の状態

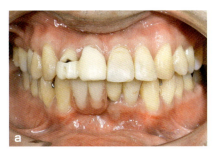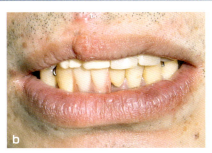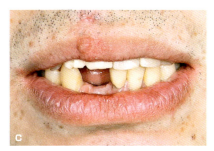

図4-15a～c 初診時の下顎前歯の露出。欠損部の不足する組織は義歯床によって再現されていた。

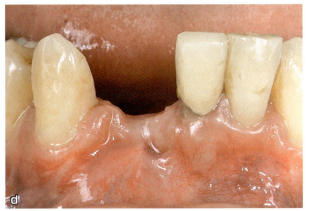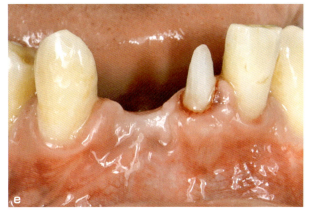

図4-15d、e GBR術前の正面観。欠損部は三次元的に吸収している。正中の乳頭再建が満足度に大きな影響を与えると予測された。

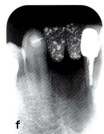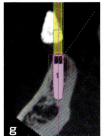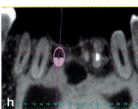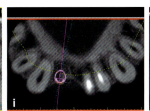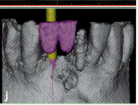

図4-15f～j 術前のX線写真と3Dシミュレーション。近遠心スペースは限られており、適切な形態を獲得するためにはインプラントのポジションが非常に重要である。2|部に埋入予定であるが、斜面の抵抗に負けて、近心、頬側に偏位しないように注意が必要である。審美性を得るためには、三次元的なGBRが必要であることがわかる。

フラップデザイン

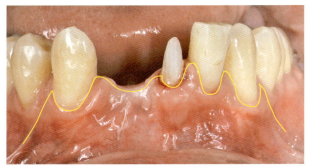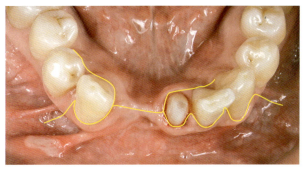

図4-16a 縦切開はフラップが台形となるように約45°傾斜させる。

図4-16b 歯槽頂の水平切開は角化歯肉内に設定し、舌側の延長は水平に2～3歯行う。必要であれば減張操作後に縦切開を最遠心部に追加する。

133

切開

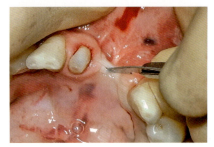

図4-17a 頬舌側に十分なテンションがかけられている。

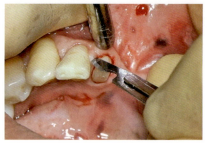

図4-17b 歯間乳頭部はスキャロップインシジョンとし、パピラシフトに適応できるようにあまり厚くならないようにする。

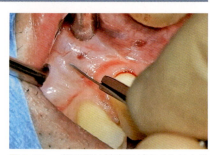

図4-17c 縦切開は基底面が広くなるように斜めに切開を加える。粘膜部は厚いが骨面を感じ取りながら骨膜を連続的に切開する。

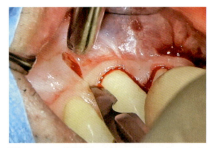

図4-17d 歯頸線に対して直角に入るように歯肉溝へ切開を進める。

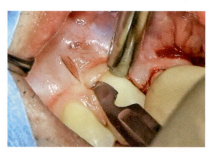

図4-17e フラップ先端部はメスの背面を利用し、歯根の立ち上がる部位まで確実に切開する。

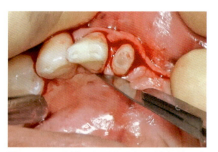

図4-17f 舌側は歯間乳頭部の基底部を連続的に切開する。

剥離

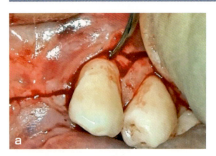

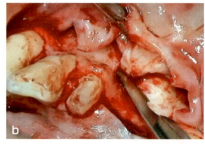

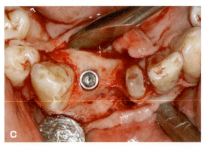

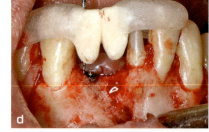

図4-18a 鋭利で小型の剥離子によって骨面を掻爬するように剥離を行う。キュレットも効果的な剥離子となる。

図4-18b 骨内欠損部は内部の軟組織をメスにより切離しながら剥離を進める。

図4-18c ③|に近接しているが、適切な歯冠形態を再現するにはこのポジションが求められる。

図4-18d プラットフォームの位置はサージカルステントに対して良好な位置にあるが、プラットフォームが近心に傾斜していることに注目。

メンブレンの調整

前歯部は歯列弓に沿って歯槽堤がカーブしているため、バリアメンブレンには頬舌的なカーブに加え、近遠心的な彎曲を付与することが求められる。

筆者が好んで用いるハニカムメンブレンは、ベンディングによって再生のスペースを三次元的に調整できるため、前歯部の外側性GBRには効果的である[41]。

図4-19にその調整法を示す。

メンブレンの調整

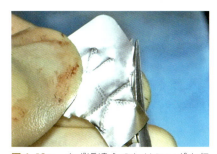

図4-19a まず近遠心のトリミングを行う。固定後にはメスで切除できないためフレーム部は確実にトリミングしておく。ハサミを動かすのではなく、メンブレンを動かすほうがやりやすい。

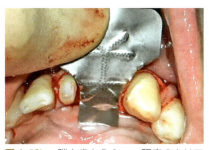

図4-19b 隣在歯から1mm程度のクリアランスがとれるように調整する。

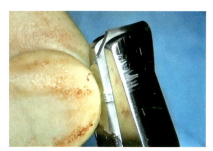

図4-19c 唇側隅角相当部にベンディングを行う。

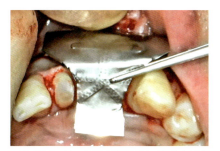

図4-19d リッジの唇側隅角に相当する部位が良好にベンディングされている。

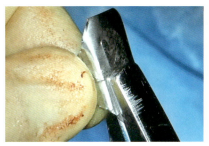

図4-19e 隅角部のベンディングラインに沿って中心付近から折り込む。

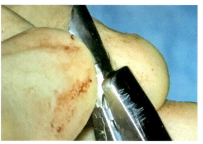

図4-19f 折り込んだ部位を圧接する。

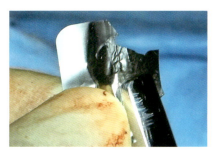

図4-19g 反対側も同様に隅角部を折り込み、圧接する。

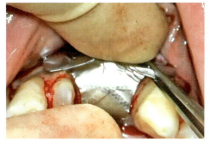

図4-19h 折り込みによってメンブレン辺縁が残存歯に近接するためトリミングの範囲を確認する。

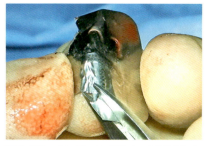

図4-19i ベンディングによって変化した外形をトリミングして微調整する。

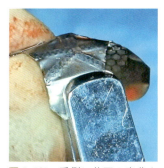

図4-19j 舌側に若干の弯曲を付与する。

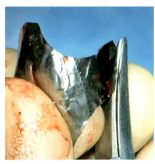

図4-19k 鋭縁を取り除く。

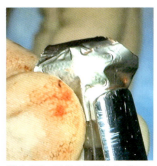

図4-19l 唇側の下端をわずかに折り込む。

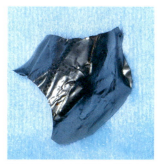

図4-19m 三次元的に調整されたメンブレン。

メンブレンと骨移植材の設置

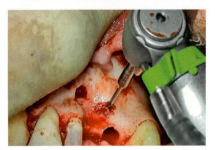

図4-20a　皮質骨の穿孔は500rpm程度の低速で丁寧に行う。削り出した自家骨は骨移植材として使用する。

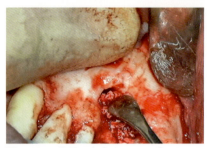

図4-20b　術野に存在するアンダーカット部にはあらかじめ骨を移植しておく。

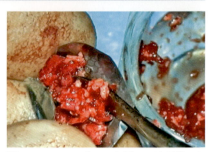

図4-20c　メンブレン内側に死腔が残らないように骨移植材を填入する。

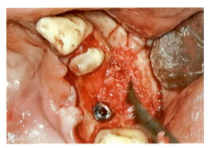

図4-20d　内側性欠損部に骨移植材を設置し表面を平坦に整える。

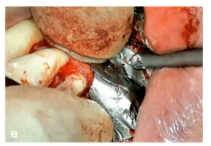

図4-20e、f　骨移植材を填入したメンブレンを所定の位置にツイストさせながら圧接し適切なポジションに安定させた後、プロフィックススクリューで固定する。唇側はストレートハンドルを使用する(e)。舌側はドライバーチップを使用しコントラアングルハンドピースでスクリューを固定する(f)。

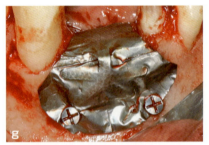

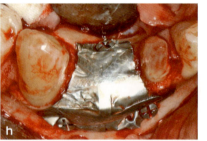

図4-20g、h　必要な増大が達成できるように設置されたハニカムメンブレン。隣在歯の歯根に接触していないことに注目。

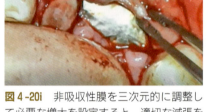

図4-20i　非吸収性膜を三次元的に調整して必要な増大を設定すると、適切な減張をしなければ唇舌側のフラップを牽引しても一次閉鎖を達成できない。

メンブレンと骨移植材の設置

　増大する部位に内側性の欠損がある場合は骨移植材を充填する(図4-20)。骨移植材は、自家骨とBio-Ossを混合して用い、その自家骨はできるだけ使用直前に採取している。一方、外側性の欠損に関してはメンブレン内に骨移植材を填入して対応するが、歯槽頂の外形となる部位には特にしっかりと充填する。

頬側の減張

　歯肉頬移行部を越えて全層フラップを剥離して縦切開の延長部と近遠心の縦切開の間、齦頬移行部から5mm以上根尖側に減張切開を加えていく。以降、ステップに分けて解説する。

■ ステップ1：骨膜のみの連続した水平切開(図4-21a、b)

　フラップの基底部齦頬移行部から5mm以上根尖側でフラップを歯冠側に牽引しつつ骨膜のみを連続的に切開する。

4章 下顎前歯部

頬側の減張

図4-21a フラップを歯冠側に牽引しつつメスの先端で骨膜のみを切開。

図4-21b 下顎前歯部、上顎頬側のフラップは骨膜のみの減張切開では通常十分な減張とはならない。

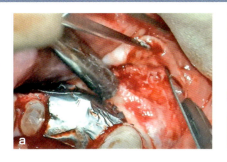
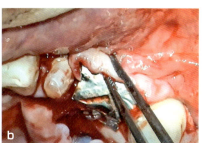

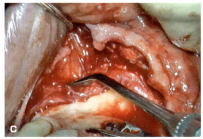
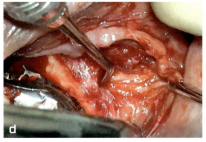

図4-21c、d 骨膜切開後2本のミニミーを使用して任意の方向に骨膜下組織を展開している。2本で行うことで選択的に適切なテンションをかけることができる。

図4-21e ミニミーを使用してフラップを最大限展開し、抵抗部位を選択的に切離する。十分なテンションがかかっていればメスで軽く触れる程度で切離され、テンションがほどけるのがわかる。

図4-21f ステップ3で抵抗する線維を切離することによって2本のミニミーでさらに展開が可能となる。

図4-21g 最終的に十分な減張量が獲得できている。

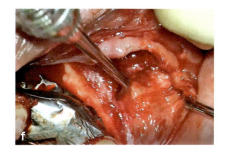
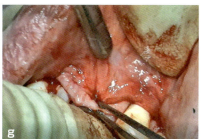

■ **ステップ2：骨膜下組織の鈍的な展開**（図4-21c、d）

通常は骨膜の切開のみでは十分な減張が得られない。ここでさらにメスを使用して深部を切開すると、血管や部位によっては神経末梢神経枝を損傷するリスクが生じるため、ミニミー（Hu-Friedy社）などを使用して、鈍的に深部組織を展開する。このとき、2本で操作することにより、任意の方向へ効果的にテンションをかけられる。

■ **ステップ3：抵抗部位の切離**（図4-21e）

ステップ2の操作が終わってもまだ減張量が十分でないとき、つまり**唇側舌側のフラップ内面が余裕を持って3〜5mm以上重なる状態**にならない場合、展開操作中に探知される線維性の抵抗部位を、15cのメスで選択的に弾くように切離する。

■ **ステップ4：切離部分の展開**（図4-21f、g）

抵抗する部位をメスで切離することにより、さらに鈍的な展開が可能となる。

以上の操作を行い再度減張量の確認を行うが、まだ不足する場合はステップ3と4の操作を繰り返す。これによって、下顎の前歯部はほとんどの場合、目的を達成できる。

舌側の減張

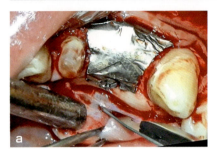
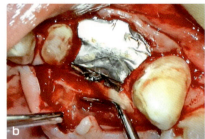

図4-22a　十分な深さまで剥離をし、骨膜のみの切開を行う。脈管が骨内に進入している部位がある場合、切離するか温存するかは歯槽頂からの距離と減張量によって判断する。

図4-22b　骨膜切離後の展開、深部の組織をよく観察しつつ慎重に行う。舌下動脈が剖出される場合がある[42]。

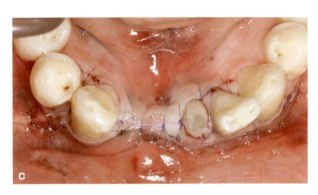
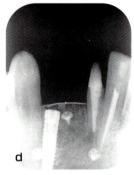

図4-22c　縫合後の状態。十分な減張操作の結果、フラップが精密に適合している。

図4-22d　術後のX線写真。歯根と接触こそしていないものの、過度の近心傾斜によってアクセスホールが近心に偏位し、エマージェンスプロファイルも天然歯に近似させるのが困難になることが予測された。

インプラント体の撤去

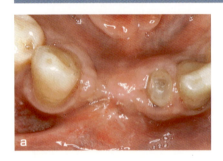
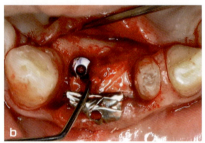

図4-23a　4週後の状態。患者と協議の結果、オッセオインテグレーションを獲得する前に撤去し、GBRによって再生する組織が成熟した後に再埋入することとなった。

図4-23b　舌側のスクリューを外し、メンブレンを唇側へ展開し、再生中の組織を最小限剥離しインプラントを露出させた。

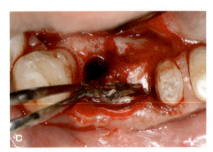
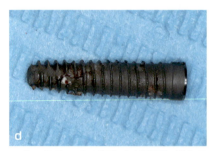
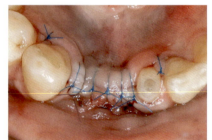

図4-23c、d　オッセオインテグレーションしていないので、インプラントは容易に撤去できた。

図4-23e　剥離した組織とメンブレンを元通りに戻し、閉創した。

舌側の減張

　下顎前歯部は、2章で解説したゾーンⅢとなるため[43]、骨膜のみの切開が必要となる。舌下動脈はさまざまな高さで下顎骨体内に入っていくため、減張操作時に損傷しないように注意を要するが、出血点が認識できれば通常の方法で止血できる。

　図4-22a、bに示す操作によって十分な減張が達成され、テンションフリーの状態で縫合を終えた（図4-22c、d）。縫合に関しては、2章78頁を参照いただきたい。

4章 下顎前歯部

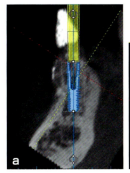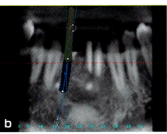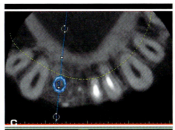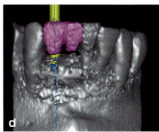

図4-24a〜d GBR後6ヵ月のシミュレーション。理想的な形態に顎堤が再建されていることが予測される。

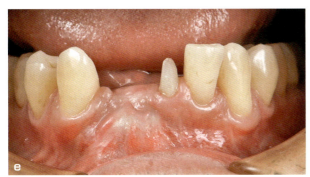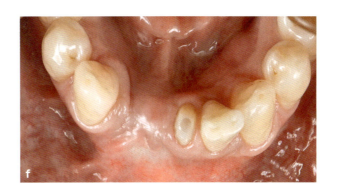

図4-24e、f インプラント埋入および軟組織増大前の状態。

軟組織移植のテクニック

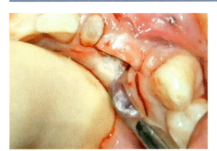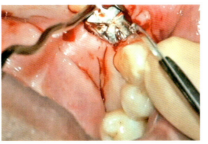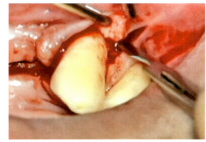

図4-25a 歯槽頂の切開はGBRと異なり半閉鎖創とするため、ハニカムメンブレンに達するまで舌側の隅角にベベルをつけて行う。

図4-25b メンブレン表面に沿ってフラップの剥離を進める。断端に存在する軟組織を骨面に向かって切開し、全層弁とする。メンブレンの下端に達したら、全層で一部剥離し、さらに部分層で剥離を進める。

図4-25c 隣在歯周囲から部分層もしくは全層−部分層でメンブレンに向かって剥離を進める（軟組織が薄い時は全層を選択）。

インプラント体の撤去

本症例では、下顎前歯というスペースマネジメントがもっとも困難で、正確なインプラントポジションが要求される部位であるにもかかわらず、埋入後の評価が不十分なまま処置を終えてしまった。患者との協議により、できるだけ良好な形態を得るには再埋入の必要があると判断し、埋入後4週で撤去を行った（図4-23）。本来であれば、術中にポジションの問題を探知し、修正すべきである。撤去は最小限のフラップの展開で舌側より膜を開き、撤去後に同一のスクリューを設置し閉創した。

軟組織移植のテクニック

図4-24に示すように、GBR術前に比較して歯槽堤は三次元的に増大されているが、歯槽頂エリアでは軟組織が不足していた。図4-25から軟組織移植のテクニックを解説していく。

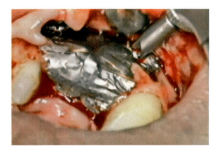

図4-25d スクリューを除去。

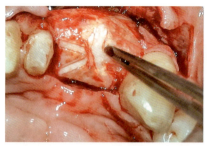

図4-25e メンブレン除去後、浸潤麻酔針による刺入、ピンセットによる圧迫で膜下の組織をチェックする。軟組織直下まで硬組織の再生が認められた。

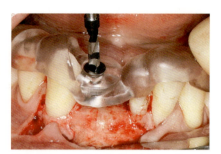

図4-25f サージカルガイドテンプレートを利用し直径2mmのドリルによる形成を行った。

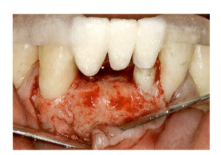

図4-25g 埋入後の状態。

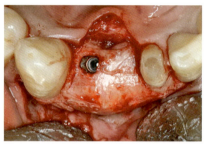

図4-25h 同咬合面観。十分な量の硬組織がインプラント周囲に獲得できている。

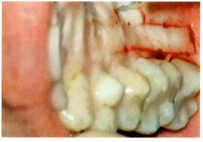

図4-25i 必要な軟組織増大量をプローブなどで計測し組織採取のアウトラインを決定する。2mm以上の深度で切開を加える。移植片を大小のピースに分離し重ね合わせることにより、高さを獲得する計画を立てた。

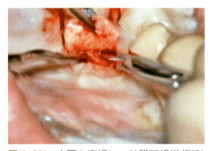

図4-25j 内面を直視し、粘膜下組織（脂肪組織）が含まれないように遊離歯肉組織を採取する。

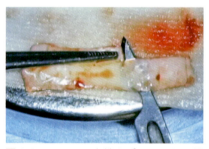

図4-25k メスの直前をピンセットで固定、メスの側面で組織を圧接しつつ、上皮組織を切離する（1章参照）。

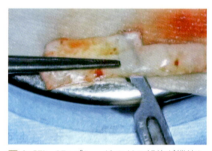

図4-25l 15cブレードのどの部位が機能しているか（実際に切開しているか）を認識し、効果的にピンセットで固定する。

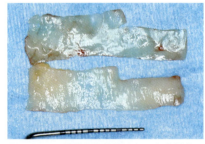

図4-25m 遊離歯肉移植片から上皮部分を分離した状態。結合組織辺縁には上皮が残る場合が多いので、トリミングを行う。

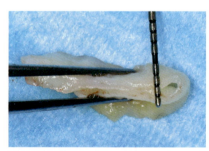

図4-25n 重ねることによって2mm以上の増大が得られる。

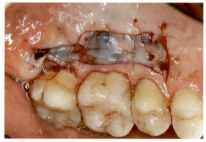

図4-25o 切除された上皮はほぼ完全な形でドナーサイトに復位された。治癒が促進されることが示されている[44,45]。

4章　下顎前歯部

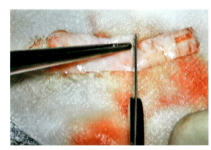

図4-25p　計画どおりに結合組織移植片を分離する。

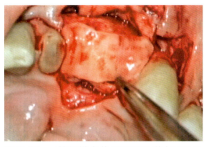

図4-25q　軟組織全体の厚さを増大するために、メンブレン直下に形成された軟組織層に6-0の吸収性糸によって歯槽頂全体を被覆するサイズの移植片を固定する。3̄近心舌側の縫合固定を示す。

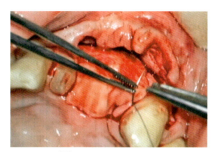

図4-25r　3̄頬側の縫合固定。

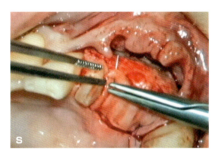

図4-25s、t　1̄近心への結合組織の固定。

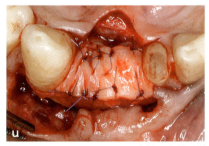

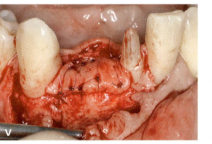

図4-25u、v　CTGによって歯槽頂全体が被覆されている。残存歯の隣接面を緊密に被覆していることに注目。

図4-25w　中切歯近心を優先して結合組織第二層の固定を開始した。第一層の結合組織も貫通させる。

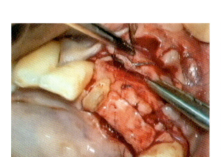

図4-25x　根尖側に形成されている骨膜層を固定源とする。

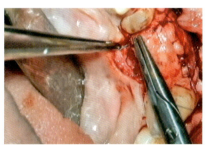

図4-25y　舌側も頬側同様、第一層の結合組織を貫通しメンブレン直下の軟組織を固定源として縫合する。

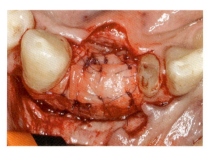

図4-25z　第二層固定後の咬合面観。正中部で緊密に中切歯歯根の近心面に適合していることに注目。

141

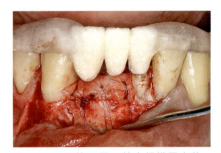
図4-25aa 第二層の結合組織固定後、サージカルテンプレートにより評価すると歯間乳頭部が良好に増大されている。

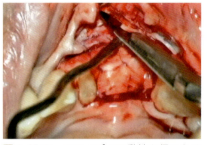
図4-25ab フラップの可動性を得るために、GBRによって形成された瘢痕組織を越えて深く減張切開することが求められる。

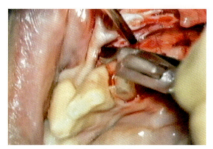
図4-25ac 近遠心的に減張切開の範囲を広げる。

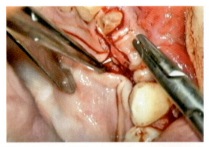
図4-25ad 唇側フラップ、結合組織を穿通し舌側フラップを縫合する。不完全閉鎖とすることによりMGJの変位を防ぐことができる。

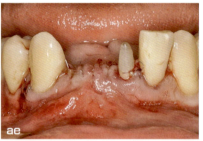
図4-25ae、af インプラント埋入、軟組織増大後の状態。歯間乳頭頂の高さまで増大されていることに注目。

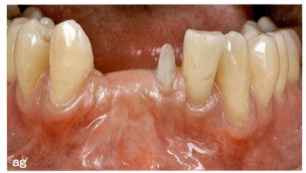
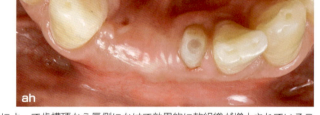
図4-25ag、ah 軟組織増大後3ヵ月のパンチアウト前の状態。CTGによって歯槽頂から唇側にかけて効果的に軟組織が増大されていることがわかる。正中の歯間乳頭相当部、右側側切歯、中切歯間の歯間乳頭部の高さが増大されているが、舌側の角化組織が不足している。

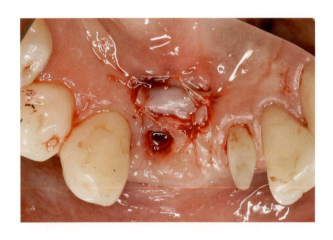
図4-25ai 小範囲にFGGを実施した。

4章　下顎前歯部

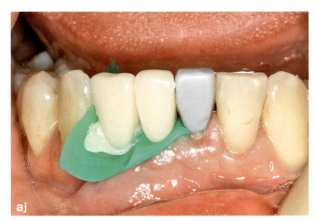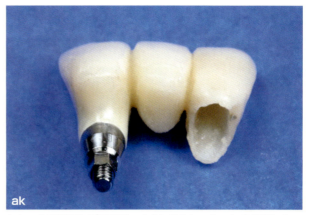

図4-25aj、ak　パンチアウト後、テンポラリーシリンダーと事前に作ったシェルを連結しプロビジョナルレストレーションを作製した。テンポラリーパーツと軟組織縁下形態の外形を比較するとわずかなポジション、方向のズレが歯冠形態に大きな悪影響を及ぼすことがわかる。

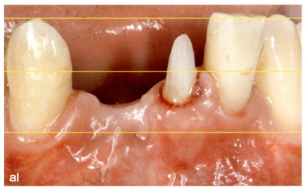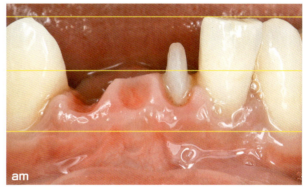

図4-25al、am　術前（al）と硬・軟組織マネジメント後（am）の比較。効果的に三次元的増大が達成されている。各歯間乳頭頂に応じた高さまで組織が達していることに注目。

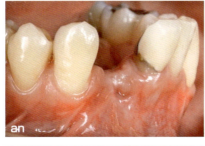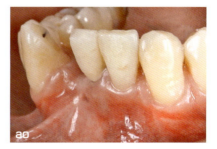
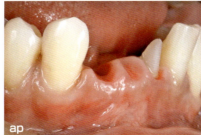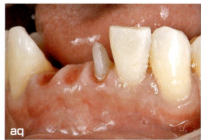

図4-25an〜aq　初診時（an、ao）と硬・軟組織マネジメント後（ap、aq）の比較。|1近心の歯肉退縮は審美性の改善には非常に重要となるが、十分な増大が達成されている。

143

治療後1年の状態

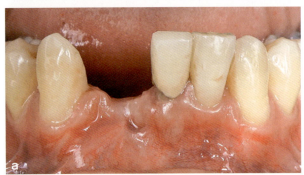
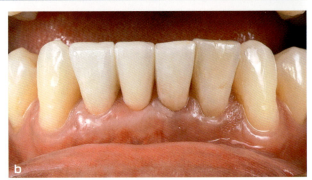

図4-26a、b　初診時（a）と治療後1年（b）の正面観の比較。健全な周囲残存歯と高いレベルで調和している。インプラントポジションを修正していなければ、この形態は得られなかったであろう。

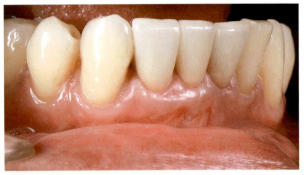

図4-26c　硬組織と軟組織、両方のマネジメントが効果的であったことがわかる。

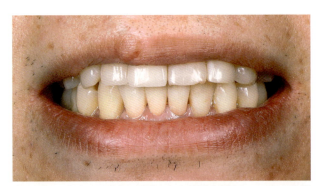

図4-26d　患者は日常的に再生された組織を露出している。体積はわずかだが、自然な外観を達成するには高い精度が求められる。

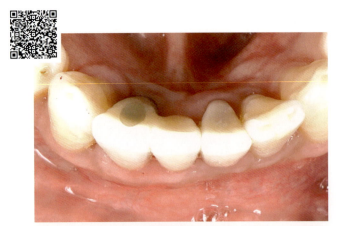

図4-26e　インプラント舌側形態は天然歯列と調和し、その周囲には十分な角化組織が存在している。（二次元コードを読み込むと動画が始まります）

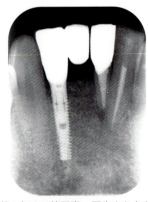

図4-26f　治療後1年のX線写真。再生された歯槽堤は維持されている。インプラントは3|と近接しているが、このポジションでなければ適切な歯冠形態は再現できないことがわかる。プラットフォームスイッチとテーパード形状により、インプラント周囲の骨吸収は抑制されている。

まとめ

　下顎前歯部におけるインプラント治療の難易度と、特に審美性の獲得が優先される症例に対する硬・軟組織マネジメントのテクニックについて解説した。口腔内の他の部位と比較してもっとも小さい補綴スペースのマネジメントとそれに応じた補綴装置のデザイン、治療ゴールの設定、三次元的GBR、精密なインプラントポジション、再生された顎堤上に必要な質と量の軟組織の獲得が求められる。GBRによって十分な歯槽堤の再建が達成され、さらに軟組織の増大を適切に行うことによって、アタッチメントロスによる隣在歯隣接面の組織退縮をある程度リカバーできる可能性があると考えている。本症例でも、患者には軟組織形態の完全な回復は困難と伝えていたが、幸い高い満足を得ることができた。

参考文献

1. Mchorris WH（著）．加藤久幸，木下克己，久木留廣明（訳）．前歯の重要性．日本顎咬合学会誌．1986；7（3‐4）：59‐64.

2. Consolaro A, Cardoso MA. Mandibular anterior crowding: normal or pathological? Dental Press J Orthod. 2018 Mar-Apr；23（2）：30‐36.

3. Richardson ME. Late lower arch crowding: the aetiology reviewed. Dent Update. 2002 Jun；29（5）：234‐8.

4. Dalstra M, Sakima MT, Lemor C, Melsen B. Drifting of teeth in the mandible studied in adult human autopsy material. Orthod Craniofac Res. 2016 Feb；19（1）：10‐7.

5. Hand JS, Beck JD, Turner KA. The prevalence of occlusal attrition and considerations for treatment in a noninstitutionalized older population. Spec Care Dentist. 1987；7：202‐6.

6. Drummond S, Capelli J Jr. Incisor display during speech and smile: Age and gender correlations. Angle Orthod. 2016 Jul；86（4）：631‐7.

7. Drago CJ. Rates of osseointegration of dental implants with regard to anatomical location. J Prosthodont. 1992 Sep；1（1）：29‐31.

8. Tolstunov L. Implant zones of the jaws: implant location and related success rate. J Oral Implantol. 2007；33（4）：211‐20.

9. Kütük N, Demirbaş AE, Gönen ZB, Topan C, Kiliç E, Etöz OA, Alkan A. Anterior mandibular zone safe for implants. J Craniofac Surg. 2013 Jul；24（4）：e405‐8.

10. Kalpidis CD, Setayesh RM. Hemorrhaging associated with endosseous implant placement in the anterior mandible: a review of the literature. J Periodontol. 2004 May；75（5）：631‐45.

11. Budihardja AS, Pytlik C, Haarmann S, Holzle F. Hemorrhage in the floor of the mouth after second-stage surgery: case report. Implant Dent. 2006 Jun；15（2）：148‐52.

12. Cortellini P, Stalpers G, Mollo A, Tonetti MS. Periodontal regeneration versus extraction and prosthetic replacement of teeth severely compromised by attachment loss to the apex: 5-year results of an ongoing randomized clinical trial. J Clin Periodontol. 2011 Oct；38（10）：915‐24.

13. Zucchelli G, Mazzotti C, Tirone F, Mele M, Bellone P, Mounssif I. The connective tissue graft wall technique and enamel matrix derivative to improve root coverage and clinical attachment levels in Miller Class IV gingival recession. Int J Periodontics Restorative Dent. 2014 Sep-Oct；34（5）：601‐9.

14. Trombelli L, Simonelli A, Minenna L, Rasperini G, Farina R. Effect of a Connective Tissue Graft in Combination With a Single Flap Approach in the Regenerative Treatment of Intraosseous Defects. J Periodontol. 2017 Apr；88（4）：348‐56.

15. Ricci G, Ricci A, Ricci C. Save the natural tooth or place an implant? Three periodontal decisional criteria to perform a correct therapy. Int J Periodontics Restorative Dent. 2011 Feb；31（1）：29‐37.

16. Sailer I, Hämmerle CH. Zirconia ceramic single-retainer resin-bonded fixed dental prostheses (RBFDPs) after 4 years of clinical service: a retrospective clinical and volumetric study. Int J Periodontics Restorative Dent. 2014 May-Jun；34（3）：333‐43.

17. Kern M, Passia N, Sasse M, Yazigi C. Ten-year outcome of zirconia ceramic resin-bonded fixed dental prostheses and the influence of the reasons for missing incisors. J Dent. 2017 Oct；65：51‐5.

18. Kern M. Fifteen-year survival of anterior all-ceramic cantilever resin-bonded fixed dental prostheses. J Dent. 2017 Jan；56：133‐5.

19. Esposito M, Ekestubbe A, Gröndahl K. Radiological evaluation of marginal bone loss at tooth surfaces facing single Brånemark implants. Clin Oral Implants Res. 1993 Sep；4（3）：151‐7.

20. Tarnow DP, Cho SC, Wallace SS. The effect of inter-implant distance on the height of inter-implant bone crest. J Periodontol. 2000 Apr；71（4）：546‐9.

21. Scarano A, Assenza B, Piattelli M, Thams U, San Roman F, Favero GA, Piattelli A. Interimplant distance and crestal bone resorption: a histologic study in the canine mandible. Clin Implant Dent Relat Res. 2004；6（3）：150‐6.

22. Al Amri MD. Influence of interimplant distance on the crestal bone height around dental implants: A systematic review and meta-analysis. J Prosthet Dent. 2016 Mar；115（3）：278‐82.e1.

23. Caricasulo R, Malchiodi L, Ghensi P, Fantozzi G, Cucchi A. The influence of implant-abutment connection to peri-implant bone loss: A systematic review and meta-analysis. Clin Implant Dent Relat Res. 2018 Aug；20（4）：653‐64.

24. Macedo JP, Pereira J, Vahey BR, Henriques B, Benfatti CAM, Magini RS, López-López J, Souza JCM. Morse taper dental implants and platform switching: The new paradigm in oral implantology. Eur J Dent. 2016 Jan-Mar；10（1）：148‐54.

25. Rodríguez-Ciurana X, Vela-Nebot X, Segalà-Torres M, Calvo-Guirado JL, Cambra J, Méndez-Blanco V, Tarnow DP. The effect of interimplant distance on the height of the interimplant bone crest when using platform-switched implants. Int J Periodontics Restorative Dent. 2009 Apr；29（2）：141‐51.

26. 内藤孝雄．日本人永久歯の解剖から得られた歯列．顎咬合誌．2010；30（1‐2）：18‐25.

27. 戸室政之，渡邉文彦，高瀬一郎，畑好昭．インプラント径選択のための日本人歯頚部径の計測．日口腔インプラント誌．2010；23（1）：12‐7.

28. Wheeler RC. Dental anatomy, physiology and occlusion. 5th ed. Phyladelphia: Saunders, 1974：114‐23.

29. Gupta A, Rathee S, Agarwal J, Pachar RB. Measurement of Crestal Cortical Bone Thickness at Implant Site: A Cone Beam Computed Tomography Study. J Contemp Dent Pract. 2017 Sep 1；18（9）：785‐9.

30. Fuh LJ, Huang HL, Chen CS, Fu KL, Shen YW, Tu MG, Shen WC, Hsu JT. Variations in bone density at dental implant sites in different regions of the jawbone. J Oral Rehabil. 2010 May 1；37（5）：346‐51.

31. Turkyilmaz I, Tözüm TF, Tumer C. Bone density assessments of oral implant sites using computerized tomography. J Oral Rehabil. 2007 Apr；34（4）：267‐72.

32. Munakata M, Nagata K, Sanda M, Kawamata R, Sato D, Yamaguchi K. Variations in vertical mucosal thickness at edentulous ridge according to site and gender measured by cone-beam computed tomography. Int J Implant Dent. 2021 May 12；7（1）：34.

33. Heydari M, Ataei A, Riahi SM. Long-Term Effect of Keratinized Tissue Width on Peri-implant Health Status Indices: An Updated Systematic Review and Meta-analysis. Int J Oral Maxillofac Implants. 2021 Nov-Dec；36（6）：1065‐75.

34. Longoni S, Tinto M, Pacifico C, Sartori M, Andreano A. Effect of Peri-implant Keratinized Tissue Width on Tissue Health and Stability: Systematic Review and Meta-analysis. Int J Oral Maxillofac Implants. 2019 Nov/Dec；34（6）：1307‐17.

35. Monje A, Pons R, Insua A, Nart J, Wang HL, Schwarz F. Morphology and severity of peri-implantitis bone defects. Clin Implant Dent Relat Res. 2019 Aug；21（4）：635-43.

36. Sousa V, Mardas N, Farias B, Petrie A, Needleman I, Spratt D, Donos N. A systematic review of implant outcomes in treated periodontitis patients. Clin Oral Implants Res. 2016 Jul；27（7）：787-844.

37. Berglundh T, Armitage G, Araujo MG, Avila-Ortiz G, Blanco J, Camargo PM, Chen S, Cochran D, Derks J, Figuero E, Hämmerle CHF, Heitz-Mayfield LJA, Huynh-Ba G, Iacono V, Koo KT, Lambert F, McCauley L, Quirynen M, Renvert S, Salvi GE, Schwarz F, Tarnow D, Tomasi C, Wang HL, Zitzmann N. Peri-implant diseases and conditions: Consensus report of workgroup 4 of the 2017 World Workshop on the Classification of Periodontal and Peri-Implant Diseases and Conditions. J Clin Periodontol. 2018 Jun；45 Suppl 20：S286-S291.

38. Sinjab K, Garaicoa-Pazmino C, Wang HL. Decision Making for Management of Periimplant Diseases. Implant Dent. 2018 Jun；27（3）：276-81.

39. 吉江弘正，二階堂雅彦，畑めぐみ（世話人），石川知弘，和泉雄一，井上孝，浦野智，大月基弘，小方頼昌，五味一博，須田剛義，鳥潟隆睦，萩原芳幸，水上哲也，和田圭祐（コメンテーター）．歯科医師・研究者チームによる歯周治療のコンセンサス 4．インプラント周囲疾患．東京：インターアクション，2021.

40. Ishikawa T, Salama M, Funato A, Kitajima H, Moroi H, Salama H, Garber D. Three-dimensional bone and soft tissue requirements for optimizing esthetic results in compromised cases with multiple implants. Int J Periodontics Restorative Dent. 2010 Oct；30（5）：503-11.

41. Ishikawa T, Ueno D. Vertical Ridge Augmentation With a Honeycomb Structure Titanium Membrane: A Technical Note for a 3-Dimensional Curvature Bending Method. J Oral Implantol. 2021 Oct 1；47（5）：411-9.

42. Uraban I. Vertical 2：The Next Level of Hard and Soft Tissue Augmentation. Berlin：Quintessence Publishing, 2021：284-312.

43. Urban I, Traxler H, Romero-Bustillos M, Farkasdi S, Bartee B, Baksa G, Avila-Ortiz G. Effectiveness of Two Different Lingual Flap Advancing Techniques for Vertical Bone Augmentation in the Posterior Mandible: A Comparative, Split-Mouth Cadaver Study. Int J Periodontics Restorative Dent. 2018 Jan/Feb；38（1）：35-40.

44. Bosco AF, Bosco JM. An alternative technique to the harvesting of a connective tissue graft from a thin palate: enhanced wound healing. Int J Periodontics Restorative Dent. 2007 Apr；27（2）：133-9.

45. Ho FC. A modified combined approach to harvest connective tissue grafts with high quality, less morbidity, and faster healing. Int J Esthet Dent. 2020；15（1）：56-67.

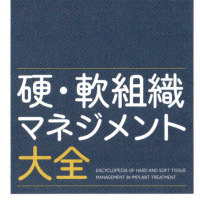

5章
上顎前歯部

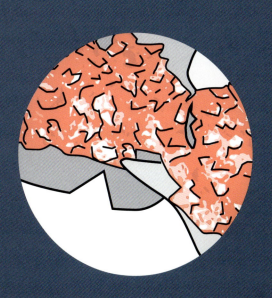

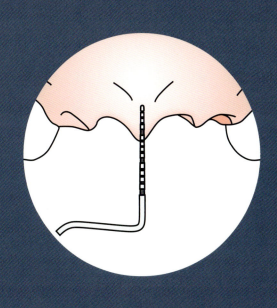

上顎前歯部の重要性

人間にとって上顎前歯を喪失することは、社会生活を営むうえで大きな障害となる。歯周病、インプラント周囲炎の進行、ブリッジの支台歯の破折による感染、外傷などによって、多数歯にわたり歯槽骨、軟組織ごと上顎前歯を失った場合、その治癒形態を見るたびに患者は喪失感を抱くため、その精神的なダメージは大きい。また、たとえインプラントが埋入できたとしても、審美性、発音機能が大きく損なわれてしまえば患者は不幸せになる。

上顎前歯部のインプラント治療、特に複数歯欠損における審美性の回復は、たとえ抜歯前に周囲組織が健全であっても容易ではなく、硬・軟組織が不足していれば失われた組織と審美性の再建はさらにチャレンジングなものとなる[1〜4]。本章では、上顎前歯部における再建的な審美インプラント治療に関して、検討していきたい。

術前のゴール設定

患者の審美性に対する要求度はさまざまである。術前の状態、社会的な背景も大きく影響するであろう。術前に実現可能な審美的なゴールについて共通の認識をもっておくことは非常に重要である。安易に理想的に仕上げられたワックスアップモデルや、デジタル画像をゴールにしてしまうと、治療後にトラブルとなるリスクがある。インプラント治療の限界と可能性について十分説明し、ピンクマテリアルを使用するか、クラウンブリッジタイプとするかを患者とともに検討する必要がある（図5-1、5-2）[5]。

Kokichら[6]は矯正医、一般歯科医師、一般人300名に対するアンケートによって軟組織形態について魅力的でないと認識する閾値を調査し、正中の歯間乳頭は鼓形空隙の大きさが矯正医は2mm、歯科医師と一般人は3mmであり（図5-3a〜c）、片側の中切歯側切歯間の乳頭レベル（ロングコンタクトによってブラックトライアングルなし）は、歯科医師が0.5mmで気付き、一般人は2mmでも認識しなかったことを示した（図5-3d〜f）。また、左右対称に歯間乳頭が低下しロングコンタクトになっている場合、矯正医が1mm、一般人は1.5mm、歯科医師は2mmでも認識しないという結果も報告している（図5-3g〜j）[7]。非常に興味深いデータであるが、ベースラインの状態は個々の患者でさまざまで、歯間乳頭高径が3mmロスしてもスキャロップが残っている者もいれば、ほとんど平坦化してしまう場合もあるだろう。

一方、最大スマイル時に歯間乳頭の露出によって判断されるInterdental smile lineの調査では、420名中380名（91％）の患者において一部でも歯間乳頭が露出する、つまりHigh interdental smile lineを有することが報告され、歯頸線を露出しないLow smileにおいても87％は、歯間乳頭の一部が露出するHigh interdental smile lineを有することが示され、治療前の診断の重要性が示唆されている（図5-4）[8]。

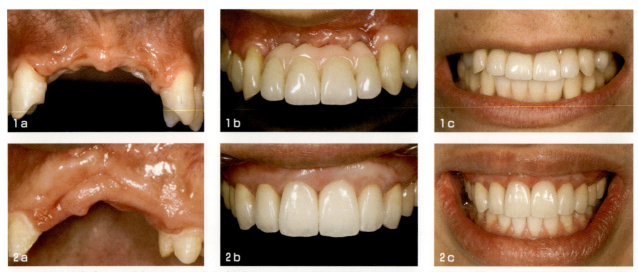

図5-1、2 治療ゴールを設定するうえで患者が自身のスマイルの状況を認識しておくことが重要で、図5-1の患者に歯間乳頭を外科的に再建してもそれが露出することはなく、ロングコンタクトの歯しか見えない。人工的であっても、わずかに露出する歯間乳頭頂が自然な外観を創出している。図5-2の患者は天然歯と同様とまではいかないが、再建された軟組織形態がすべて露出している。もしピンクマテリアルを使用すれば、そのボーダーをすべて露出していたであろう。さらに清掃性に関する配慮も加え、補綴様式が検討されるべきである。

正中歯間乳頭の鼓形空隙のサイズ、歯間乳頭レベルの違いによる認識の差

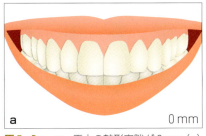 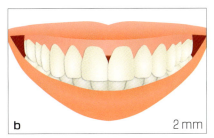 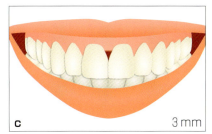

a　0 mm　　b　2 mm　　c　3 mm

図5-3a〜c　正中の鼓形空隙が0mm(a)、2mm(b)、3mm(c)の場合を示す。矯正医群は2mmで違和感を感じ、一般歯科医師と一般人は3mmが閾値であった。

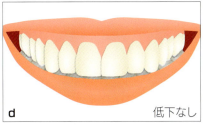 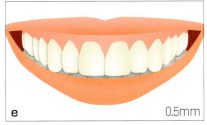 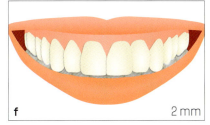

d　低下なし　　e　0.5mm　　f　2 mm

図5-3d〜f　片側性の歯間乳頭の低下について、論文著者の予測に反して一般歯科医師がもっとも鋭敏に探知し0.5mm(e)で指摘したが、矯正医は0.5〜1.0mm、一般患者は2mm(f)の低下があったとしても指摘しなかった。

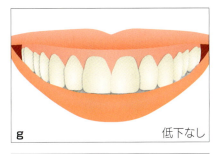 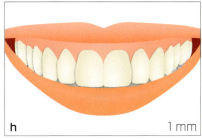

g　低下なし　　h　1 mm

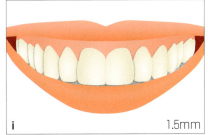 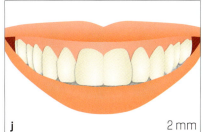

i　1.5mm　　j　2 mm

図5-3g〜j　両側性に犬歯間の歯間乳頭が低下した場合、矯正医は1.0mm(h)で指摘し、一般人は1.5mm(i)で魅力の低下を指摘したが、一般歯科医師は2mm(j)でも問題を指摘しなかった。

Interdental smile line

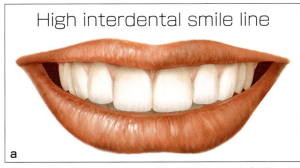 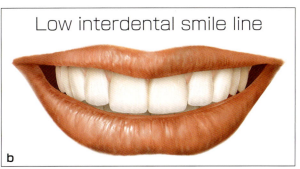

a　High interdental smile line　　b　Low interdental smile line

図5-4a、b　歯頸線は見えないが、歯間乳頭の一部が露出しているInterdental smile lineはHighと分類される(a)。調査対象420名のうち380名(91%)が全部または一部が露出していた。aは歯頸線は見えないLow smile・High interdental smileを示している。一方、bは歯頸線も歯間乳頭のまったく見えない状態であるLow smile・Low interdental smile lineを示している。Low smileの被験者中でも87%を占めている。

ハイディマンディングな症例

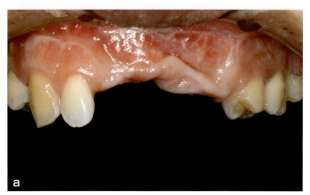 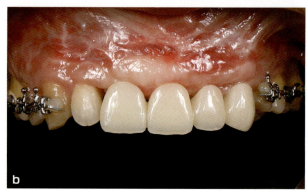

図5-5a、b 34歳男性。8年前に交通外傷にて4前歯を周囲組織とともに失った。硬・軟組織増大の後にインプラント支持のプロビジョナルレストレーションを装着した。鏡をみた患者の第一声は「この隙間はどうなりますか?」であった。「これから調整していきますので焦らず経過を見ていってください」と回答した。本章後半で詳述する。

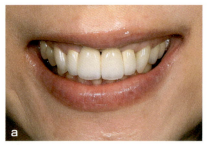 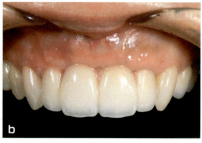 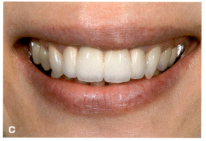

図5-6a～c 34歳女性。治療後正中のブラックスペースが許容できないと言われた(**a**)。1部は挺出後にルートサブマージェンスを行ったにもかかわらず、後戻りにより正中の歯間乳頭が低下した。スクエアな形態は許容できないとのことで、再治療を提案したが、患者はピンクマテリアルの使用を選択した(**b、c**)。Interdental smile lineの重要性と、外科的に再建できる軟組織形態の限界について十分な認識が得られていないことにより生じた問題であった。

実際の臨床では1mmのスペースは唾液によって満たされ、認識されづらい。しかし、患者自身は治療を受けた部位への関心が高く、わずかなスペースやロングコンタクトによる形態修正を許容しない患者もいるため、実例を挙げてインプラント治療の困難さと可能性を示しながら、治療ゴールについて患者とともに検討することが重要である(**図5-5、5-6**)。

4 mm VS 2 mm

審美性を獲得するためには、良好な軟組織形態を獲得することが不可欠となる。なかでも、歯間乳頭の再現は非常に重要な要件であると同時に、もっとも困難な処置であると考えられている[9]。歯間乳頭は隣接部の骨レベル、軟組織の厚さ、角化組織の幅、歯冠形態[10]、また根間、インプラント間距離などさまざまな要因によって影響を受ける[11,12]。

天然歯では骨縁上のアタッチメントによって歯根膜より乳頭組織への栄養供給と、根面に対する線維性の付着が存在する。そのため、健全な上顎前歯において美しいスキャロップを描き、部位によって多少の差はあるが、歯間乳頭の高さはおよそ4mm、歯冠長のおよそ40%程度の高さであることが示されている(**図5-7**)。

インプラント補綴装置周囲の乳頭の形態、特にインプラント間乳頭についてはどうであろうか。異なる補綴様式において鼓形空隙を閉鎖できる軟組織の高さ、つまりコンタクトポイントから直下の骨縁までの軟組織の高さが示されている(**表5-1**)[9]。これらの補綴様式のなかで、インプラント間の乳頭の再現がもっとも困難であることがわかる。Tarnowらは136のインプラント間乳頭を調査し、骨頂から軟組織の高さが平均3.4mmで、計測値3mm、4mmを合わせると全体の72.79%になると報告している[14]。この論文のタイトルに「the height of the interproximal papilla between adjacent implants」とあるので、インプラント間の乳頭の高さが平均3.4mmであると解釈されていることが多い(**図5-8**)。

上顎前歯部の歯間乳頭形態

図5-7 a〜c　20名、240ヵ所の上顎前歯部の歯間乳頭を調査し、平均歯間乳頭高は近心で4.0mm、遠心で4.1mmであり、歯冠長に対して近心は42%、遠心は43%であったと報告されている。GZ=歯肉頂、MPH=近心乳頭の高さ、DPH=遠心乳頭の高さ、CL=歯冠長。

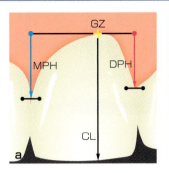
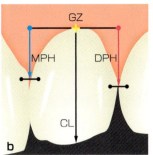
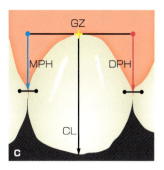

表5-1　異なる補綴様式において鼓形空隙を閉鎖できる軟組織の高さ（文献9より引用・改変）

		著者
天然歯－天然歯の間の乳頭	≦5mm	Tarnowら(1992)
	<4.5mm	Kois(2001)
インプラント－天然歯の間の乳頭	<4.5mm	Salamaら(1998、2002) Salama(2001)
インプラント－インプラントの間の乳頭	<3.5mm	Tarnowら(2003)
インプラント－ポンティックの間の乳頭	<5.5mm	Salamaら(2004)
天然歯－ポンティックの間の乳頭	<6.5mm	Salamaら(2004)
ポンティック－ポンティックの間の乳頭	<6.0mm	Salamaら(2004)

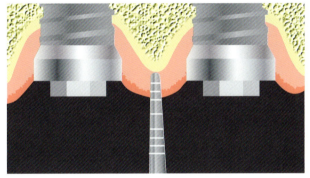

図5-8　Tarnowらの調査では、歯間乳頭部における軟組織の厚み、つまり骨までの距離を計測しており、唇側と隣接部の軟組織の高低差が作る歯間乳頭高を計測しているわけではない。（文献14より引用・改変）

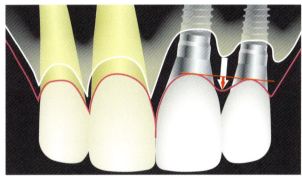

図5-9　現実的な天然歯およびインプラントの歯槽骨、軟組織の位置関係。さらに頬舌的な関係を考慮すると歯槽骨の高さは異なる。プラットフォームスイッチ、着脱回数、テーパージョイント、軟組織の厚みなどによっても変化する。白い矢印は骨頂から軟組織頂点までの高さを、赤い矢印はコンタクトポイントから歯間乳頭頂までの高さの計測を示す。（文献15より引用・改変）

そうではない。

われわれが歯間乳頭高として認識しているのはスキャロップの最下点から歯頸部軟組織の頂点までの距離である。だが、この論文はコンタクト直下の軟組織頂点から骨頂までの距離について計測しているのであって、**軟組織が形作る乳頭の高さを計測してはいない**（図5-9、5-10）。

Kourkoutaらは15部位のインプラント間、11部位のインプラント－天然歯間の硬・軟組織を臨床写真、X線上で計測し、加えて治療結果に対する患者の満足度についても調査した[16]。インプラント間のpapilla height（vertical distance from the tip of the papilla to a line connecting the zeniths of the soft tissue margins at adjacent crowns）は平均2.33mmで、歯間乳頭頂からコンタクトポイントまでのスペースは1.79mmであったが、患者の審美性に対する満足度は87.5%と高い値を示したと報告している。しかし、15名中3名から低い歯間乳頭に対してクレームがあったとしている。また、歯間乳頭頂から骨頂までの距離は平均4.2mmであった。

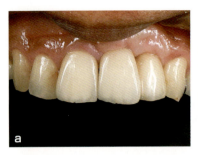
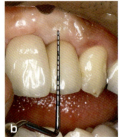
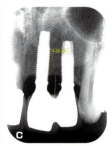

図5-10a〜c　39歳男性の治療後10年。コンタクトから骨頂までの距離はX線上ではおよそ6mm、実際のインプラント間乳頭は約2mmである。GBRの不備によって十分な骨再生が得られなかった。インプラントのインフラオクルージョンが発生している。

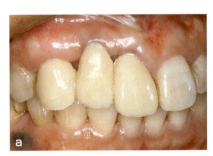
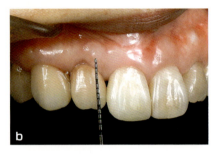

図5-11a　初診時側方面観。2|1間の歯間乳頭は目標となる唇側歯頸部最下点よりもさらに低下している。そこから少なくとも4mm以上は上方にシフトさせる必要があることがわかる。

図5-11b　治療後の側方面観。2|1の歯冠形態は反対側と同調し歯間乳頭もおよそ3mmとなり、大きな改善が得られている。

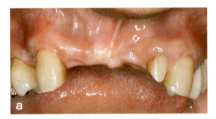
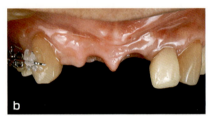
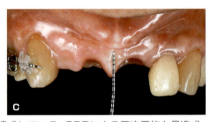

図5-12a〜c　硬・軟組織マネジメントによって4mm以上の高低差(インプラント間乳頭)を達成している。GBRによる三次元的な骨造成、CTGによる軟組織増大によって4mm以上のインプラント間乳頭が獲得された。

またLuoらは軟組織増大のため、結合組織移植を受けていない16名の両側中切歯に埋入されたインプラント間について硬・軟組織を計測し、インプラント間の乳頭高さは平均1.89±0.71mmであったと報告している[17]。同一研究の中で、片側中切歯欠損について行った同様の計測における正中歯間乳頭頂の高さの3.67±0.76mmに比べ、明らかな差があった。患者の治療に対する満足度は、両側欠損症例の審美性が劣るにもかかわらず片側の症例と同等であり、中切歯の治療に関する満足度はpapilla estheticsだけではなく対称性、ホワイトエステティックや他の要素も関与しているため、調査が必要であるとしている。

論文的には、健全な天然歯列の歯間乳頭とインプラント間乳頭では決定的な差があり、天然歯と同等の審美性を再現することは非常に困難であることがわかる。しかし実際の臨床では、後述するように現存する組織を効果的に応用しつつ、硬・軟組織のマネジメントを適切に行うことによって、より天然歯に近づけられると考えている。まだ科学的なデータになっていないが、筆者の臨床では**インプラント間の乳頭高さ、つまり軟組織の高低差が3.5mmを超えていれば上出来**であると考えている(図5-11、5-12)。

図5-12のように、実例とインプラント治療の困難さと可能性を示しながら、個々の患者の審美的要求度を検査し、治療ゴールについて検討することが求められる。

現存する組織の応用

矯正的挺出の応用

矯正治療はインプラントサイトにおけるスペースマネジメントを行うと同時に、歯周付着組織を三次元的に移動させることにより、軟組織、歯槽骨の量と形態をコントロールすることができる(図5-13)。Salamaらは矯正的挺出によって硬・軟組織を歯冠側へ増大し、GBRに代替できるテクニックであることを示した[18,19]。

さらに、Amatoらはこのテクニックの効果を定量的に検討するために、矯正治療とインプラント治療が必要な13名の患者の32本の歯に矯正的挺出による組織増大を行い、平均6.2±1.4mmの挺出量で骨の増大4±1.4mm、歯肉辺縁の歯冠側移動量は3.9±1.5mm、MGJの歯冠側移動量2.1±1.3mm、角

矯正的挺出を利用した硬・軟組織マネジメント

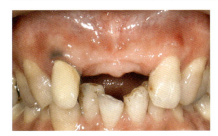
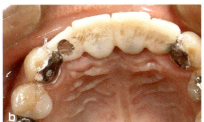

図5-13a　48歳男性、初診時の正面観。矯正治療、上顎前歯部に対するインプラント治療が計画された。

図5-13b、c　2⏌のポジションが悪く、2⏌1⏌間の歯間乳頭再建に貢献しないため、遠心歯冠側に矯正的挺出を行った。X線写真からもインプラントとの近接、3⏌2⏌間の距離が大きいことが認められる。

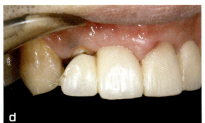
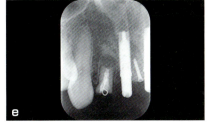
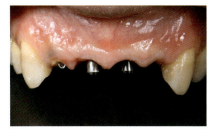

図5-13d、e　3.5ヵ月で約3mm挺出し、同様に3.5ヵ月間保定を行った。X線写真ではインプラントとの距離が適正化され、歯槽骨が増大されていることがわかる。

図5-13f　保定終了後の状態、良好に歯間乳頭が形成されている。

化歯肉の増大量1.8±1.1mmを認め、その効果は挺出量の約70％の骨増大、約60％の歯肉増大であったとした[20]。そして27本のインプラントが埋入され、その残存率は96.3％であった。また、術前に90％の付着を喪失していても適応可能であり、すべてのケースにおいて挺出した歯のみならず、少なくとも隣在歯の歯肉の歯冠側移動が認められ、これをblanket effectと表現している。さらに、挺出によって角化組織の増大、MGJの移動に関して4つのシナリオを説明している。テクニックとして15～50gのライトフォース、1ヵ月に1mmのペース、歯軸方向への挺出を推奨している。

Hochmanらは、挺出によって硬・軟組織がどのように反応するかを予測するために歯周組織の状態を3つのタイプに分類した[21]。付着歯肉が、骨に付着している場合（Type 1）は角化組織が増大し、付着歯肉とMGJが歯根に付着している場合（Type 2）は歯肉組織は歯冠側に移動するが角化歯肉は増大しない、つまりMGJも歯冠側に移動する。そして歯周ポケットが存在する場合（Type 3）はポケットが挺出によって除去されるまで歯肉辺縁は移動しないとしている。また、ブラケット、ワイヤーを応用した通常の矯正テクニックによる（天然歯の歯軸ではなく唇面に沿った）挺出では、歯根の傾斜により唇側骨の穿孔が起こりうること、組織の増大には歯根軸方向に挺出することが重要で、プロビジョナルレストレーションを応用したシンプルな装置が有効であること、0.025インチのelastic threadを使用し80g以下、1ヵ月で1～2mmのペースが適切であるとしている。

野澤らは重度歯周病に罹患した下顎小臼歯を15mm挺出後、根尖を頬側に向けることによって歯槽堤の高さのみならず、頬舌的な幅を増大した症例を報告した[22]。この方法は前出のAmatoらによっても言及されている[20]。丹野はこのテクニックを応用し良好な結果を報告している[23]。

このように矯正的な挺出によってインプラントサイトの増大が可能となるが、さらに審美領域のインプラント治療においては、高い確率で歯間乳頭の欠損を改善できることが示されている[24～27]。実際の筆者の臨床においては、必要な高さに軟組織が到達するまで時間をかけて挺出し、骨の成熟を待ちX線で確認する。骨成熟後、軟組織の高さが減少し不十分だと判断されたら再度挺出を行う。要するに、十分な増大が得られるまで妥協せずに実施することがもっとも重要なポイントである。また、単純に歯軸方向に挺出するだけでは目的を達成できない場合も少なくない。

現存する乳頭頂に相当する部位（付着の位置）と目標となる歯間乳頭頂の部位を結ぶ方向に挺出できるようにワイヤー上に固定源（ノッチ）を設定し作用点（フック、ホール）を設置する。つまり、三次元的な評価を行って、挺出方向を決定すべきである（図5-13d、e）。

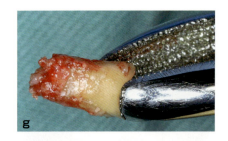
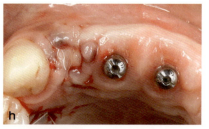

図5-13g　このままRSTを行うと後戻りが予測されるため意図的再植を行った。

図5-13h　同時にCTGを応用して確実なサブマージェンスを図った。

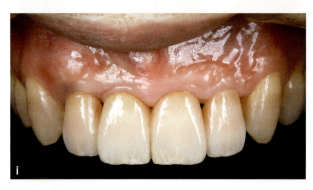
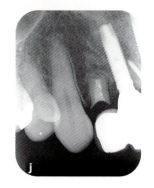

図5-13i　治療後7年の状態。2̲|のサブマージした歯根は良好に周囲の軟組織を維持している。

図5-13j　同X線写真。X線的にもサブマージされた歯根は近遠心の骨レベルを維持し、歯間乳頭の獲得に貢献していることが認められる。

RSTの長期症例

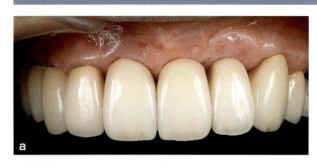
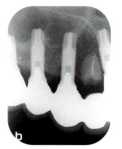

図5-14a、b　2̲|部RST後23年の症例。長期間良好に維持されているが、根面の形成、軟組織の調整が不十分で歯間乳頭の獲得にはあまり貢献していない。

Partial extraction therapy(PET)の応用

■ ルートサブマージェンステクニック

挺出によって硬・軟組織を適切な方向へ増大しても、抜歯をすればその組織は部分的に失われてしまう。過去のシステマティックレビューでは、抜歯によって歯槽堤は垂直的に約1.2mm、水平的に3.8mm吸収すると報告されている[28,29]。ソケットプリザベーションを行って減少量を低減させることはできても、完全に歯槽堤を温存することは不可能である[30]。

筆者らは、ポンティックエリアに存在する天然歯の歯根をサブマージェンスすることによって固有歯槽骨を含めて歯根周囲組織を可及的に温存し、審美性を向上させる手法としてルートサブマージェンステクニック(root submergence technique：RST)の有効性について報告した[31]。この文献はこれまでに150を超えて広く引用されており、多くの臨床例によってその有効性が示されている。筆者の経験でも最長23年の経過(図5-14)があり、その多くは良好に経過している。

2012年になぎさ歯科クリニック(石川県)、北島歯科医院(静岡県)および筆者の医院の3施設で27名の患者において42本の歯をルートサブマージェンスし平均33.9ヵ月で残存率は95%であった。前述した矯正的挺出と併用する効果を米国歯周病学会(AAP)にて報告した[32]。われわれの調査では42歯中26歯(62%)において平均4.6mmの挺出を行っていた。つまり、**単にサブマージェンスするだけではなく、多くの症例において事前に保存すべき付着の位置を改善し、審美性に寄与させている。**

5章 上顎前歯部

矯正的挺出とRSTの有効性を示す症例

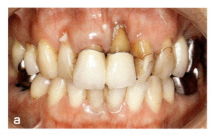
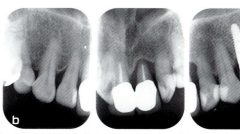

図5-15a、b　50歳女性。審美障害を主訴に来院した。25年前に外傷により1|1が歯冠破折し修復された。歯周炎の進行により1|は根尖付近、|2は近心側が根尖3分の1を超えて吸収し歯根も露出している。|1も近心に付着の喪失があり、正中の歯間乳頭は低下し、辺縁歯肉のスキャロップも不正な形態となっている。3|2|にもアタッチメントロスがあり、Type 2のリセッションを示している。

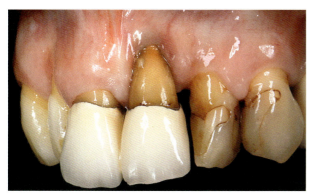

図5-15c　|1 2間の歯間乳頭は完全に喪失し、class 3の状態であった[33]。|1部にインプラントを埋入し|2はカンチレバーとする。この|1 2間の歯間乳頭の再建が本症例の最難関である。

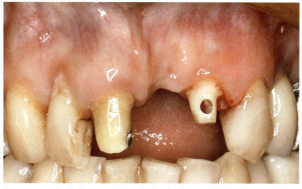

図5-15d　|1抜歯後2ヵ月の状態。|1部には重度の水平・垂直性欠損が生じ、隣接する歯にもアタッチメントロスが認められる。特に|2の近心の欠損は重度なため矯正的挺出により、|1近心の歯間乳頭の低下および不正なスキャロップに関しては欠損部の歯槽堤増大後、軟組織を増大することによって改善する計画を立てた。

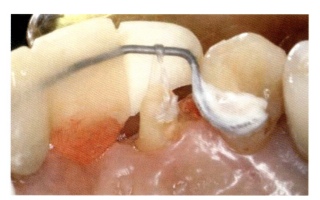

図5-15e　プロビジョナルレストレーションを利用して歯軸方向に挺出を行っている。

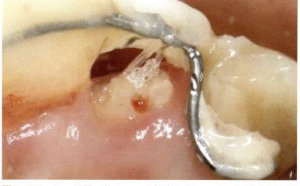

図5-15f　8ヵ月間で約8mmの挺出を行い、8ヵ月間の保定期間を設けた。

　RSTにおけるジレンマとして、骨縁上線維の保存とサブマージェンスの達成がある。審美性をより天然歯に近づけるには、より多くの骨縁上線維を保存したい、つまり骨縁上で歯根を切断することが求められる一方、露出のリスクが高まる。骨縁で歯根を切断しても、天然歯と同様な審美性を維持するためには、矯正的挺出でオーバーコレクションを行うことにより目的を達成することができる。しかし挺出完了後、保定期間が短いとサブマージェンス後に後戻りが発生し、増大した組織を維持できない場合があるため、可及的に長い

（最低半年）保定期間を設定するか、意図的な再植を行い歯根膜線維の緊張を解除する必要がある[5]（図5-13）。本調査における筆者の症例では治療後10年の間にはトラブルは生じていない。

　図5-15に示すように、挺出（＋意図的再植）およびRSTは、天然歯の付着機構の能力を生かし予知性の高い垂直的な硬・軟組織の増大と最大限の温存を図り、審美インプラント治療のポンティックサイトにおいて、絶大な効果を有する。

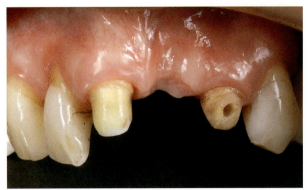
図5-15g 挺出によって|2近心の軟組織は反対側と同等のレベルとなった。プラークコントロールのレベルも改善している。

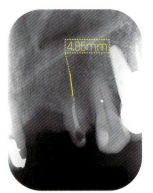
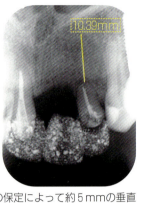
図5-15h 8mmの挺出と8ヵ月の保定によって約5mmの垂直的な骨増大が達成されている。

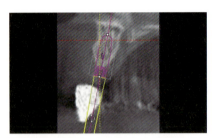
図5-15i |1部にインプラントを埋入するには三次元的な骨造成が必要であることがわかる。

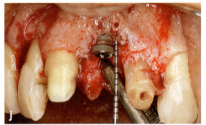
図5-15j、k インプラントを適切な位置に埋入した後の状態。矯正的挺出が|2近心の歯槽骨レベルを効果的に改善している。咬合面観ではインプラントが唇側・口蓋側とも露出し、垂直的な欠損となっている。骨のエンベロープはなく、外側性の骨造成が必要である。挺出した側切歯部の歯槽骨頬舌径は狭小化している。

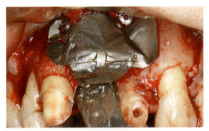
図5-15l ハニカムメンブレンによって三次元的なGBRを行った。|2の頬側も再生スペースが形成されていることに注目。

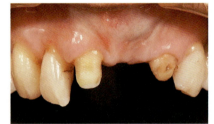
図5-15m GBR後6ヵ月の状態。歯槽骨は三次元的に増大されているが、軟組織の形態、角化組織が不足している。|1のスキャロップも改善されていない。軟組織マネジメントが不可欠であることがわかる。

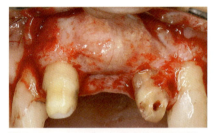
図5-15n メンブレン除去後の正面観では、歯槽堤が垂直的に改善され軟組織を移植するボーンファウンデーション(骨の土台)が形成されている。

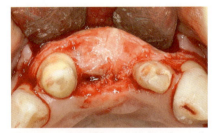
図5-15o 咬合面観からも|2部を含めて歯槽堤が唇口蓋的に再建されていることが認められる。

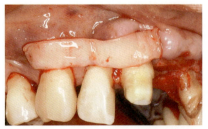
図5-15p 3 2 1|の退縮を改善するためにトンネリングテクニックで口蓋からのCTGを行った[34]。

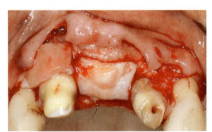
図5-15q 正中の歯間乳頭増大とインプラントサイトの歯槽堤改善のため上顎結節からの結合組織を再建された歯槽頂に移植した。

5章　上顎前歯部

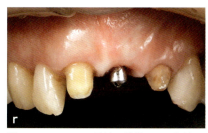
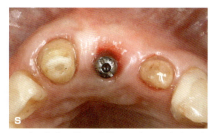
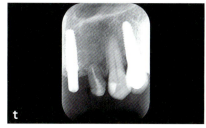

図5-15r～t　7ヵ月後の状態。dと比較すると3 2|の歯肉退縮は隣接面を除いて完全に改善され、正中の歯間乳頭も周囲の高さと同調するまで再建されている(r)。最大の問題であった|1 2間の歯間乳頭も良好に再建されている。唇口蓋的にも十分な幅が獲得されている(s)。X線では挺出された側切歯が歯槽骨を垂直的に増大し、維持していること、近遠心の付着レベルの差は残存していることがわかる(t)。同部はルートサブマージェンスを行う予定であるが、得られた軟組形態を失わないようにするため歯根を切断する部位に関して検討を要した。

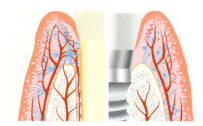

図5-15u　天然歯とインプラントでは付着様式が異なり、天然歯周囲の軟組織形態を温存するには歯槽骨上に存在している線維、つまり骨縁上の歯根をできるだけ温存することが求められる。

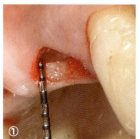
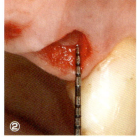
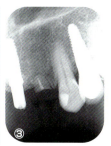

図5-15v①～③　近心部は骨縁上1mmを、遠心部および唇側は骨縁で根面をカットした。

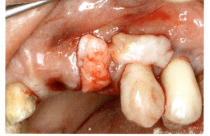

図5-15w　側切歯を確実にサブマージェンスし、挺出され狭小化した歯槽堤幅を増大するため、また犬歯のリセッションを改善するためトンネリングテクニックでCTGを行った[34]。

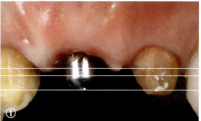

図5-15x①、②　ルートサブマージェンス前と術後1ヵ月の状態。根近心を1mm骨縁上でカットしたため、|1 2間の歯間乳頭はほぼ完全に維持されている。挺出のオーバーコレクションによって形成されていた|2遠心の歯間乳頭は根遠心面を骨縁でカットしたため、やや低下している。

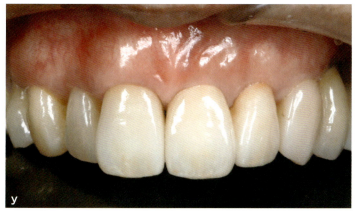
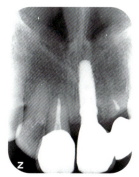
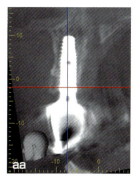

図5-15y～aa　術後の正面観とX線写真、およびCT像。3 2|の退縮、正中の歯間乳頭、1|の歯頸ライン、|1 2間の歯間乳頭が審美的に改善されている(y)。初診時のaと比較されたい。矯正的挺出によって|2周囲の骨が垂直的に造成されていることが認められる(z)。CT像では、ハニカムメンブレンを用いたGBRによって三次元的に歯槽堤が再建され維持されていることがわかる(aa)。

157

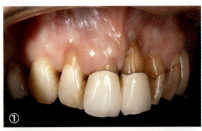
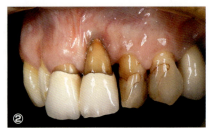
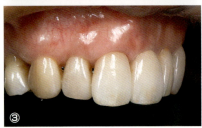
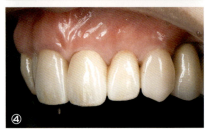

図5-15ab①〜④　初診時と治療後の側方面観を比較すると、困難と思われたすべての問題点が効果的に改善されていることがわかる。矯正的挺出とRSTの組み合わせの有効性、そしてハニカムメンブレンの高い性能が示唆される。術前に綿密な計画を立て、各ステップを正確に進めることによって良好な結果が得られる。

■ ソケットシールドテクニック

インプラントサイトにおいては、Hürzelerらによってソケットシールドテクニック(Socket Shield Technique；SST)が報告されている[35]。歯根の唇側部を部分的に残存させることによって抜歯後に生ずる束状骨の吸収を抑制し、顎堤の形態を温存する新しい方法として、イヌの組織像とともにその有効性が示された。シールド片の頬側では正常な歯周組織が維持され、シールド片の内側上方では接合上皮の存在、深部では象牙質とインプラントのスペースには骨形成があり、象牙質は骨とアンキローシスを起こしていたが、全体的に炎症像、吸収像はなかったとしている[36]。さらに、本来のSSTの手法とは異なるが、ヒトにおける組織像ではインプラントと歯根象牙質のスペースは完全に骨組織で満たされたとの報告がある[37]。

一方、歯根片とインプラント間に移植がなされなかった症例において5年後に実施された組織学的評価では、歯冠側3分の1ではインプラントと歯根片の間には軟組織が侵入している像が示されている[38]。

現在は最初の報告から10年以上が経過し、PETとしての概念が整理され、ルートサブマージェンス、ソケットシールド、ポンティックシールドの各テクニックの特長とその適応症が示されている[39〜42]。SSTの予後としては、46名46本と数は少ないがインプラント残存率100%、X線的骨吸収量0.2mm以下という中期的(最長5年)に良好な予後が示されている[43]。さらに、182名250本のインプラント、最長10年、平均約50ヵ月の成績で患者レベルで96.5%の10年間累積残存率とインプラントレベルで87.9%の10年間累積成功率を報告しているものもある[44]。また、他の報告では最長4年で128本中20本に合併症が認められ、内側性の露出が12本、外側性の露出が4本、感染が3本、インプラントの喪失が5本、シールド片の移動が1本に認められたと報告している[45]。さらに、288名の患者を対象としソケットシールドテクニックを応用して即時インプラント埋入後3〜60ヵ月の経過観察を行った近年のシステマティックレビュー[46]では、合併症は9.5%でもっとも頻度の高いものは内側でのシールド片の露出であった。シールド片の厚さは0.5〜1.5mmの範囲で厚いほど骨吸収を抑制できる傾向が報告[47]され、歯冠側3分の1のサイズでも骨保存に効果があり、シールド片と歯槽骨のトータルの厚みは2mm以上になるとしている[48]。

近年、術者ごとに経験が重ねられ、そのテクニックが確立および詳説されるようになってきた[49,50]。最近のRCTでは、SSTはコンベンショナルな抜歯後即時埋入よりも、より審美性が得られる可能性があることが示されている[51,52]。また、隣接面にSSTを応用することによってインプラント間乳頭を維持できることが示されている[53,54]。さらに、インプラントサイトだけではなくポンティックサイトにおいて根管治療の問題が解決できない場合、また歯根全周にわたる健全性が保てない場合、RSTの代替法として唇側から隣接面において歯根片を残し、歯周組織の機能による硬・軟組織の温存を図るポンティックシールドテクニック(Pontic Shield Technique；PST)が報告されている[42]。RSTは挺出後、意図的に再植することによってサブマージェンス後の後戻りを抑制することが可能であるが、PSTの適応になる歯では、破折、部分的な歯質の不足などがあり、再植には向かない場合が多い。

SSTの組織像でも示されているように、シールド片は骨とのアンキローシスを示すため、やがては置換吸収されてい

5章 上顎前歯部

審美性の改善を強く希望された症例

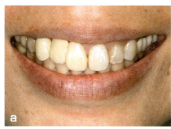
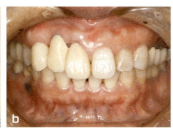
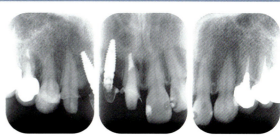

図5-16a、b　45歳女性。25年前に2̲|を欠損し、その後2回ブリッジを作り替えたが破折したため、前医によるインプラント治療を受けた。しかしプロビジョナルレストレーションの審美性に満足できずに来院。

図5-16c　1̲|の歯質の不足、遠心のアタッチメントロス、2̲|部のインプラントのポジションの不正が認められる。

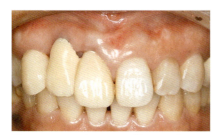
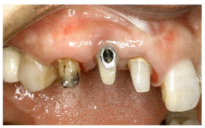
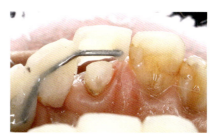

図5-16d　正面観からは2̲|部インプラントの唇側傾斜による歯冠長の延長、1̲|遠心から中央部のアタッチメントロスによる歯間乳頭の喪失と歯冠長の延長、犬歯近心の歯間乳頭の低下が認められる。

図5-16e　プロビジョナルレストレーション撤去後の正面観では重度の軟組織の喪失、中切歯の歯質の不足が認められる。

図5-16f　唇側から遠心にかけてのアタッチメントロスによる審美的問題を確実に解決するためには挺出が最善である。しかし、歯質は限られており、インプラント埋入を計画し増大された組織を維持するためにSSTを応用することにした。

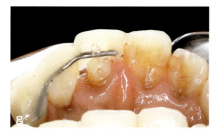
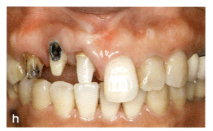
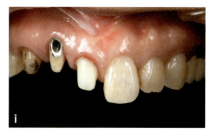

図5-16g～i　既存のインプラントを固定源として2.5ヵ月で6mmの挺出を行った(g)。挺出前(h)と保定後3.5ヵ月後の状態(i)。効果的に軟組織形態が改善されている。

く運命をもつであろう。意図的に骨縁上に残された1mm前後の歯質がどのような動態を示すかはいまだ不明である。Zuhrらは6年後にシールド片が移動することによって問題を生じた症例報告を行い、インプラントとシールド片をロックさせることを推奨[55]しているが、たとえロックしても置換吸収が進めば、いずれ骨縁上のシールド片が遊離する可能性は否定できない。そのため、**PETを行った部位は長期的に慎重な経過観察が求められる**。シールド片を骨縁まで形成すれば、シールド片の露出と骨縁上のシールド片遊離の可能性を低減できるが、特に隣接面において天然歯と同様の審美性を獲得することは困難になるであろう(それでも、コンベンショナルな抜歯即時埋入よりは良好になるかもしれない)。

PETには2つのメリットがある。1つは最小限の移植、もしくはグラフトレスで侵襲を抑え、短期間で良好な審美性が得られること。もう1つは、天然歯と同様のインプラント間乳頭の再現(骨縁上の付着組織の温存もしくは挺出によるオーバーコレクションが求められる)など、不可能を可能にすることである。どちらのメリットも本当に必要な時に採用すべきだと考えている(図5-16)。

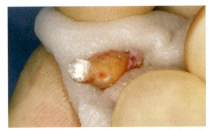
図5-16j 後戻りを防止し、根尖病変を治癒させるため意図的に再植を行った。付着組織を傷めないように愛護的に抜歯し、口腔外で逆根管充填を行った状態。

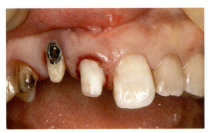
図5-16k 再植後の状態。可及的に元の位置に復位した。

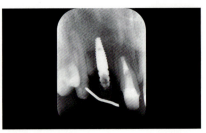
図5-16l 再植後5ヵ月の状態。再植を行っても挺出によって再生された歯槽骨は維持されている。根尖部の治癒も進行している。X線的には4mmの増大が得られている。

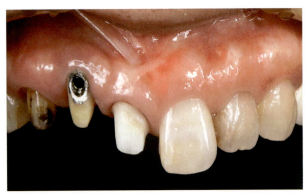
図5-16m 再植後5ヵ月の正面観。改善された軟組織形態も良好に維持されている。これによってインプラントを撤去してもテンポラリーブリッジを維持でき、インプラント撤去後に生ずる骨欠損に対するGBRの硬・軟組織的な環境が整った。

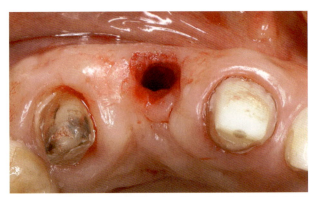
図5-16n 撤去後の咬合面観。インプラントは除去用のデバイスで保存的に撤去できた。いかにプラットフォームが頬側にシフトしていたかが確認できる。この位置では、アバットメントの形態変更による解決は困難である[56]。

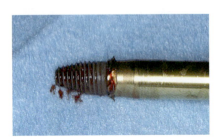
図5-16o 撤去したインプラント。

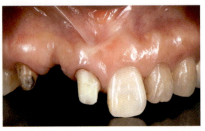
図5-16p インプラント撤去後10週の状態。軟組織は良好に治癒しているが、垂直性の欠損が認められる。

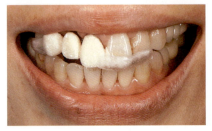
図5-16q ステントを装着したスマイルから軟組織形態が審美性の獲得に非常に重要であることがわかる。

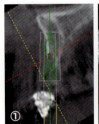
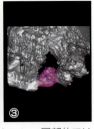
図5-16r①〜③ 術前の埋入シミュレーション。同部位ではインプラントは埋入可能であるが、三次元的な歯槽骨の再生が必要となる。

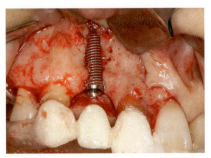
図5-16s インプラントを補綴的に理想的な位置に埋入すると、シミュレーションどおりほとんどのスレッドが露出した。

5章 上顎前歯部

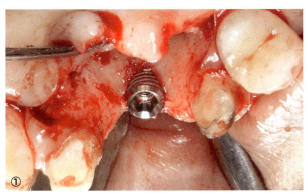
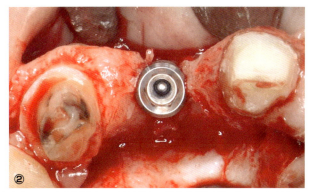

図5-16t①、② 口蓋側においてもシミュレーションどおりの状況が観察される。咬合面観からは外側性の骨造成が必要になることがわかる。

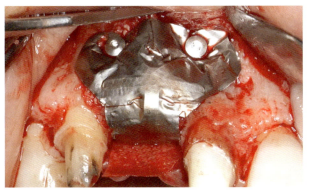

図5-16u 自家骨、DBBMの混合移植材をインプラント周囲、メンブレン内に設置後、ハニカムメンブレンを固定した。

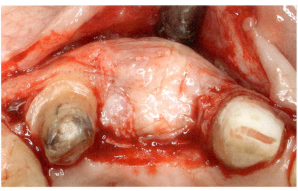

図5-16v 半年後、歯槽堤は外側性に増大され結合組織を移植するファウンデーションが形成された。

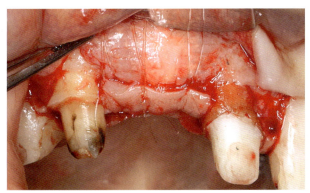

図5-16w 口蓋から採取した結合組織を再生した歯槽頂に固定。本症例は口蓋の条件が良く、単層で2mm以上の粘膜固有層が採取できた。

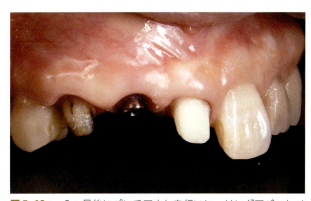

図5-16x 2ヵ月後にパンチアウトを行いヒーリングアバットメントを連結。アバットメント上で軟組織形態を調整した。

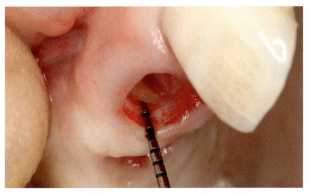

図5-16y 矯正的挺出によって増大された硬・軟組織を保存するために隣接部では骨縁上で2mm、唇側で1mmの高さで歯根片をカットした。

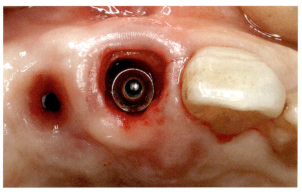

図5-16z シールド片の厚さは1.3mmで、インプラントとの間にはスペースを維持している。

161

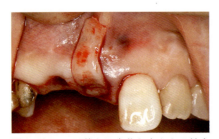
図 5-16aa 口蓋から十分な大きさの結合組織を採取し、唇側にエンベロープを形成した。

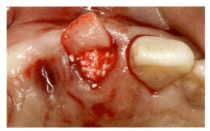
図 5-16ab FGF-2と炭酸アパタイト顆粒（サイトランスグラニュール）を混和しギャップに填入した。

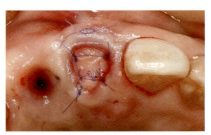
図 5-16ac 縫合により抜歯窩を閉鎖した。

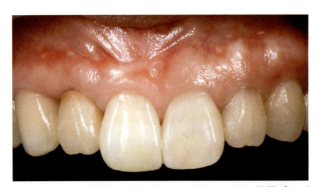
図 5-16ad 4ヵ月後にパンチアウトを行い、4ヵ月間プロビジョナルで経過観察し最終補綴装置を作製した。

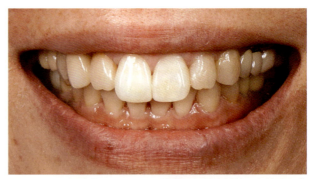
図 5-16ae 治療後のスマイル。獲得された審美性と自然感に患者は大いに満足している。**a**との違いに注目。

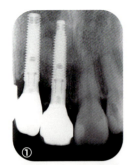
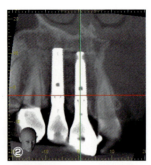
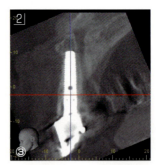
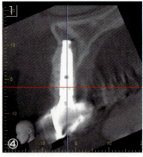

図 5-16af①～④ 治療後1年のX線写真およびCT像。インプラント唇側の硬組織、インプラント間の硬組織レベルが良好に維持されている。

小括

上顎前歯部インプラント治療における硬・軟組織マネジメントの総論として、特に複数歯欠損において審美性を獲得する困難さ、治療ゴールの設定の重要性について、歯間乳頭の再現にフォーカスして検討した。さらに、現存する組織の応用として、矯正的挺出＋(意図的再植)PETの有効性について、挺出後にRSTを行った症例、挺出後にSSTを行った症例を通して解説した。

論文的には、患者の評価は比較的寛大に見えるが、それに甘んじていると時としてピットフォールに陥る可能性がある。矯正的挺出＋PETは適切に行えば、時間はかかるが非常に有効である。治療後の患者の反応が、前歯部において審美性にこだわることがいかに重要かということを示している。

次頁からは、失われた組織の再建として、さまざまな原因で硬・軟組織を喪失した症例における審美の外科的な再建に関して検討したい。

再建的な硬・軟組織マネジメント

本章前半では、上顎前歯複数歯欠損症例に対するインプラント治療について、治療ゴールの設定、歯間乳頭の再現、現存する組織の応用として、矯正的挺出とPartial extraction therapy（PET）について検討した。実現可能な軟組織形態を設定し、その目標に向かって残存歯の歯根膜の機能を応用することによって硬・軟組織を造成、または骨欠損部のGBRの条件を整えることによって天然歯に近似したインプラント周囲軟組織形態を獲得できることを示した。

しかし、実際の臨床では、根尖付近まで進行した重度歯周炎、インプラント周囲炎の進行、歯根破折、セメント質剥離から生じる感染の進行、エンド病変、腫瘍の摘出などにより、歯のみならず、歯槽骨、軟組織を重度に喪失してしまった患者に遭遇する。彼らは慢性炎症により長期間にわたり苦しんだ末に、また外傷によって一気に前歯の機能と審美性を失い、日常の生活に肉体的・精神的に支障をきたしている。

ここからは、再建的な硬・軟組織マネジメントをともなう審美インプラント治療について、症例を通して検討したい。

インプラント治療を選択する前に

進行した水平性欠損をともなう歯周病は治療によって炎症をコントロールできたとしても、軟組織が退縮し審美性が低下してしまうことがあり、前歯部歯周治療におけるジレンマとなっていた。矯正的挺出とPETを組み合わせることによって、良好な軟組織形態を得ることはできるが、自然な歯間乳頭を創出するには挺出量が大きくなり、歯髄や歯の保存は困難となるであろう[57]。近年、歯周組織再生療法と歯周形成外科の技術を併用すること、病変部へのアクセスを工夫することによって、審美性を改善しつつアタッチメントを獲得できる可能性が高まっている[58〜64]（図5-17）。

インプラント周囲硬・軟組織をマネジメントして審美インプラント治療を行うか、天然歯歯周組織をマネジメントして歯周組織再生と審美性の改善を行うか、どちらも容易ではなく、実現できる軟組織形態は大きく変わらないと感じている。つまり、天然歯の歯質、ポジションなど条件が良ければ、審美性の再建が重要な前歯部においても天然歯保存の可能性が高まっている。両方のメリット・デメリットをフェアに患者へ説明し、治療方針を決定すべきであろう[66]。

審美性獲得のための硬・軟組織再建のゴール

単独歯欠損であれば、隣在歯の付着レベルが歯間乳頭の再現性を左右することが報告されている[67]。臨床においては、歯周炎、歯根破折による炎症、インプラント周囲炎により、インプラントサイトの隣在歯のアタッチメントが喪失する場合も少なくない。歯の欠損部、インプラントサイトの垂直的な増大と隣在歯の歯周組織再生を試みることによって、健全な歯間乳頭の完全な再現は困難であるが、ある程度は改善できることが報告されている[68]。

欠損部の歯槽堤を十分に再建し、その歯槽頂上に結合組織を移植（CTG）して良質な軟組織を獲得することによって、隣在歯（隣接面）の付着の喪失をともなう歯肉退縮を改善し歯間乳頭を再建できる可能性があると考えている（図5-18）。

歯周組織再生療法と歯周形成外科の併用

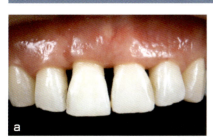
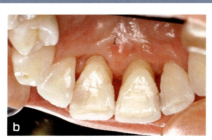
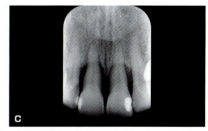

図5-17a〜c 歯周病による骨欠損の水平的なコンポーネントが大きいため、歯周基本治療後に炎症は治まったが、審美性は大きく損なわれた状態。Papilla Presence Index[65]は4である。さらに垂直的な骨欠損のコンポーネントは根尖付近まで達している。

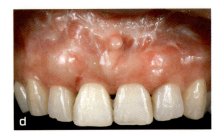
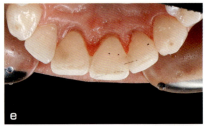
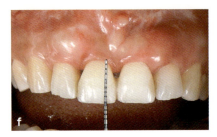
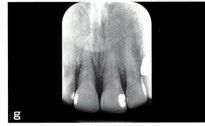

図5-17d〜g 術後3年の状態では完全なパピラフィルはないが、CEJは唇側、隣接面においてもカバーされており、Papilla Presence Indexは2となった。口蓋側もわずかな根面露出が残存するが、大きな改善が認められる。再建された歯間乳頭の高さは約2.5mmで、本章の前半で解説したインプラント間乳頭と同等の高さとなっている。しかし健全な天然歯列の歯間乳頭の4mmには及ばない[13]。X線写真では硬組織の再生が認められる。

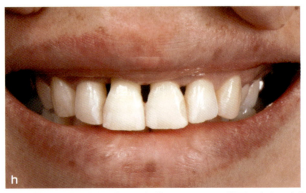
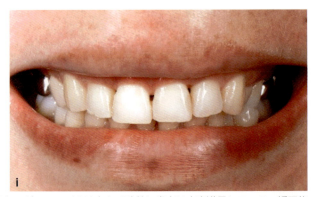

図5-17h、i 術前(h)と術後3年(i)のスマイル。乳頭の高さは十分ではないが、スマイルは大きく改善し患者は大変満足している。矯正的挺出＋PETを応用しインプラント治療を行えばさらに良好な審美性が得られる可能性はあるが、**歯科治療としてはこちらのほうが価値は高いと考えている。**

歯槽堤上へのCTGにより歯間乳頭を再建した症例

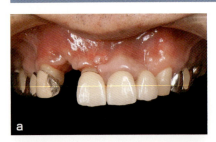
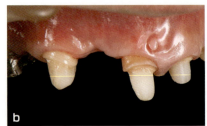
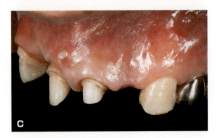
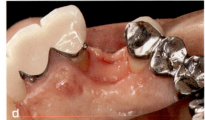

図5-18a〜d 46歳男性。前医より3ヵ月前に2|部のGBR手術を受けるが、併発症が発生した。3 1|とも唇側〜隣接面〜口蓋側と歯根が露出し、側切歯部はSeibert Class 3の欠損が生じている。

5章　上顎前歯部

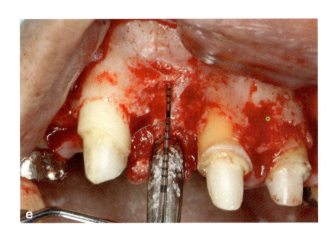
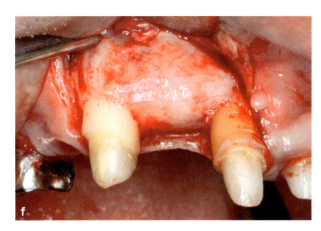
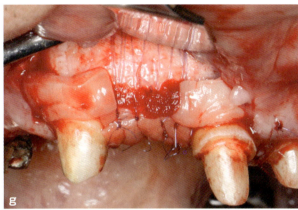

図5-18e〜g　骨欠損に対してはハニカムメンブレンによる三次元的なGBRを行った。10ヵ月後、再建された歯槽堤上と、さらに隣在歯周囲にも結合組織を固定した。

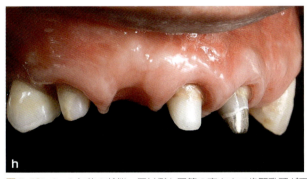
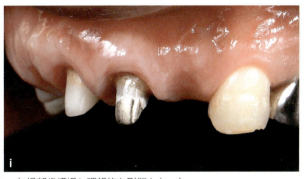

図5-18h、i　1年後の状態。反対側と同等の高さまで歯間乳頭が再建され、欠損部歯槽堤も理想的な形態となった。

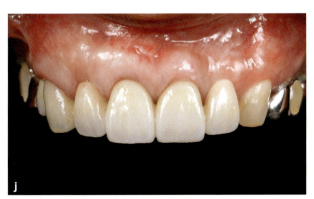
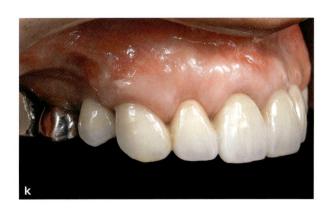

図5-18j、k　治療後の状態。2|部近遠心の歯間乳頭の再生に注目。

165

必要な三次元的形態に向けて骨造成処置を行った症例

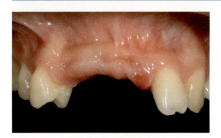

図5-19a　20歳女性。交通外傷によって結果的に上顎前歯部を喪失。顎外科を含む矯正治療を行い、アンキローシスし置換性吸収と骨吸収が進行した1|1を抜歯してから6ヵ月後の状態。軟組織ラインは陥凹を示し、垂直的な欠損である。

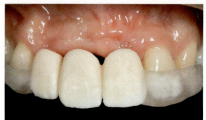

図5-19b　診断用ワックスアップから作製したテンプレート。組織が三次元的に不足し、その不足量が示されている。求められる歯間乳頭の形態をみると、現実的なゴールを示している。4|を3|の代行とし、2 1|1の欠損形態とした。

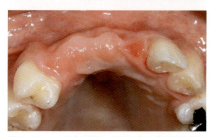

図5-19c　咬合面観。残存歯の歯頸部が示す歯列弓の形態の連続性が失われ、水平的にも吸収していることが示されている。

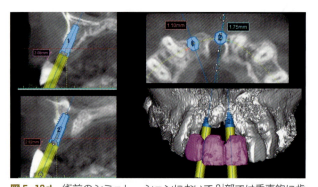

図5-19d　術前のシミュレーションにおいて2|部では垂直的に歯槽骨が欠損し、|1部は|2の歯根が傾斜しているため適切に埋入できないことがわかる。正中の歯間乳頭を支持する部位はもっとも骨吸収が大きい。

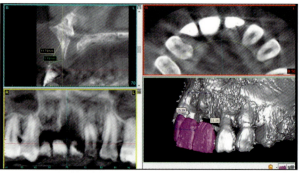

図5-19e　正中のコンタクトエリアで診断すると補綴装置の唇側でテンプレートが示す軟組織形態を再現するには、3〜4mmの軟組織高径を考慮し[14,57]、各計測点においてはおおよそ4〜8mm程度の高さの増大が求められる。

複数本のインプラントを必要とする複雑なケースで最適な審美的結果を得るための三次元的な形態

広範囲にわたり硬・軟組織を喪失した場合、歯槽骨を三次元的に再建し、その上部に十分な質と量の軟組織を配置し、さらに補綴装置で軟組織の形態を調整することによって、天然歯列に近似させることが求められる。単独歯欠損に比較してより難度が高まることが知られている[1]。

良好な結果を得るためには単に凹んでいるから平らにするのではなく、将来の目標となる歯列形態を設定し、それを支持するために必要な三次元的形態に向けて骨造成処置を実施することが求められる[69]。以下、症例をもとに水平・垂直的な増大の目標を示す（図5-19）。

■ 硬組織の垂直的目標（図5-19f、g）

1. テンプレートが示すコンタクトエリア、唇口蓋的に唇側の歯間乳頭直下においてコンタクトエリア最下点から3〜4mm下方の位置
2. 隣在歯隣接面の骨頂、隣在歯の付着、骨形態が正常である場合、近遠心の両隣在歯隣接面の骨頂、正中を跨ぐ場合は正中のピークがもっとも高くなることが理想
3. インプラントプラットフォームが適切に位置づけられた場合、つまりインプラントが将来の歯頸線から3〜4mm根尖側に埋入された場合、唇側の歯間乳頭頂直下では骨レベルはプラットフォームよりも上方3mm程度上方に位置することになる

図5-19f、g 骨造成前後の正面観。図中に示したような目標に向けて骨造成が達成された。現実的には、完璧な精度で造成できるわけではなく、さらに術後の吸収も考えられる。そのため機会があれば追加の造成を行う。本症例においてもこの後、軟組織造成と同時に追加GBRを実施した。

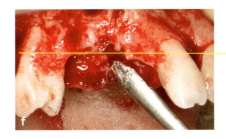
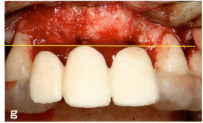

図5-19h、i 骨造成前後の咬合面観。造成前は欠損部歯槽頂は隣在歯を直線的に結ぶ形態となっているが、造成後は歯列弓に沿ってアーチが形成されている。インプラントは歯槽堤の口蓋側に配置され、唇側の組織のボリュームが維持され、再生した骨はインプラント唇側に2mm以上の幅を獲得している。

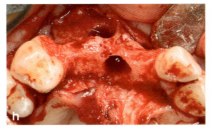
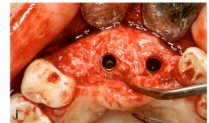

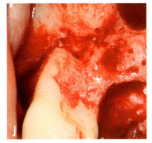
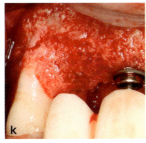

図5-19j、k GBR前と、1回目のGBR治癒後のインプラント埋入時の比較。4|が歯槽堤から突出し、唇側骨が根尖付近まで裂開していたが、GBRによって歯槽堤基底部も増大され、突出が改善されている。

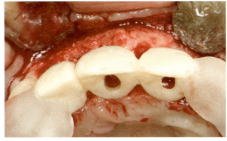

図5-19l テンプレートによる確認。再生された組織を評価するとテンプレートによって示される歯列弓に沿って良好な形態に再建されていることがわかる。

■ 硬組織の水平的目標（図5-19h〜l）

1. インプラントの唇側に、長期的にインプラント周囲の骨レベルを維持し、軟組織の退縮による審美性の低下、ラフサーフェス露出によるインプラント周囲炎発生を予防するために2mm以上の骨幅が求められる[70〜72]
2. テンプレートが示す歯頸部、インプラントは基本的に将来の歯頸部よりも2mm程度口蓋側に埋入されるため、結果として唇側の骨縁はテンプレートの示す歯頸線と同等か、さらに唇側となる
3. 隣接部、ポンティック部においても、歯列弓に沿った連続的なアーチを形成

■ 軟組織の垂直的な目標（図5-19m、n）

1. 歯間乳頭頂を結ぶ仮想ライン、歯間乳頭を再現するためには、アバットメントを連結する前に求められる高さまで軟組織形態を回復しておく必要がある。補綴装置の形態を調整し圧迫することで軟組織形態をある程度コントロールできるが、圧迫によって下げることはできても、押し上げることはあまり期待できないと考えている
2. 角化組織、口腔前庭、MGJラインの連続性の獲得、インプラント周囲組織の健全性を維持するためには、角化組織の存在が有利であることが報告されており[73,74]、2mm以上の角化組織の獲得を目標とする。しかしMonjeらの調査で、上顎前歯部ではインプラント周囲炎を起こしていたインプラントの75%において2mm以上の角化組織が存在していた[75]。つまり、上顎の前歯部における角化組織の存在はインプラント周囲炎の予防には直結しない。また、アバットメントマテリアルによる軟組織の変色は軟組織の厚さが3mm以上あれば、たとえチタン製のアバットメントであっても人間の目では認識できないレベルにとどまる可能性が高いことが報告されている[76]
3. 軟組織の厚さ（高さ）2mm以上。軟組織が薄いと歯槽骨の吸収を引き起こす可能性が示されているため、増大した骨を維持するためにも軟組織量を確保する必要がある[77]

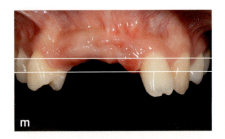
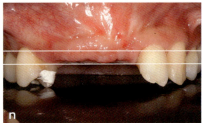

図5-19m、n　組織マネジメント前とGBR・軟組織増大後の正面観。将来の歯間乳頭頂を結ぶ仮想ラインに沿って軟組織の高さが改善されている。天然歯側の歯間乳頭は補綴装置装着によってさらに上方に偏位する可能性が高い。MGJはオリジナルの位置からは歯冠側に移動しているが、補綴装置の辺縁からの角化組織量は確保されそうである。

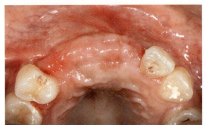

図5-19o　GBR・軟組織増大後の咬合面観。増大後は歯列弓に沿って良好な形態が得られている。歯槽部も増大されており、4|歯根の突出も認められなくなった。cと比較されたい。

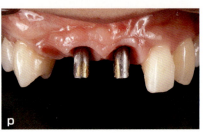
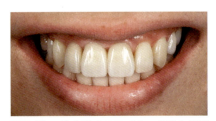

図5-19p、q　軟組織調整後の正面観（p）と咬合面観（q）。天然歯と同等とまではいかないが、インプラント周囲に歯間乳頭が形成された。インプラント唇側に十分な組織が獲得されている。歯間乳頭頂の位置がインプラントよりも唇側に位置している。これは、通常インプラントは想定される歯冠形態の中で口蓋側寄りに位置づけられるためである。インプラントの唇側に骨造成が必要であることがよくわかる。

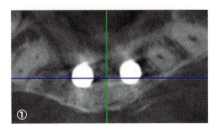

図5-19r　治療後のスマイル。自然な外観となり、患者は非常に満足している。

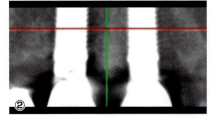
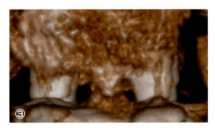

図5-19s、t　初診時と治療後の正面観の比較。交通外傷によって、完全脱臼した1|1は左右逆に再植され、アンキローシスを引き起こしていた。前歯部〜小臼歯部にかけて叢生とオープンバイトを認めた。治療後、顎外科、矯正治療によってスペースマネジメントが達成され、正常な咬合が確立されている。

図5-19u①〜③　治療後5年のCT像では、インプラント唇側に骨のピークが維持されている可能性が示された。

■ 軟組織の水平的な目標（図5-19o〜q）

1. テンプレート歯頸部が示す歯列弓に沿った軟組織形態。当たり前だが、精密に形態を整えるのは容易ではない。アバットメントの歯肉縁下形態と辺縁の位置を唇口蓋的に調整することにより、歯冠長をコントロールする
2. インプラント周囲軟組織の唇口蓋的な厚みも2mm以上あるほうが、もしくは厚いフェノタイプ（バイオタイプ）のほうが、2mm未満もしくは薄いフェノタイプよりも歯間乳頭の高さが高く、リセッションが少ない傾向がある[78〜80]。そのため2mm以上の厚さを確保する

実際の臨床においては、ここに示した硬組織、軟組織の増大目標をつねに達成できない場合もある。各治療のステップで治療の達成状態を評価し、その都度、治療計画を微調整することが求められる。

図 5-19v、w　治療後5年の正面観とX線写真。適切な歯冠長と形態の補綴装置とその周囲に天然歯よりは低いが許容される軟組織形態が獲得されている。プラットフォームよりも下方に骨吸収があり通常のソーサライゼーション（皿状吸収）が発生している。しかし唇側に十分な骨再生がなされているため、インプラント間において（実際には唇側）骨高径が維持されている。

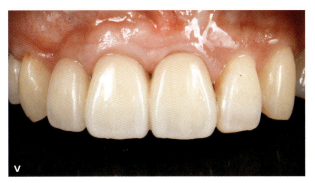
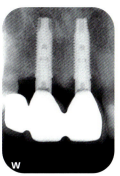

再建的な硬・軟組織マネジメントを応用した症例

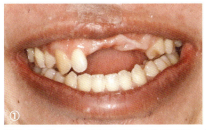
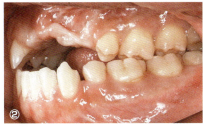
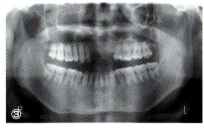

図 5-20a①～③　150頁で既出の34歳男性。初診時の状態。ハイスマイル（①）で、軟組織形態がすべて露出している。前歯部はオープンバイトである。側方面観（②）からはⅢ級の不正咬合であり矯正治療によって下顎前歯が後退しても、上顎前歯の傾斜角を正常に近づけるためには歯槽堤の相当量の水平・垂直的な増大が必須であることがわかる。X線写真（③）では上顎前歯部の垂直的な骨欠損と、左側上顎洞の近心への広がりが大きいことが認められる。

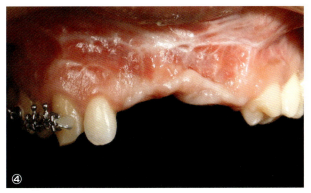
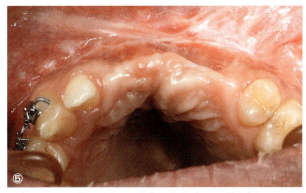

図 5-20a④、⑤　前歯部は垂直・水平性の重度欠損。角化組織表面は凹凸が大きく切開線の設定、最終的な仕上がりに影響が出そうである。口腔前庭には前手術の瘢痕があり、減張操作の難度が上がるかもしれない。

審美的インプラント周囲硬・軟組織再建のステップ

一般的なインプラント治療の基本的なステップとして、
①現実的な治療ゴールの設定
②スペースマネジメント（矯正治療含む）
③骨のマネジメント
④インプラント埋入
⑤軟組織マネジメント
⑥アバットメント連結
⑦プロビジョナルレストレーションによる軟組織調整
⑧最終補綴
⑨メインテナンス
が考えられる。

②～⑥のステップは症例によって前後、重複する。要するに、**適切な骨形態を実現しインプラントを埋入、その上に質が高く、審美的な軟組織を配置するステップ**である。再建的な処置に共通することだが、特に複雑な症例は必ずしも完璧な結果が得られるわけではない。したがって、**各ステップにおいて処置の結果を評価し、次のステップの詳細な内容を微調整しながら、治療を進めていくことが求められる**。症例を通して治療の流れについて解説する（図 5-20）。

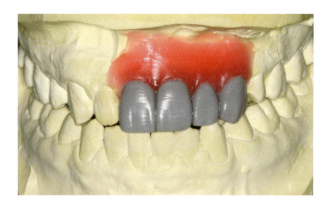

図5-20b 歯冠長はやや長く、歯間乳頭は低めに設定してある。矯正治療によって、欠損部のスペースはほとんど変わらないという診断であった。インプラント手術と平行して矯正治療を進め、インプラントのプロビジョナルレストレーションが装着されたら、インプラントも固定源に加える。

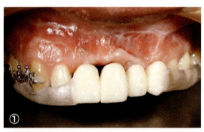
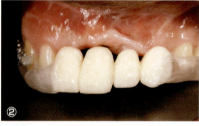
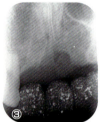
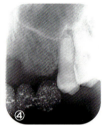

図5-20c①〜④ 診断用テンプレートを装着した状態。

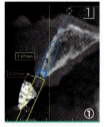
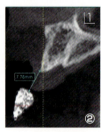
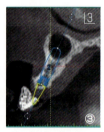
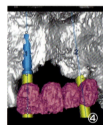
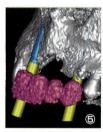
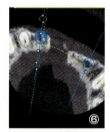

図5-20d①〜⑥ シミュレーションでは、歯槽堤の吸収はあるがインプラント埋入部の条件はそれほど悪くないこと、審美性を回復するためには相当量の再建が必要であることがわかる。

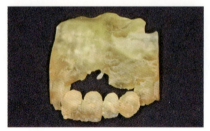
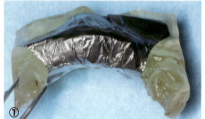

図5-20e CTデータをもとに3Dプリンタでボーンモデルを作製した。

図5-20f①、② ボーンモデル上でハニカムメンブレンを精密に調整した。歯槽堤のアーチに沿って三次元的に賦形されていることに注目。

症例の概要

患者は初診時34歳の男性。8年前に交通外傷を受け、1|1 2 3 を周囲組織とともに失った。当時は矯正治療中であったが事故後中断されていた。インプラント治療を希望し、紹介により他県より来院された。患者は非常に高いスマイルラインで、審美性の回復に高い関心を示していた。

本症例では重度な骨欠損に対して、非吸収性膜を応用したGBRを2回行った。MGJのシフトを結合組織のオンレーグラフトによって修正している。

■ ステップ1、2：現実的なゴールの設定とスペースマネジメント（図5-20b〜f）

治療結果がどのようになるか、できるだけ正確に予測し患者に伝えることが重要である。デジタル画像やワックスアップモデルであまりに理想的なイメージを作成しても、それが実現できなければ患者は落胆するであろう。

5章　上顎前歯部

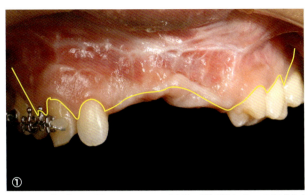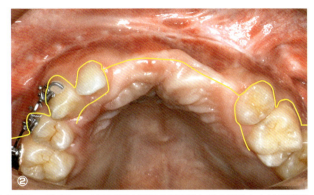

図5-20g①、②　1回目のGBRでは唇側の縦切開を2～3歯分欠損部から離れて設定し、水平切開は重度の垂直性欠損を認めたため歯槽頂より唇側寄りの角化組織内に行った。口蓋側の縦切開は歯頸部の最下点を連ねるように切開することにより、台形のフラップが形成できる。

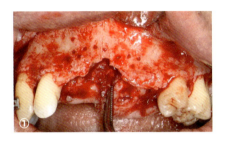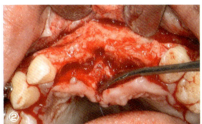

図5-20h①、②　可及的に骨面上に軟組織が残らないように全層弁を剥離し、欠損部には十分なデコルチケーションを行った。

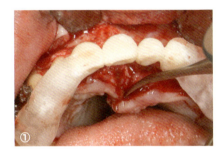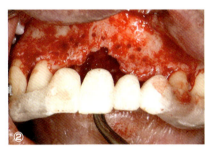

図5-20i①、②　テンプレートで確認すると歯列はアーチ状であるが欠損部顎堤は直線的で、唇側で歯間乳頭を支持する骨形態になっていない。

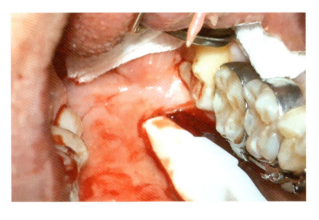

図5-20j　垂直性GBRを行う場合、骨移植材における自家骨の割合を50％以上となるように採取する。本症例は頬骨弓基底部、右側下顎枝からボーンスクレイパーで採取した[83]。ボーンスクレイパーによって無注水で採取された骨は細胞の活性が高く、骨形成に関与する成長因子の放出が期待できる[84]。

■ **ステップ3：骨のマネジメント（1回目のGBR；図5-20g～q）**

　外側性にGBRで骨造成を行う場合、非吸収性膜が有利である[81]。ハニカムメンブレンを使用した場合、三次元的な形態付与が可能であり[82]、軟組織のヒーリングコンプリケーションの発生率は他の膜よりも低い7％で、明らかな感染は1％であった[81]。しかし前歯部の場合、目標となる骨形態をできるだけ精密に達成し、適切な位置にインプラントを埋入したいので、たとえ初期固定がとれる場合でも段階法を採用することが多い。手術回数が増えるデメリットはあるが、トラブルが生じてもリカバリーするチャンスが残されている。また、軟組織が問題なく治癒しても起こりうる不完全な骨再生、将来起こりうる吸収に対し、インプラント埋入時に追加のGBRを行うことによって対処できる。

171

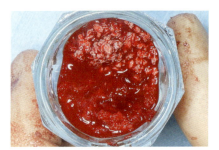
図5-20k 採取した自家骨は静脈血中に保存し、そこにDBBMを加えていく。こうすることで自家骨から放出される骨形成物質をDBBM中に浸透させられる可能性がある[85,86]。

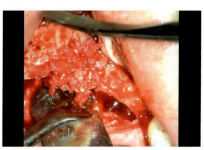
図5-20l 骨欠損陥凹部に骨移植材を填入し表面を均一化する。

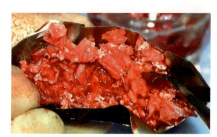
図5-20m ハニカムメンブレン内に死腔を形成しないように骨移植材を填入。

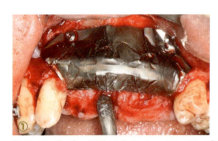
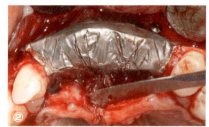
図5-20n①、② 固定されたハニカムメンブレン。上顎は皮質骨が比較的軟らかく頬側はボーンタックで固定できる。口蓋側はミニスクリューが必要となる。

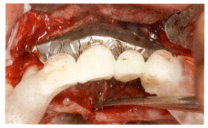
図5-20o テンプレートを装着すると犬歯部では目標に達していないことがわかる。この時点でインプラント埋入時に追加的な造成を行うこととした。

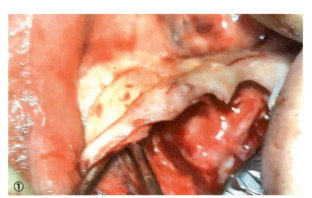
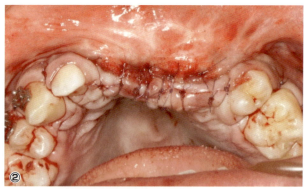
図5-20p①、② 唇側のフラップの減張はSuborbicularis preparation（口輪筋下への形成）が必要であった[87]。

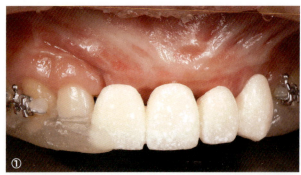
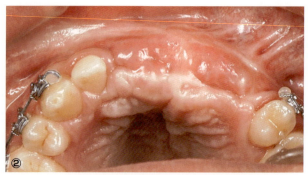
図5-20q①、② 1回目のGBR後10ヵ月の状態。術前に比べ大きな改善を認めるが、MGJの歯冠側移動が大きく、角化組織が不足している。咬合面観では顎堤の形態は良いが、MGJの移動が大きいことがわかる。このままでは唇側辺縁どころか歯間乳頭部まで粘膜となってしまう。

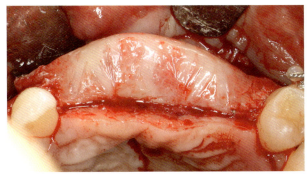

図5-20r　ハニカムメンブレン下には良好に組織が再生していた（ように見えた）。

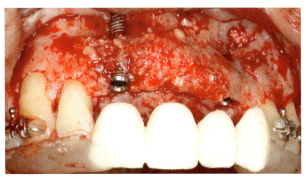

図5-20s　軟組織を剥離すると一部が未成熟であった。軟組織を十分に除去しているので現存する組織は骨組織として信頼できると考えられる。次のGBRによる骨再生はここからスタートする。インプラントは補綴的に適切な位置に埋入されている。犬歯部には術前の診断どおり上顎洞底挙上術が必要であった。

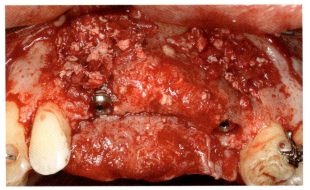

図5-20t　インプラント露出部位に骨移植材を設置した。

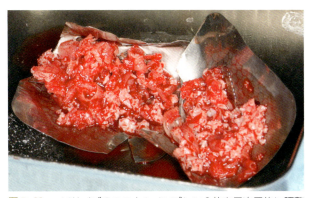

図5-20u　Mサイズのハニカムメンブレン2枚を三次元的に調整し、歯槽頂から唇側相当部にかけて骨移植材を填入している。

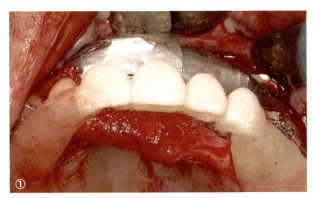

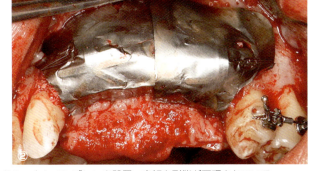

図5-20v①、②　正中部、犬歯部をそれぞれのターゲットとして、2枚のハニカムメンブレンを設置。良好な形態が再現されている。

■ ステップ4：インプラント埋入（2回目のGBR；図5-20r〜z）

　十分なオーバーコレクションと骨の成熟が確認できたら、非吸収性膜直下の軟組織を頬側から剥離し、再生した組織を確認してインプラント埋入を行う。インプラントは基本的にスクリュー固定が可能な方向に埋入する。さらに、追加のGBRを行って剥離した膜下の軟組織を2回目のGBRの膜上に設置する。**GBRの骨再生は、骨伝導能のある母床骨からの距離が最大となる唇側ラインアングル部がもっとも再生困難な部位**であり、患者の治癒のポテンシャルに依存することになるが、達成されない場合は追加のGBRで補うという考え方である[80]。

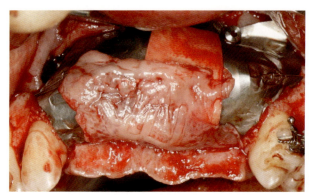

図5-20w　剥離した膜直下の軟組織を新しい膜上に設置した。

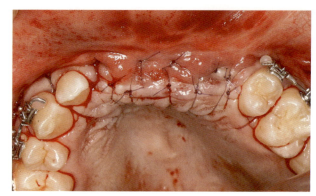

図5-20x　若干の減張を行い通法に従って縫合した。end-to-endで縫合されていることに注目。

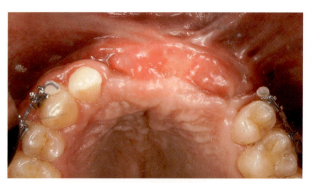

図5-20y　術後6ヵ月の状態。顎堤の形態はより増大され明瞭となっているが、MGJはさらに口蓋側に移動している。

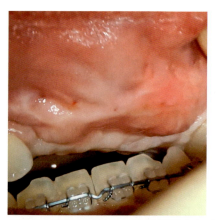

図5-20z　口唇と歯槽頂が連続し、口腔前庭が失われている。減張時にSuborbicularis preparationを行った結果である。

表5-2　角化組織を獲得するための2段階および4つの手段

第一段階	①結合組織移植＋不完全なフラップ閉鎖による角化組織の唇側移動
第二段階	②角化組織フラップの根尖側移動 ③ストリップグラフト、開放創の二次治癒（Urbanテクニック） ④結合組織オンレーグラフト、開放創の二次治癒（Urbanテクニック）

ステップ5：軟組織マネジメント（図5-20aa〜ah）

　軟組織マネジメントには2つの目的がある。1つは質の高い結合組織を必要な部位に配置すること、もう1つは周囲とブレンドする十分な角化組織を得ることである。

　1つ目の目的は、フラップを口蓋側から形成し骨膜縫合で結合組織を適切な位置にしっかり固定することによって達成する。採取された結合組織が薄く目標の高さに達しない場合は、結合組織を積層して対応する。歯間乳頭部にはできるだけ上顎結節からの結合組織を選択する。テンプレートで結合組織の設置部位が適切であるか確認することが重要である。

　2つ目の目的である角化組織の獲得においては、2つの段階と4つの手段が存在する（表5-2）。

　第一段階、①の手段。まず、GBRによって口蓋側に移動した角化組織を唇側に移動させる。移植された結合組織は完全に被覆しつつ、口蓋の切開部は完全閉鎖せずに一部開放創とし、二次的な治癒を促す。これによってある程度MGJを唇側に戻すことができ、多くの症例はこれで対処できる（**参考症例5-1**）。

　MGJ移動が大きく角化組織の唇側移動だけでは十分に改善できない場合は、第二段階、②の手段として、高さを失わないように角化組織のバンドを根尖側に移動し開放創とし、角化組織の増大を図る。

　またUrbanらは、ストリップグラフトを根尖側に設置し開放創をコラーゲンマトリックスで被覆し角化組織を増大する方法を報告している[88〜90]（第二段階、③の手段）。この方法は、角化組織のソースを、根尖側に移動した角化組織のバンドに求めるのではなく、他部位から採取したストリップグラフトに求める点で異なる。

参考症例5-1：フラップを半閉鎖することにより角化組織を獲得した症例

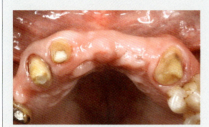

参考症例5-1a 44歳男性の術前咬合面観。水平的な欠損を認める。

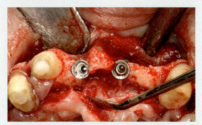

参考症例5-1b インプラント埋入後。水平・垂直的に骨の状態は不十分であった。歯槽骨の形態は前歯部のアーチが失われ直線的になっている。

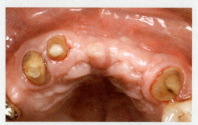

参考症例5-1c 埋入と同時にGBRを行った7ヵ月後の状態。歯槽部の形態はアーチが再建されているが、軟組織は角化組織が不足し歯槽頂部の形態は十分ではない。切歯乳頭はボリュームがありインプラント間乳頭形成に寄与するポテンシャルがあるが、位置が悪くこのままでは役に立たない。

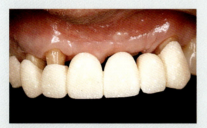

参考症例5-1d GBRおよびインプラント埋入後、サージカルテンプレートを試適すると切歯乳頭のポジションは左前方に移動させるべきであることがわかる。

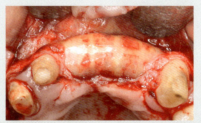

参考症例5-1e メンブレン除去後の咬合面観。歯列弓に沿った歯槽堤形態が再建されている。

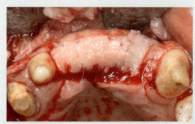

参考症例5-1f 再建された歯槽堤に必要な量の結合組織を固定した。

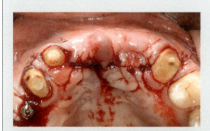

参考症例5-1g 切歯乳頭が左側前方に位置するように、固定したフラップの一部を不完全閉鎖とした。歯槽頂部で、軟組織形態が改善していることに注目。

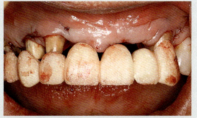

参考症例5-1h 縫合後にテンプレートで確認すると切歯乳頭は正中の歯間乳頭形成に寄与するポジションに移動できた。フラップの側方移動を可能にするために 3̲ 遠心までフラップを形成している。

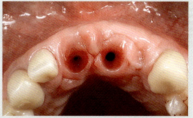

参考症例5-1i 1年後、プロビジョナルレストレーションで軟組織形態を調整後の咬合面観。軟組織マネジメント前の状態（c）と比較すると歯列弓に沿って軟組織形態が整い、切歯乳頭は効果的にインプラント間乳頭を形成している。

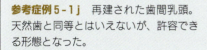

参考症例5-1j 再建された歯間乳頭。天然歯と同等とはいえないが、許容できる形態となった。

参考症例5-1k 標準的なサイズ・比率の切歯となっている。自然な外観に患者は十分満足している。

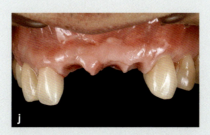

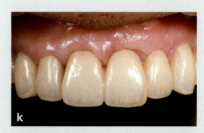

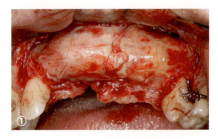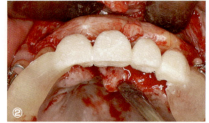

図5-20aa①、② 2回目のGBRの膜除去後の状態。注射針で膜下の組織をチェックし、十分に成熟していると判断した。

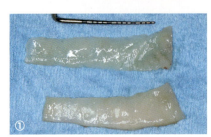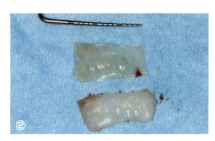

図5-20ab①、② 両側の口蓋から結合組織を採取した。

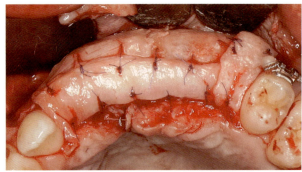

図5-20ac① 再建された歯槽頂に結合組織を固定。|3は歯根相当部まで増大している。結合組織移植片は隣在歯隣接面に緊密に接合させた。

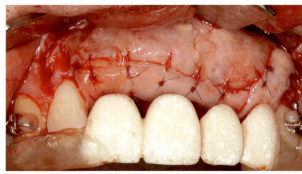

図5-20ac② 外科用テンプレートで結合組織移植片の位置づけを確認する。この時点ではテンプレートは組織に接触し、完全にシートしない。

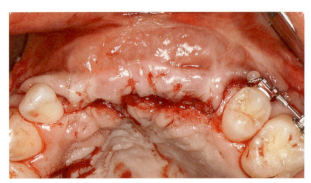

図5-20ad 固定された移植片はほぼ被覆されているが、フラップは完全に閉鎖されていない。変位の大きかった左側がより前方に移動している。

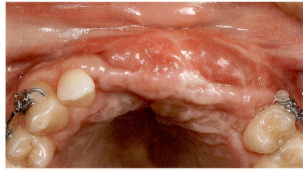

図5-20ae 3ヵ月後の咬合面観。yと比較して改善は認められるが十分ではない。骨の増大量が大きい、つまりフラップの減張量が大きい症例では第一段階では解決しきれない場合がある（表5-2）。

　どちらもメリットは口蓋からの大規模な組織採取を回避、または最小限にすることである。ストリップグラフトを設置しないほうがブレンドは良いが、根尖側に移動する角化組織のバンドは大きくなり、後戻りも大きいであろう。ストリップグラフトを設置した場合、6ヵ月で43%の収縮が認められたと報告されている[88]。いずれも、基本的には開放創を二次治癒させる処置である。

　第二段階、④の手段として遊離結合組織を移植（オンレーグラフト）することによって、角化組織の増大、口腔前庭の拡大が可能である。そして得られた角化組織は周囲との色調のブレンドもよい[91]。しかし、広範囲に及ぶ処置は組織採取の限界や患者の術後不快症状も大きくなる。近年、筆者の臨

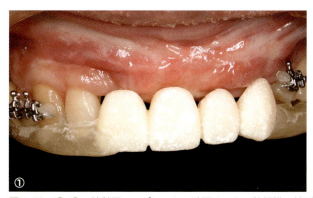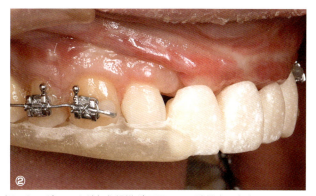

図5-20af①、② 外科用テンプレートで確認すると、軟組織の外形は良好であるが、いまだ角化組織が不足し、口腔前庭も存在しない。口唇の内面と歯槽頂が連続している状態である。再度フラップの唇側移動をするより、確実に前庭を形成できるオンレーグラフトを選択した。

図5-20ag①〜⑤ 歯槽頂の角化組織は完全に保存し、MGJから根尖側に粘膜フラップを固定後、形成された移植床のサイズを計測し、口蓋から上皮付きで(FGG様に)軟組織を採取し、口腔外で上皮を分離し結合組織を調整した。

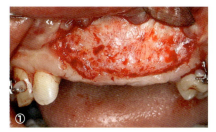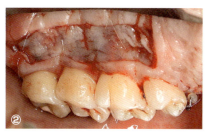
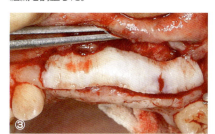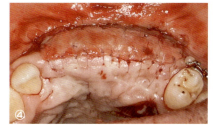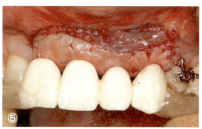

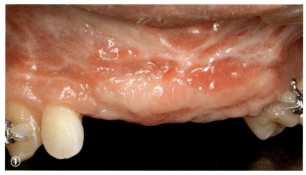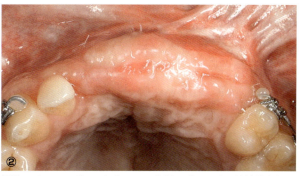

図5-20ah①、② 2ヵ月後の正面観と咬合面観。遊離歯肉ではなく結合組織のオンレーグラフトなので、色調のブレンドは比較的良好である。正面観では歯間乳頭の頂点を連続した形態、咬合面観では歯列弓に沿った形態となり、犬歯部の豊隆も十分である。

床において結合組織採取は口腔外で上皮を分離する方法が主流となっている。粘膜下組織を含まないように採取すること、上皮をドナーサイトに復位することによって治癒を促進し、患者の不快感を軽減できるようになった[92〜94]。

したがって、比較的広範囲の術野においても結合組織片で被覆することができると考えている。つまり、遊離結合組織をオンレーグラフトとすることによって、角化組織、口腔前庭の増大を図ることができる。特に本症例では、角化組織の根尖側移動術では高さを失うリスクがあったため、この方法を採用した。口腔外で上皮を除去した結合組織は、上皮直下の粘膜固有層であり、深部から採取された組織に比較し性質は上皮に近づく。一方、従来法で採取した結合組織に比べ周囲組織とのブレンドは劣る可能性がある[95]。

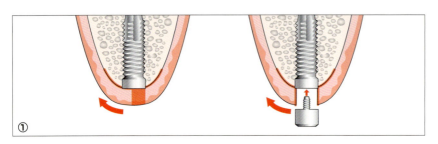

図5-20ai① 外科用テンプレートで確認し、限局的なパンチアウト(リミテッドパンチアウト)を行う。口蓋側より電気メスでアプローチしてカバースクリュー上で最小限の剥離を行い、可動性を持たせたらカバースクリュー上の軟組織を唇側に移動させつつヒーリングアバットメントを装着する。(文献5より引用)

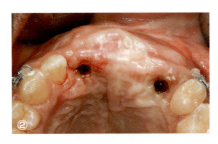
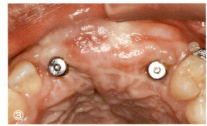

図5-20ai② 電気メスで少しずつ組織を除去しカバースクリューのドライバーホールを探知する。

図5-20ai③ ヒーリングアバットメントは最小径を選択する。X線写真でアバットメントのシートが確認されたら、プロビジョナルレストレーションの印象採得を行う。

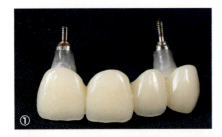
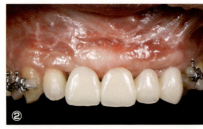

図5-20aj① 調整前のプロビジョナルレストレーション。

図5-20aj② 前述したとおり、プロビジョナルレストレーション試適時の患者の第一声は「この隙間はどうなりますか？」であった。

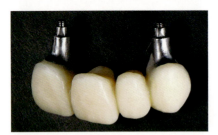
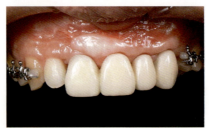
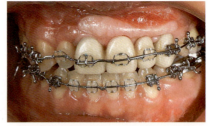

図5-20ak① 唇側を加圧することによってスキャロップを強調し、ポンティックサイトは過度に圧迫しない。

図5-20ak② 形態に関する患者の了解が得られた状態。2|はダイレクトボンディングで修正する予定であることも伝えている。

図5-20al プロビジョナルレストレーションの形態が整ったので、矯正のアンカーとして利用した。

■ ステップ6：アバットメント連結（図5-20ai）

　前歯部の審美インプラント治療、特に複数歯欠損症例の場合、アバットメント連結は基本的にパンチアウトで行う。硬・軟組織の状態が整ったのちにサージカルテンプレートを利用してインプラントの埋入部位を特定し、インプラントの口蓋側半分の軟組織を切除してカバースクリュー上で周囲を剥離する。ある程度可動性が確認されたら、残るカバースクリュー上の軟組織を唇側に移動させつつヒーリングアバットメントを装着する[5]。アバットメントの直径は最小とし、ストレートに立ち上がるものを選ぶ。後に使用するテンポラリーシリンダーも適切なものがなければ、細く加工して使用する。

■ ステップ7：プロビジョナルレストレーションによる軟組織調整（図5-20aj～am）

　プロビジョナルレストレーションによる軟組織の調整に失敗すると、それまでの成果を台無しにする可能性がある。基本的には唇側の軟組織を圧下し、スキャロップ形態を創出するが、急激に広範囲に強い圧下をすると、非可逆的に隣接面の高さを失いかねない。特にインプラントが隣接する場合は注意が必要である。

　アバットメントからはストレートに立ち上げ、コンケイブをつけながら天然歯の形態に近づけていく。近年、軟組織下の形態に関して同様のコンセプトが示されている[96,97]。アバットメントのプラットフォームから大きな角度での立ち上

178

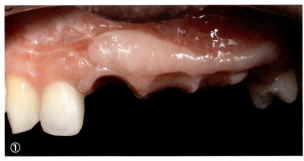
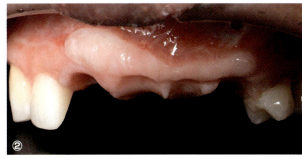

図5-20am①、② 最終補綴装置装着時の軟組織形態。初診と比較すれば、硬・軟組織マネジメントの効果と良好なインプラントポジション、ポンティックの配置により、十分な改善が得られている。色調とテクスチャーは完璧ではないが、本症例ではこれが限界であったと考えている。

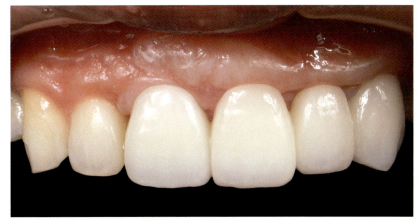

図5-20an① 補綴装置の形態は比較的自然なプロポーションとなっている。色調は白すぎるが、患者はこの白さを求めた。

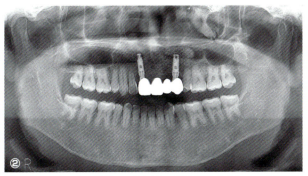
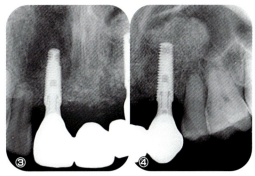

図5-20an②～④ 術後のX線写真。機能開始後1年5ヵ月経過している。垂直的には十分ではないが、軟組織増大の効果によって治療結果が維持されていると考えている。

がりは辺縁骨の吸収を引き起こし[98]、長期的にはインプラント周囲炎のリスクが高まる[99]。加えて、ポンティックサイトもあまり深く押し込まないようにしている。

■ **ステップ8：最終補綴（図5-20an）**

プロビジョナルレストレーションで十分な経過観察後、最終補綴に移行する。本症例では矯正の固定源として使用されたので、プロビジョナルレストレーションの期間は18ヵ月であった。患者は白い歯に固執しており、残存歯と調和させることを、患者との関係性が悪化するギリギリのところまで説いたが受け入れられなかった。また患者は2 1間の鼓形空隙が大きいことを気にしていたが、経過をみることに同意した。

■ **ステップ9：メインテナンス**

メインテナンス間隔は基本3ヵ月だが、歯周病のリスク、清掃性、FMPS（フルマウスプラークスコア）などを考慮し、間隔を増減する。本症例も3ヵ月に1回のメインテナンスと、セルフケアはインプラント周囲に歯間ブラシは使用せず、通常の歯ブラシとフロスを使用してもらっている。紹介元に感謝の意を伝えていただいており、満足されているようである。今後増大した硬・軟組織が長期的にどのように変化するか注意深い経過観察が求められる。

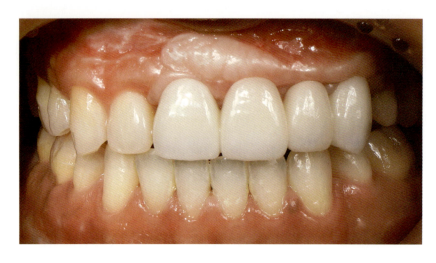

図5-20an⑤ 正面観。完全ではないが、自然な外観に患者は満足している。

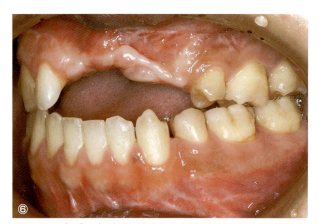
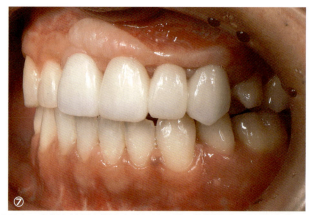

図5-20an⑥、⑦ 初診時と治療後の左側面観の比較。対咬関係を考慮すると、良好な結果を得るためには、硬・軟組織のマネジメントの成功が不可欠であったことがわかる。欠損部歯槽堤は三次元的に審美的に再建されている。下顎犬歯はダイレクトボンディングで形態を修正した。

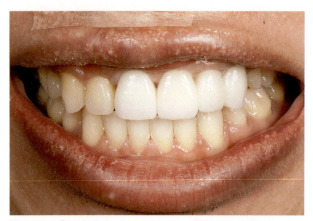
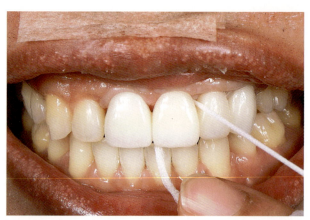

図5-20an⑧ 実際のスマイルでは、軟組織の色調、テクスチャーの不整はあまり気にならない。自然なスマイルが得られている。

図5-20an⑨ 1日1回はスーパーフロスによる清掃が実施されている。

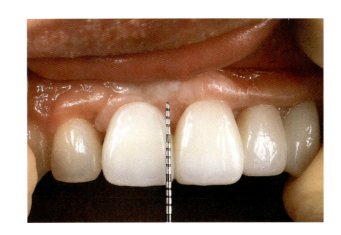

図 5-20an⑩ ポンティックを介在させることによって、歯冠長11mmの中切歯に4mmの正中歯間乳頭が再建された。

再現性のある上顎前歯部の硬・軟組織マネジメント

前述したが、組織を大きく失った複数歯欠損症例を審美的に仕上げることには、必ずといっていいほど困難がつきまとう。しかし、ここまで示してきたように現存する硬・軟組織と歯周組織を三次元的に評価し、矯正的挺出、PET、GBR、CTGを効果的に応用することによって、高い成功率をもって良好な審美性を獲得することができると信じている。そして、これは、**技術的なトレーニングを積み、適切な診断を下すことができれば、誰でもどこでも行える再現性のある治療である**。次頁から、他の臨床家が行った上顎前歯部の硬・軟組織マネジメント症例を供覧する。

参考症例5-2を手掛けた小川雄大先生のケースは、GBRと結合組織によって歯間乳頭を含めた軟組織の増大とCTGをともなうRSTによる組織温存の有効性を示している。歯周組織が健全な天然歯支台によるブリッジと同等の審美性が得られていることに注目していただきたい。

参考症例5-3を手掛けた片山 昇先生のケースは、片側の中切歯および側切歯連続欠損に対し、それぞれSST、PSTを応用し、反対側と同等の健全な軟組織形態を獲得し、きわめて自然感の高い仕上がりとなっている。

参考症例5-4を手掛けた大杉和輝先生のケースも、片側の中切歯および側切歯連続欠損症例であるが、側切歯部にはGBRと結合組織による増大を行い、中切歯部はCTGをともなう抜歯即時埋入を行っている。適切な組織マネジメントでインプラント間の硬・軟組織が温存され、PETを応用せずに達成される最善の結果が得られている。

参考症例5-2：Root submergence techniqueを適応した前歯部インプラント症例

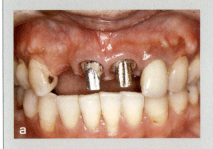
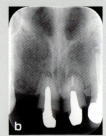

参考症例5-2a、b 57歳女性。矯正治療後の前歯部補綴治療依頼にて受診した。

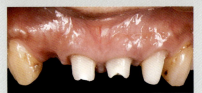
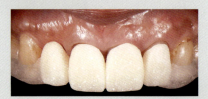
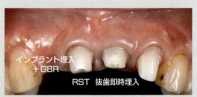

参考症例5-2c 歯周基本治療と暫間的な支台築造後。歯肉の性状から外科へ移行できると判断した。

参考症例5-2d 現実的なサージカルステント装着時。

参考症例5-2e 治療計画は、2|部はGBR＋インプラント埋入＋CTG、|1はRST、|1は抜歯即時埋入＋CTGとした。

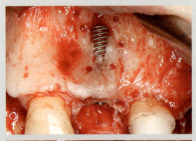
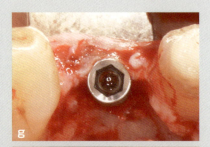
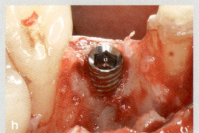
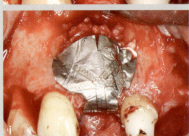
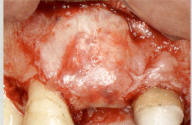
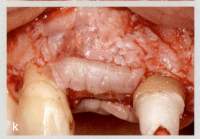

参考症例5-2f〜k 2|部の治療。インプラント埋入＋同時GBRを行い、成熟後にCTGにて軟組織マネジメントを行った。

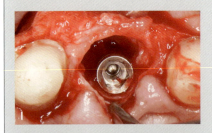
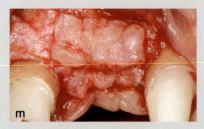

参考症例5-2l、m |1は抜歯即時埋入を行い、その後CTGにて軟組織マネジメントを行った。

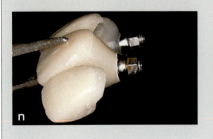
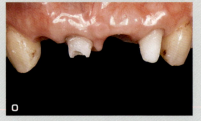

参考症例5-2n、o |1RST前にプロビジョナルレストレーションを調整して理想的な歯頸ラインを形成した。

5章　上顎前歯部

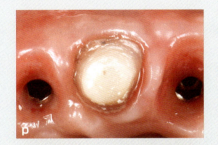
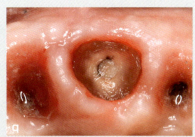
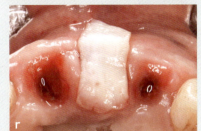
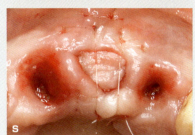

参考症例5-2p〜s　1̲|にRSTを行った。歯根のカットは骨頂より1mm上方で、歯肉のスキャロップを考慮して形成した。

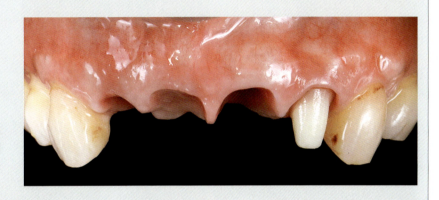

参考症例5-2t　最終的な歯肉ライン形成後の正面観。理想的な歯肉ラインが獲得された。歯間乳頭、ジンジバルスキャロップおよびゼニスの位置に注目。

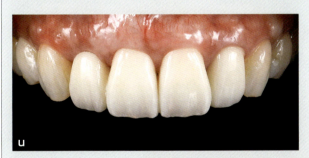
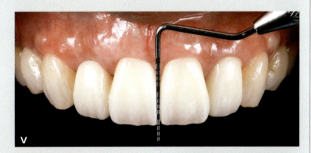
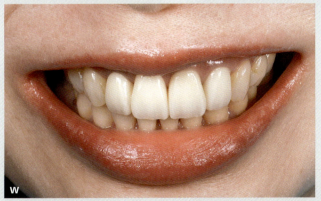
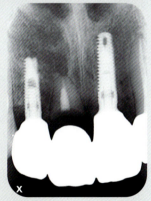

参考症例5-2u〜x　最終補綴装置装着後の口腔内、スマイルおよびX線写真。RSTを効果的に用いることによって1|1間の乳頭高さ4mmを獲得できている。パーフェクトではないが患者の満足する結果が得られた。（小川雄大先生［静岡県勤務、東京都開業］のご厚意により症例提供）

参考症例5-3：上顎前歯部の2歯連続欠損にPETを用いたインプラント治療を行った症例

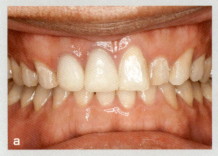
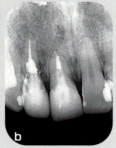

参考症例5-3a、b　36歳男性。1|の歯肉に腫れや痛みがあり他院を受診していたが改善がみられず、セカンドオピニオンを求めて当院を来院。CT撮影にて2 1|に外部吸収を認めたため、保存は困難と診断した。抜歯し、カンチレバーによるインプラント治療を計画した。初診時正面観（a）では、thin scallopedのフェノタイプ、歯の形態もトライアングルであったため、抜歯即時埋入の難度が高いことが予測された。1|の歯肉退縮に対して根面被覆術を提案したが、患者は受け入れなかった。同X線写真（b）では2|に顕著な外部吸収を認めた。

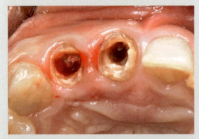

参考症例5-3c　補綴装置を除去した咬合面観。外部吸収部位から出血を認めた。

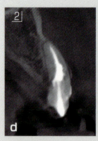

参考症例5-3d、e　同CT像。唇側骨は1mm未満であった。

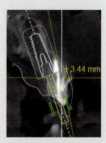

参考症例5-3f　デジタル上で埋入ポジションのシミュレーションを行った。

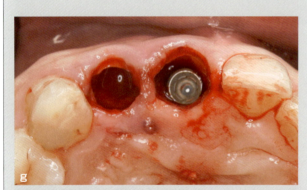
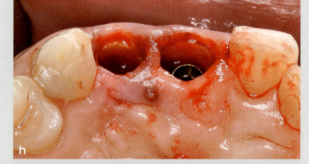

参考症例5-3g、h　1|に対してPETを用いたインプラント埋入を行った（4.2S×13mm OsseoSpeed®、Astratech Implant EV、デンツプライシロナ社）。

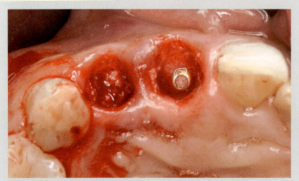

参考症例5-3i　2|にはPSTを行い、Bio-Ossを填入した。

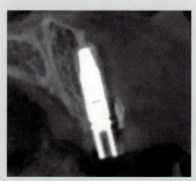

参考症例5-3j　インプラント埋入直後のCT画像。

5章 上顎前歯部

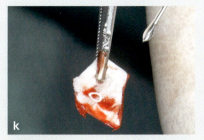
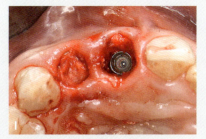
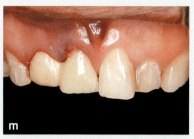

参考症例5-3k〜m テルダーミス（ジーシー社）にFGF-2を浸漬させ（k）、ポンティックシールド部位を被覆した（l）後、即時プロビジョナルレストレーションとポンティックによるシーリングを行った（m）。

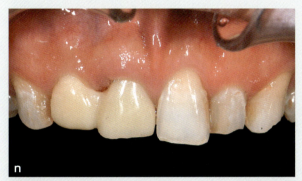
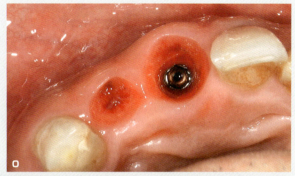

参考症例5-3n、o 術後4ヵ月経過時の正面観と咬合面観。歯間乳頭の高さと唇側の軟組織のカントゥアが維持されている。

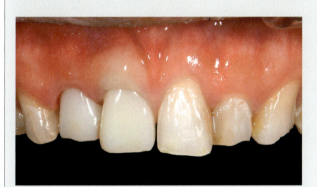
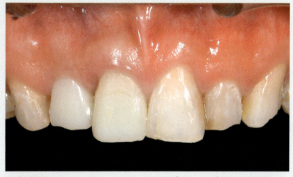

参考症例5-3p セカンドプロビジョナルレストレーション装着時の正面観。

参考症例5-3q ティッシュスカルプティング後の正面観。1⎿の近心はコンポジットレジンにて修復を行った。

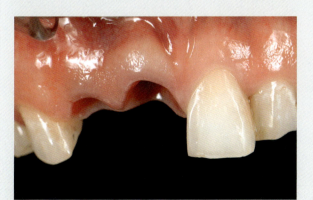
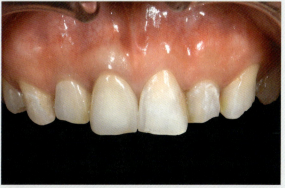

参考症例5-3r 最終補綴装置装着前の正面観。歯間乳頭の高さが維持されており、PETの効果が窺える。

参考症例5-3s 最終補綴装置装着時。1⎿に対する根面被覆を提案したが患者の同意は得られず、歯頸ラインの完全なシンメトリーは得られなかったが、高い患者の満足度を得た。（片山 昇先生[三重県開業]のご厚意により症例提供）

185

参考症例5-4：2⎿1連続欠損に対して組織を温存しつつ硬・軟組織の再建を行った症例

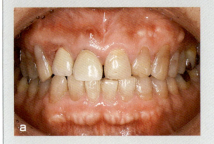
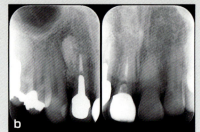

参考症例5-4a、b　50歳男性。「歯茎が腫れている」との主訴で来院。2⎿は歯根破折および不良の骨補填材が認められる。⎿1はパーフォレーションおよび歯質の減少が認められる。

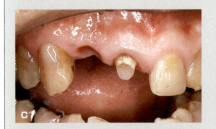
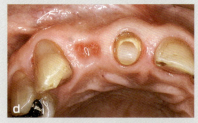

参考症例5-4c、d　抜歯後2ヵ月。抜歯および炎症が原因で2⎿部の顎堤は垂直・水平的に吸収している。⎿1は一時的に仮歯の支台歯として用いるため根管治療を行っている。

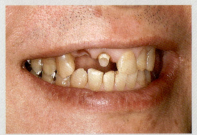
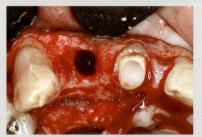

参考症例5-4e　2⎿部の顎堤のボリューム不足および3⎿近心の歯間乳頭部の不足が目立つ。男性で咬合力が強いことからインプラント2本埋入の計画とした。

参考症例5-4f、g　フラップ形成後。抜歯窩内の不良な骨補填材の徹底的な掻爬を行い、ハニカムメンブレンを用いて外側性GBRを行った。

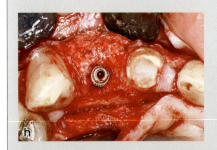
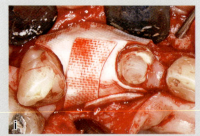

参考症例5-4h、i　GBR後6ヵ月。サージカルガイドを用いてインプラント埋入を行った。骨の成熟を図るため吸収性膜（OSSIX Plus）でGBR部を被覆した。

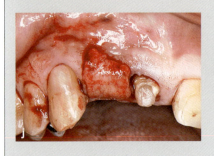
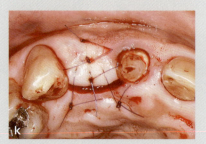

参考症例5-4j、k　インプラント埋入および追加GBR後3ヵ月。軟組織の厚みおよびMGJの位置の回復を目的にフラップの唇側移動と結合組織移植を行った。

参考症例5-4 l, m フラップの唇側移動および結合組織移植後2ヵ月。最終補綴装置を支えるための適切な唇側カントゥアおよび歯間乳頭を支えられる量の軟組織が再建されている。

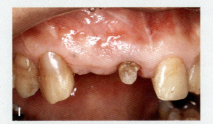
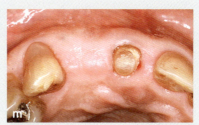

参考症例5-4 n, o 2|部のパンチアウトおよび|1の結合組織移植を併用した抜歯即時埋入を行った。

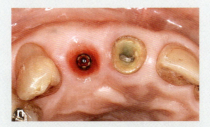
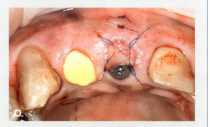

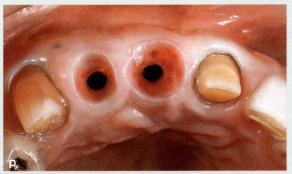
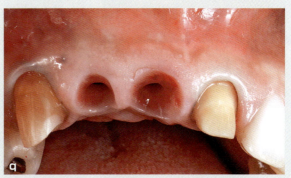

参考症例5-4 p, q プロビジョナルレストレーションを調整し加圧することで獲得された軟組織形態。2|部の適切な唇側カントゥアおよび|3近心の歯間乳頭が再建されている。

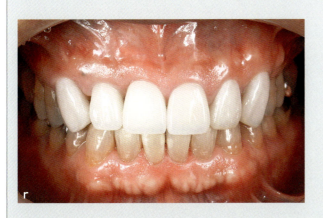
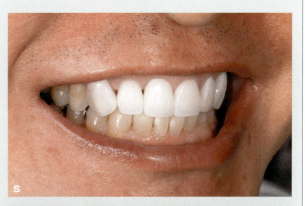

参考症例5-4 r～t 治療終了後。硬・軟組織のマネジメントを行うことで審美的なスマイルが獲得され、十分な患者満足が得られた。本症例では患者の希望により、白く明度の高い最終補綴装置とした。（大杉和輝先生[三重県開業]のご厚意により症例提供）

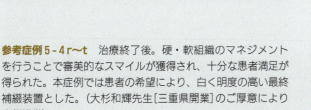
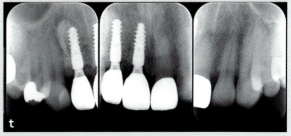

歯槽堤上へのCTGにより歯間乳頭を再建した症例

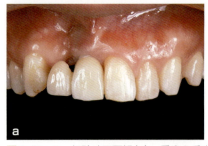
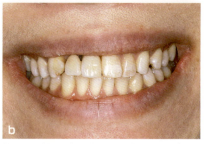
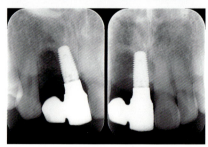

図5-21a、b　初診時正面観（a）。重度な垂直欠損と2｜1間の歯間乳頭の完全な欠損、｜1のRT 3のリセッション、正中の歯間乳頭の退縮にともなう歯頸ラインの不調和が審美性を大きく損なっている。スマイル時（b）にはブラックトライアングルが目立つ。

図5-22c　X線写真では既存インプラントの根尖付近まで骨吸収が達している。

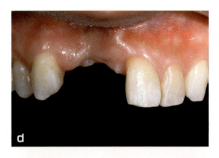
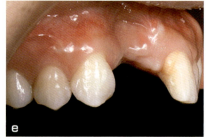

図5-21d、e　軟組織は十分に治癒しているが、インプラントを撤去したことにより、さらに欠損は大きくなっている（d）。側方面観（e）では隣接面のCEJが完全に露出している。犬歯の歯肉ラインも近心が低下し不整である。

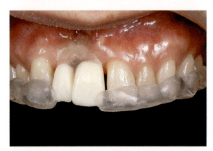
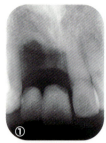
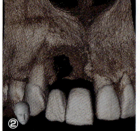
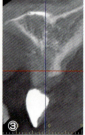
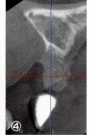

図5-21f　診断用テンプレート。ロングコンタクトとし、実現の可能性が高い形態となっている。

図5-21g①〜④　GBR術前のX線検査では重度の垂直性骨欠損と隣在歯の欠損側に歯槽骨欠損を認める。

きわめて困難な上顎前歯部の硬・軟組織マネジメント

　ここから供覧する症例は、ハイスマイルを有する患者における、中切歯および側切歯連続欠損が三次元的な硬・軟組織の重度な喪失をともなって発生し、さらに隣在中切歯の近心に著明なアタッチメントロスによる歯間乳頭の喪失とCEJの露出を認める、きわめて困難な症例であった（図5-21）。

　患者は30歳女性。過去に外傷により2｜1を失いインプラント治療を行ったがインプラント周囲炎によって骨吸収が進行し、軟組織の退縮にともなって審美性が低下し、改善を求めて来院した。骨吸収はインプラントの先端付近まで進行していた。インプラントのサイズおよびポジションが最適ではないため撤去とし、軟組織の治癒後に歯槽堤を再建し、再度インプラント治療を行うこととした。

　インプラント撤去後4ヵ月の状態では欠損部歯槽堤は重度に三次元的な吸収を示している。隣在歯には付着の喪失があり、歯間乳頭は低下し、隣接面のCEJが露出している。それにより3｜1は歯頸線が不調和になっている。

　本症例の問題点は重度の三次元的な欠損に加え、正中歯間乳頭の低下である。隣接面のCEJが露出し近心CEJ直下の歯間乳頭頂は唇側のCEJより低くなっている。診断用テンプレートは実現可能な形態を再現し、それを装着したCTを含むX線検査からはインプラントの同時埋入は困難と診断され、非吸収性膜を応用したGBR後、スペースマネジメントとして｜1近心側を修正する計画を立てた。

5章 上顎前歯部

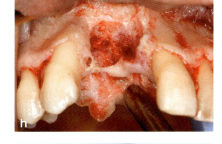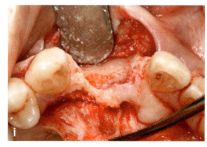

図5-21h、i GBR前の状態。口蓋側にわずかな骨のリッジが存在するが、基本的に重度の骨欠損を示す。

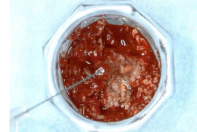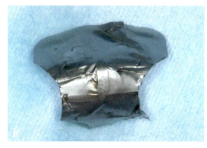

図5-21j 自家骨とDBBM（Bio-Oss）を50：50で混和し、FGF-2を添加して骨移植材とした。

図5-21k ハニカムメンブレンは三次元的に賦形することが可能である。

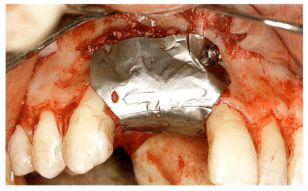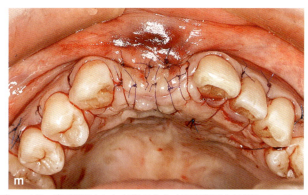

図5-21l、m ハニカムメンブレンは三次元的に賦形され、あらかじめプロービングで確認された付着の存在する歯根面を被覆している。メンブレンと歯根は近接しているが、接触していない（l）。フラップは十分に減張され一次閉鎖された（m）。

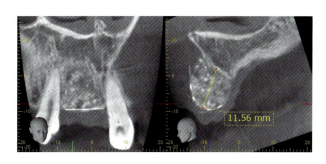

図5-21n GBR直後のCTでは、部分的に10mm以上の垂直的増大が試みられている。

　実際の骨欠損は口蓋にわずかに骨のリッジが存在するが、基本的に重度の垂直的な骨欠損を示し、中切歯、犬歯とも欠損側には歯槽骨欠損が認められた。下顎枝から採取した自家骨とDBBM（Bio-Oss）、静脈血、FGF-2を混和し骨移植材とした。骨移植材を欠損部と、さらに三次元的に賦形されたハニカムメンブレン内にも填入した。そして術前のプロービングから判断し、付着が存在すると考えられる高さにメンブレンを設置した。フラップを十分な減張の後にテンションフリーで緊密に縫合した。

　術後は異状なく経過し、9ヵ月後にメンブレンを除去すると歯槽堤は三次元的に改善されていた。しかしメンブレン下の軟組織下には一部未成熟な部位があったため、インプラントを補綴的に理想的な位置に埋入後、追加のクロスリンクコラーゲンメンブレンによってGBRを行った。コラーゲンメンブレン上に軟組織を戻し、若干の減張を行い、フラップを完全に閉鎖した。

189

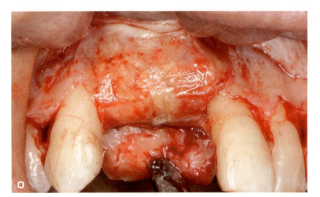
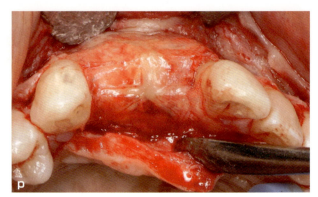

図5-21o、p　9ヵ月後、メンブレン下には良好な形態の組織が再生していた。

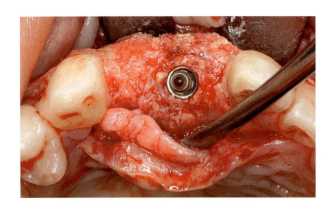

図5-21q　メンブレン下の軟組織を剥離すると一部未成熟な部分があったが、インプラントは理想的な位置に埋入された。

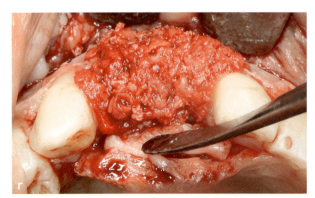
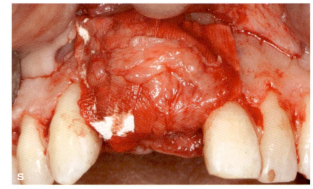

図5-21r、s　吸収を補償するために、自家骨とクロスリンクコラーゲン膜を使用し追加のGBRを行った。

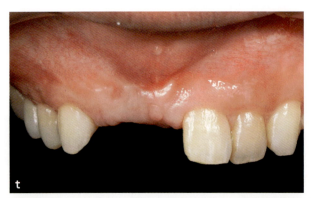
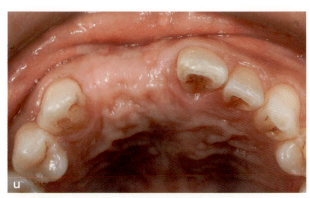

図5-21t、u　インプラント埋入、追加GBR後5ヵ月では形態的に若干の不足を認める。

5章　上顎前歯部

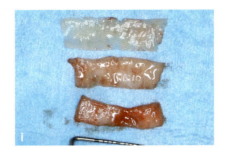
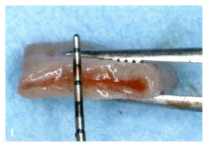

図5-21v、w　採取された結合組織片。折りたたむことによって2mm以上の厚さを獲得できる。

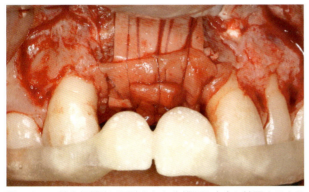

図5-21x　結合組織片は再建された歯槽頂を完全に被覆するよう配置し、隣在歯との歯間乳頭を増大する。さらに中切歯－側切歯間の歯間乳頭を増大するために、二重に折りたたまれた移植片を積層して固定した。

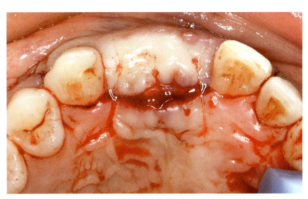

図5-21y　フラップは不完全閉鎖となっている。移植片の一部表層は壊死するかもしれないが、目的は達成される。

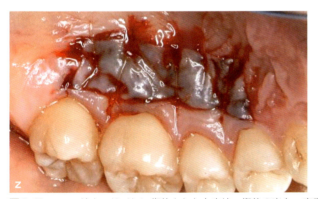
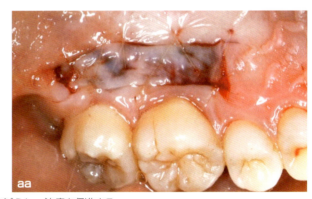

図5-21z、aa　ドナーサイトに復位された上皮片。術後の出血、疼痛を減らし、治癒を促進する。

　5ヵ月後の状態は、正面観では歯槽頂部でわずかな陥凹がみられ、咬合面観でも唇側で幅の不足が認められる。歯間乳頭再建の見地からは、正中部および中切歯－側切歯間の乳頭もわずかに不足している。この部位の不足は骨ではなく、軟組織が不足することによって発生している。
　口蓋側より部分層、全層、部分層のフラップ（歯槽頂部のみ全層）を形成し、インプラント周囲へGBRを行った。コラーゲン膜上部へ両側口蓋より採取した結合組織を唇側の骨膜口蓋側のフラップを固定源にして、理想的な位置に固定した。

フラップを意図的に半閉鎖することによってMGJの変位を防止することができる。結合組織移植片から分離した上皮層はドナーサイトへ復位した。これによりドナーサイトの疼痛が緩和され、治癒が早まる。
　2ヵ月後には正中の歯間乳頭は適正な高さとなり、2｜1間乳頭部はオーバーコレクションされた状態となった。パンチアウトを行い、唇側の軟組織を切除し形態修正を行った後、プロビジョナルレストレーションを装着した。3～4週ごとに2回サブジンジバルカントゥアを調整し7ヵ月経過観察後、最終補綴に移行した。

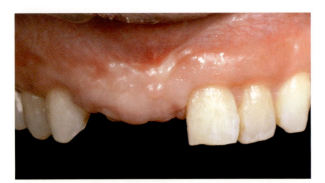

図5-21ab　パンチアウト前の状態、十分な形態となった。

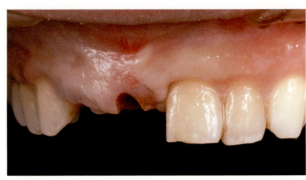

図5-21ac　プロビジョナルレストレーション装着のために、唇側の軟組織を部分的に切除した。

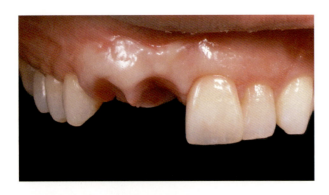

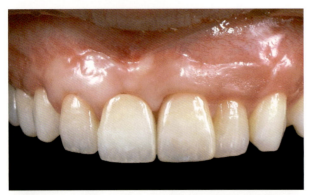

図5-21ad　プロビジョナルレストレーションによって調整された軟組織形態。

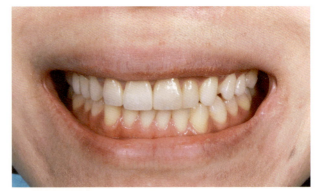

図5-21ae　治療後の正面観。軟組織形態は良好な対称性を示している。

図5-21af　治療前に比べて劇的に改善したスマイル。自然なスマイルにはわずかな歯間乳頭の露出が不可欠であった。

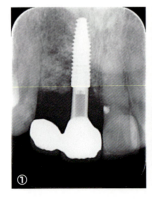
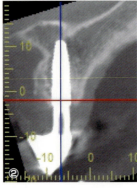
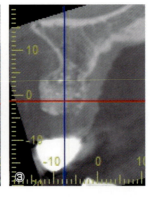

図5-21ag①～③　術後のX線写真およびCT像は三次元的な増大が達成されたことを示している。

　重度な硬・軟組織欠損をともなう2｜1連続欠損、さらに隣在歯のアタッチメントロスと、もっとも困難な条件が重なる症例であったが、最終補綴装置装着後の状態では失われていた正中および中切歯、側切歯部の歯間乳頭は良好に再建さ
れ、きわめて自然な外観となった。スマイルも魅力的になり患者は非常に喜んでいる。今後は｜1の外部吸収も含め慎重な経過観察が求められる。

角化組織根尖側移動によって対応した症例

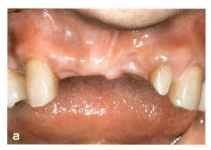
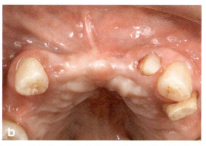
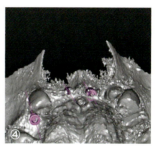

図5-22a、b 術前の正面観と咬合面観。2̲ ̲1̲|̲1̲ の抜歯後8ヵ月では三次元的に重度な吸収を示していた。

図5-22c セットアップモデルから作製したテンプレート。

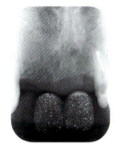
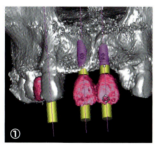
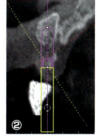
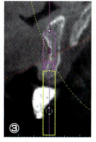

図5-22d 術前のX線写真では骨吸収像を示していた。

図5-22e①〜④ CT像から三次元的な増大が必要であると診断された。

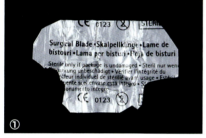
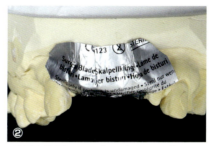
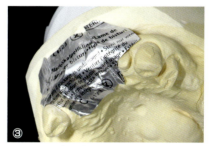

図5-22f①〜③ スタディーモデル上で、メスの外筒を使用しメンブレントリミングのシミュレーションを行った。

図5-22g 水平切開は唇側寄りで表面に垂直に行う。均一な切開面を形成することがもっとも重要である。

図5-22h 縦切開は歯槽骨頂および歯根を傷つけないように、骨の表面形態をイメージしながら行う。

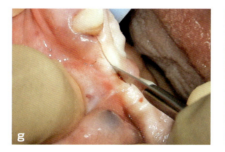
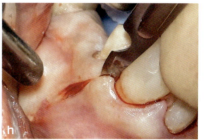

上顎前歯部インプラント周囲組織再建のテクニック

ここからは審美的、機能的なインプラント周囲組織再建を行うためのステップとテクニックを解説する(**図5-22**)。

症例の概要

患者は53歳女性。歯根破折からの感染により前歯部ブリッジの支台歯を喪失、顎堤は重度に吸収していた。矯正を含め全顎を治療しているが、ここでは上顎前歯部にフォーカスする。

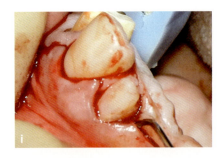 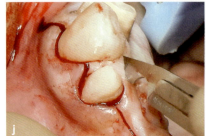

図5-22i 歯根に近接する部位の剥離はキュレットなどを用いて繊細に行う。

図5-22j 口蓋側の切開はフラップの基底面が広くなるように設定する。

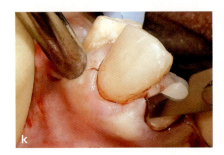 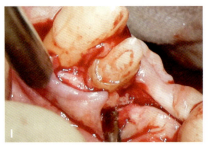

図5-22k 歯間乳頭部はスキャロップインシジョンを行う。

図5-22l 軟組織が残存することなく剥離された歯根周囲の状態。必要があれば、この段階で根面のデブライドメントを行う。

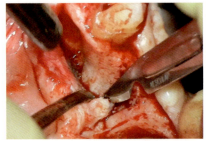 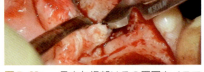

図5-22m 骨内欠損部はその周囲をメスで切離しつつ剥離を進める。

図5-22n①、② 欠損内の軟組織をロータリーインスツルメントなどで完全に除去する。

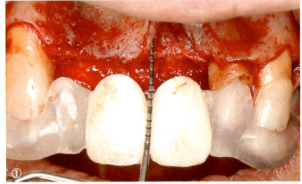 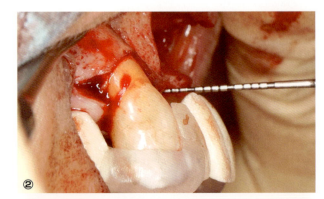

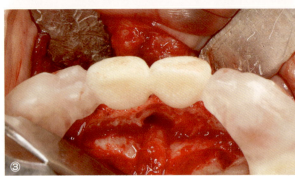 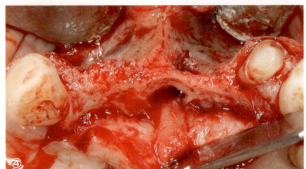

図5-22o①〜④ 骨形態を外科用テンプレートを用いて検査する。歯間乳頭を支持する歯槽堤を再建するには、垂直的に3〜4mm、水平的には5mm以上の増大が必要となる(①、②)。咬合面観からも重度な骨吸収であることが認められる(③、④)。テンプレートが示す歯間乳頭支持エリアには骨がまったく存在しない。

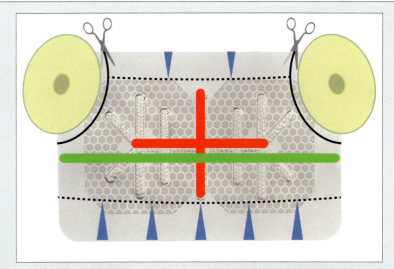

図5-22p ハニカムメンブレンのトリミング・ベンディングの概要。グリーンバーエリアをほぼ直角にラウンドさせながらベンディングする。青い△エリアを折りたたみ、圧接する。

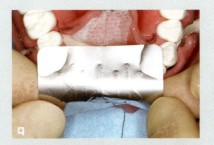
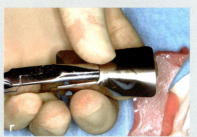

図5-22q 模型上での実習におけるトリミングライン。カットする位置を印記する。

図5-22r 唇側隅角のベンディング。中央部を把持し歯槽頂をイメージしながらベンディングする。

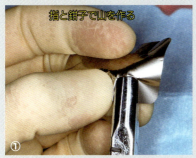
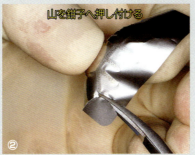
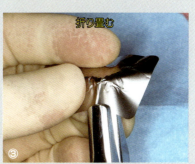

図5-22s①〜③ 唇側エプロンのベンディングは近遠心的な弯曲を付与する目的で行う。①〜③のベンディングを唇側の三次元的豊隆を意識して数ヵ所行う。より突出させたい場合にはより深く折り込み、折り目を圧接する。

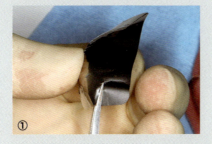
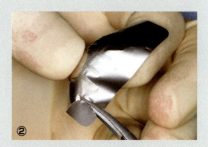

図5-22t①、② 両側の歯根から1mm以上離すように金冠鋏を用いてメンブレンを切る。なお、このタイミングでトリミングを行ってもよい。

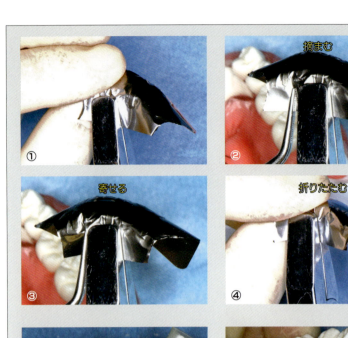
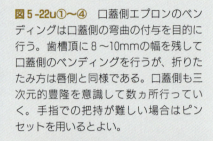
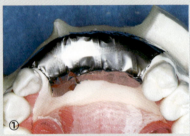
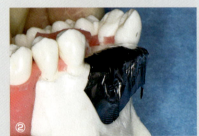

図5-22u①〜④ 口蓋側エプロンのベンディングは口蓋側の弯曲の付与を目的に行う。歯槽頂に8〜10mmの幅を残して口蓋側のベンディングを行うが、折りたたみ方は唇側と同様である。口蓋側も三次元的豊隆を意識して数ヵ所行っていく。手指での把持が難しい場合はピンセットを用いるとよい。

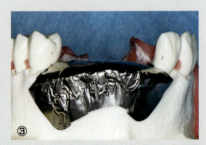

図5-22v①〜③ 調整されたハニカムメンブレン。歯槽堤に沿った弯曲が与えられ、歯槽頂は8〜10mmの幅となっている。①の最終形態をイメージして賦形を行うことがポイントである。

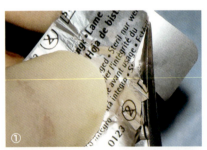
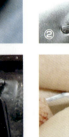
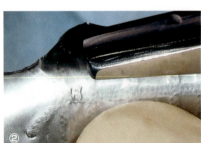
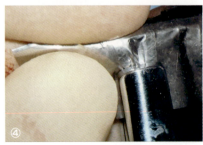

図5-22w①〜④ 症例におけるメンブレントリミング。事前に調整したメス外筒を使った型紙に沿ってトリミングを行う。唇側隅角のベンディング(②)、唇側エプロンのベンディング(③、④)。

5章　上顎前歯部

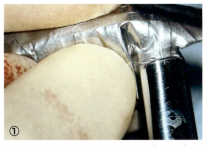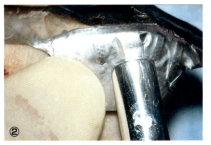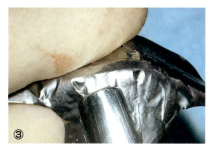

図5-22x①～③　歯槽頂のベンディング。この症例では歯槽頂もベンディングを行っている。

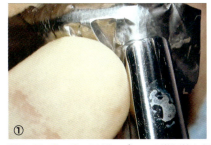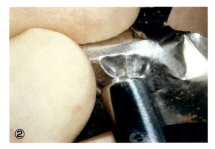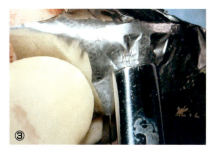

図5-22y①～③　唇側エプロンの微調整を行う。

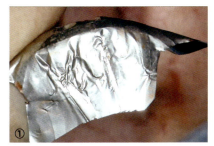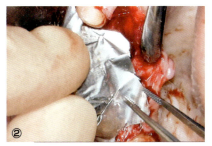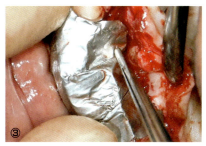

図5-22z①～③　ある程度調整ができたら試適を行う。歯根との関係、口蓋側のベンディング位置を確認。

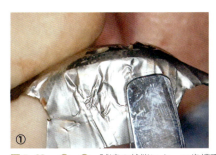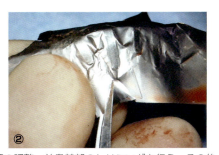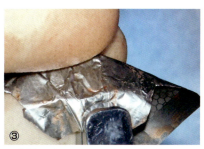

図5-22aa①～③　試適の状態によって歯槽頂の調整、前鼻棘部のトリミングを行う。その後、口蓋側エプロンのベンディングに進む。

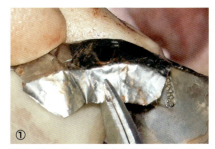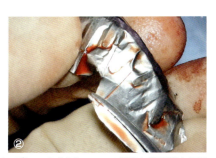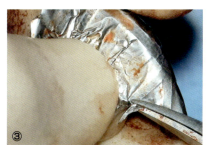

図5-22ab①～③　最終的な微調整、そしてメンブレンの全周について必要な微調整を行う。不要な部分のトリミング、鋭縁を残さないように注意する。

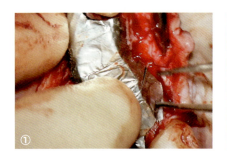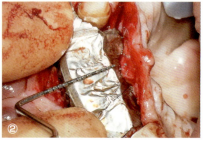

図5-22ac①、② 歯槽頂は8mm以上に調整されている。

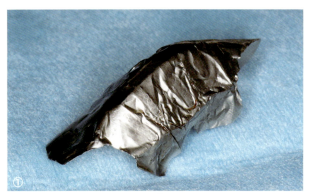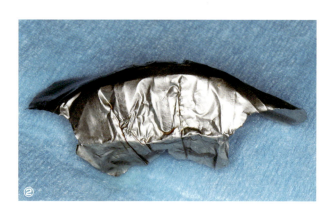

図5-22ad①、② 調整後のメンブレン。三次元的に調整されている。

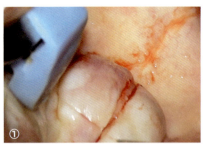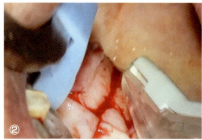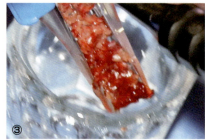

図5-22ae①～③ 続いて自家骨の採取に進む。自家骨はできるだけ同一の術野から採取するが、不足する場合は下顎枝が第一選択となる。本症例では、幸運にも口蓋隆起があり十分な採骨が可能であったため、曲のボーンスクレイパーで採骨を行った。十分な広さの骨面を露出させることがポイントである。

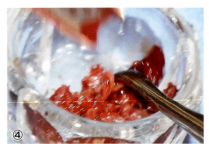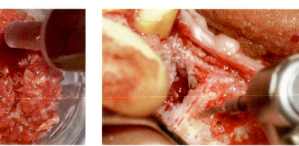

図5-22af④、⑤ 自家骨とBio-Ossを40：60で静脈血とミックスし骨移植材とした。

図5-22ag デコルチケーションは低速でオーバーヒートさせないように行う。

5章 上顎前歯部

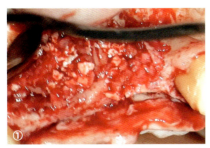 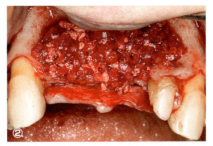 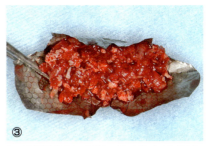

図5-22ah①〜③ 骨移植。陥凹部に骨移植材を設置し表面をフラットにする。またデッドスペースが残らないようにメンブレンの内面にも骨移植材を填入する。

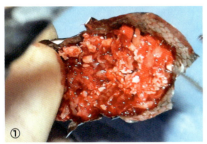 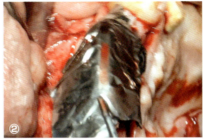 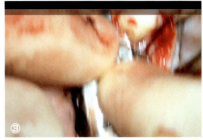

図5-22ai①〜③ ピンセットでメンブレンを把持し術野に運び、手指にてメンブレンを術野に圧接する。

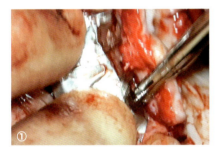 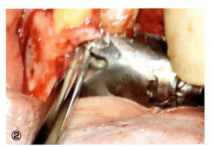 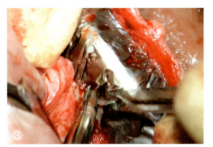

図5-22aj①〜③ 続いてメンブレンを固定する。上顎の場合、ボーンタックによってメンブレンを固定する。本症例では口蓋側もタックを使用できたが、開口量が小さければ口蓋側はコントラアングルを用いてスクリューを使用する。必要最小限のタック数でメンブレンを固定していくが、それには三次元的な調整がうまくできていることが条件となる。

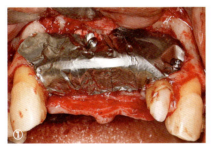 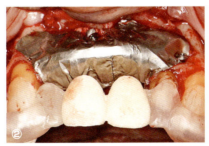 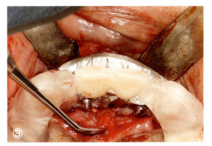

図5-22ak①〜③ ハニカムメンブレン固定後の状態。サージカルテンプレートが示す歯列弓に沿って歯槽堤が適切に再建されているかをチェックすることが重要である。

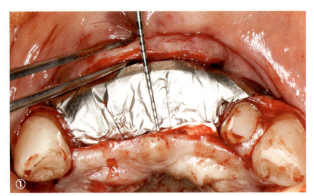
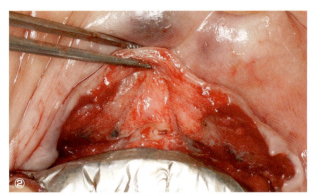

図5-22al①、② フラップの減張。まずMGJをピンセットでつまむが、減張前は頬側のフラップは歯槽頂に到達していない（①）。次に内面のピンセット先端より5mm以上根尖側の骨膜を切開する。十分な厚みのある部分で左右の縦切開を連続するように骨膜を切開していく。骨膜を切開することによって、若干の減張が得られる（②）。

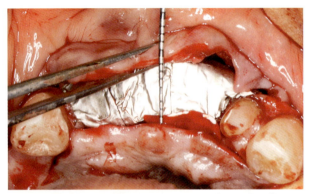

図5-22al③ 骨膜を切開することによって、若干の減張が得られた。

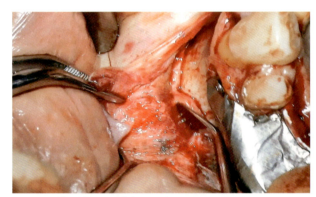

図5-22al④ 減張切開内部を2本のミニミー（鈍的なインスツルメント）で展開する。

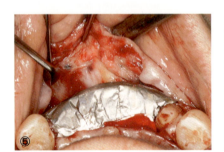
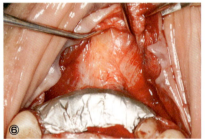
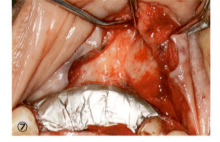

図5-22al⑤〜⑦ ミニミーを2本用いて、切開部を広げるように牽引する。

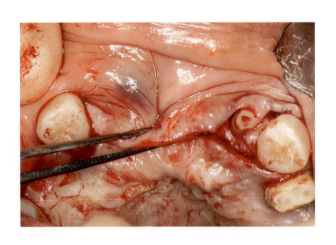

図5-22al⑧ 減張量の評価を行う。頬側フラップは十分減張されているようにように見えるが、口蓋側フラップとオーバーラップしている。この状態では切開面どうしがテンションフリーで接合するとは限らない。

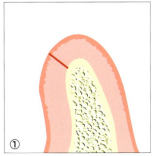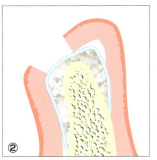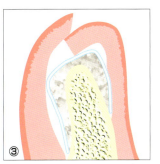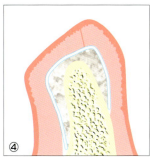

図5-22am①~④ 頬側切開のイラスト。GBR後のフラップは閉鎖困難である。口蓋側フラップはロールする傾向を示し、見かけ上のオーバーラップは十分な減張とはならない。end-to-endの接合になるためには口蓋側フラップは口蓋側に移動する。つまり、さらなる減張が必要となる。

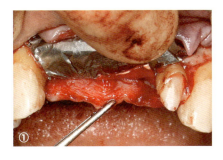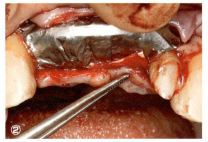

図5-22an①、② 口蓋側のフラップはその形状によりロールする傾向を示す。切開面を立ち上げるとフラップはさらに口蓋側へ変位する傾向を示す。

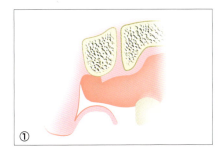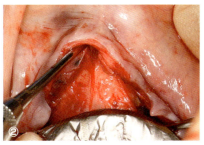
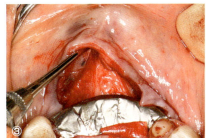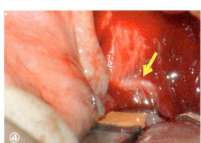

図5-22ao①~④ さらなる減張のために、口輪筋下への形成を行う。これによって口唇の内面がフラップとして機能するようになる。ただし、上顎前歯部唇側には眼窩下神経が存在するので注意が必要である（④矢印）。

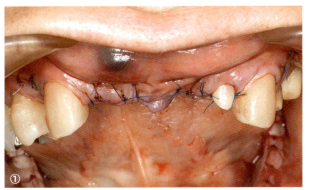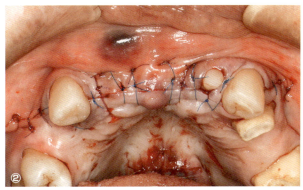

図5-22ap①、② 口輪筋下形成によってテンションフリーで一次閉鎖が達成された。

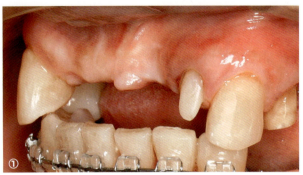 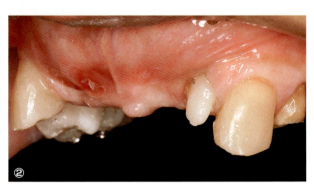

図5-22aq①、② 術前とGBR後の状態。MGJが大きく変位している。

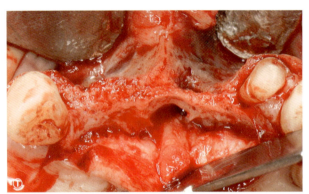 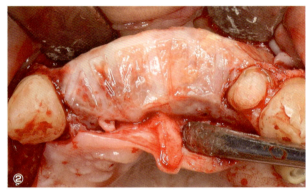

図5-22ar①、② 術前(①)と1年後(②)の比較。歯槽堤は三次元的に理想的な形態へと増大されていた。歯列弓に沿って歯槽堤が三次元的に増大されている。

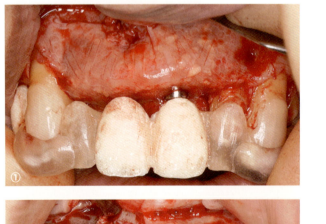 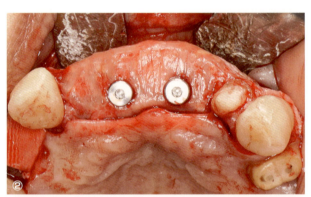
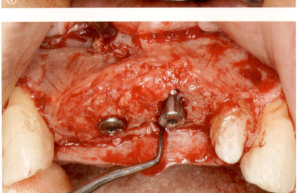 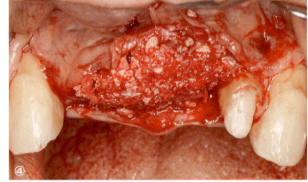

図5-22as①〜④ インプラントは適切な位置に埋入され、高さ3mmのヒーリングアバットメントが装着された。術後の吸収の補償とさらなる増大のため追加のGBRを行った。本症例では、リボースクロスリンクされたコラーゲンメンブレンを使用した。

5章 上顎前歯部

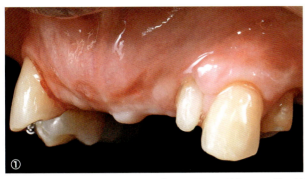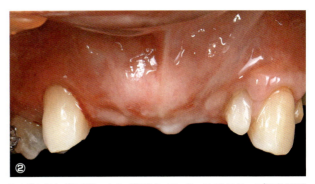

図5-22at①、② GBR後、インプラント埋入と追加GBR後の状態。MGJがさらに歯冠側へ大きく変位している。次のステップは軟組織の増大である。

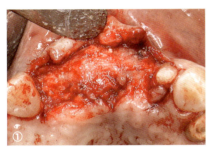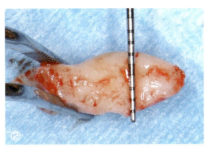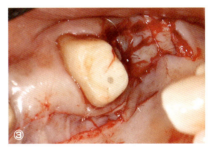

図5-22au①～③ 口蓋側からベベルドインシジョンで部分層を展開する。左側上顎結節から結合組織を採取し、口腔外でトリミングを行った。上皮はドナーサイトに復位させることでドナーサイトの治癒が促進される。

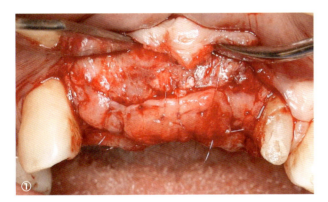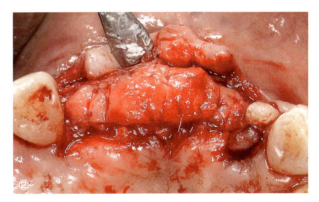

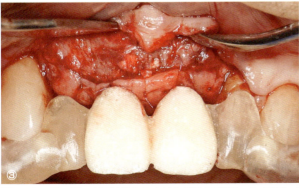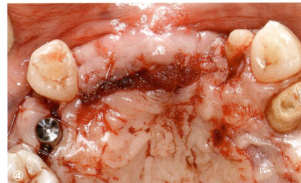

図5-22av①～④ 上顎結節からの結合組織を調整しインプラント周囲軟組織、特に正中のインプラント間乳頭が高くなるように再建された歯槽堤に固定した（①、②）。続くテンプレートによるCTG後の増大状態の評価では、|2近心部および正中歯間乳頭部が効果的に増大されていることが確認された（③）。フラップは意図的に不完全に閉鎖した。切歯乳頭はインプラント間乳頭形成に寄与できる位置へと移動している。

203

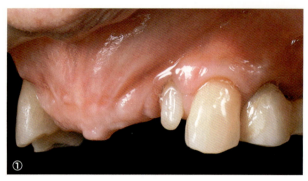 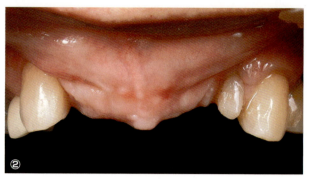

図5-22aw①、② CTG後の状態。骨造成とインプラント埋入後のMGJの歪みは顕著であったが、歯槽堤の軟組織の形態は将来の歯間乳頭頂を連続した形態となっている。切歯乳頭は正中の歯間乳頭を再現するために理想的な位置に移動している。しかし、角化組織が不十分である。

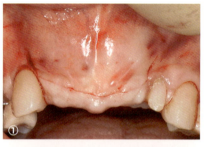 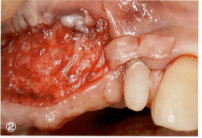 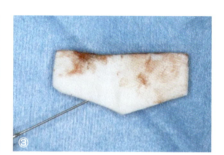

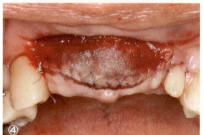 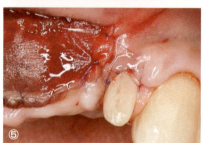

図5-22ax①〜⑤ 角化組織を獲得し口腔前庭を拡大するために、角化組織のバンドを根尖側に移動し、開放創はFGF-2を浸漬させたコラーゲン製材で被覆した。根尖側移動量は必要量の2倍程度の距離とする。

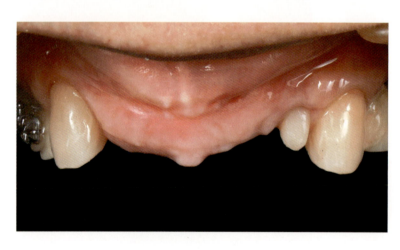

図5-22ay 2ヵ月後、オリジナルの角化組織が歯冠側に増殖することによって審美的に口腔前庭が拡大された。

5章　上顎前歯部

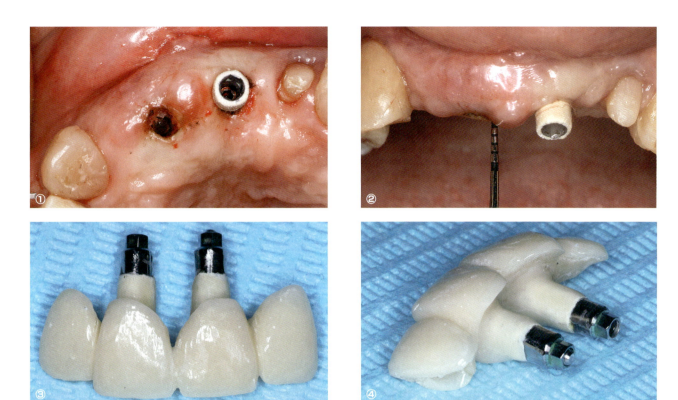

図5-22az①〜④　リミテッドパンチアウトを行い、プロビジョナルレストレーションを装着した。プロビジョナルレストレーションの歯肉縁下にコンポジットレジンを徐々に添加し軟組織形態を調整する。

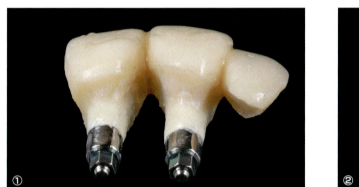
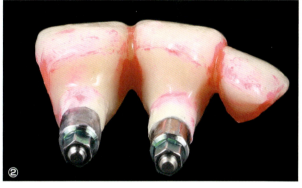

図5-22ba①、②　調整後、プラークの付着状態をチェックする。

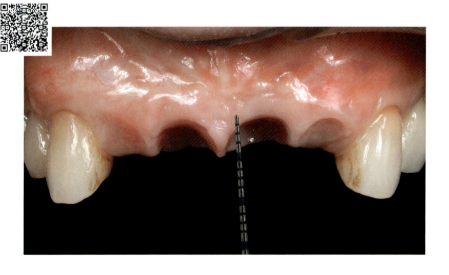

図5-22bc　最終的に調整された軟組織状態。術前は大きく陥凹していた歯槽堤であったが、治療後は理想的なラインとなった。|2はRSTを応用している。再建された1|1部インプラント間の歯間乳頭はおよそ5mmに達している。（二次元コードを読み込むと動画が始まります）

205

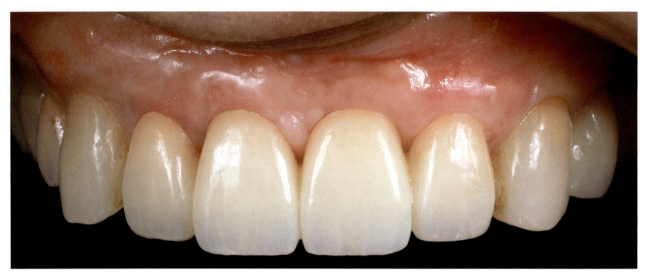

図5-22bd① 適切な歯冠長、十分な高さの歯間乳頭が正中を高さのピークとして適切に配置されていることにより、自然な外観が達成された。

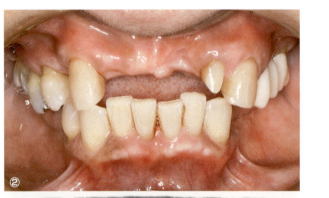
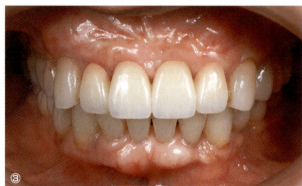
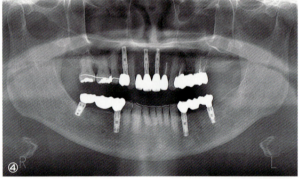
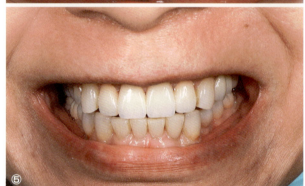

図5-22bd②〜⑤ 治療前後の正面観(②、③)と治療終了時のパノラマX線およびスマイル写真(④、⑤)。上顎臼歯部の圧下など矯正治療を含む全顎的な対応が必要であったが、審美的で機能的な咬合状態が達成されている。再建されたインプラント周囲硬・軟組織は自然なスマイルに大きく貢献している。(矯正担当：神谷貴志先生[静岡県開業])

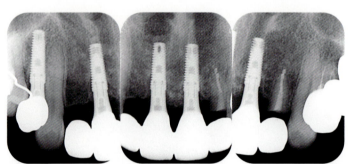
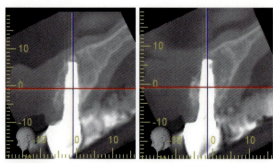

図5-22bd⑥ 治療終了時のデンタルX線写真。インプラントプラットフォーム上方に再生した骨が維持されている。付着の喪失があった|2の近心側はRSTの際、骨縁上で切断されている。

図5-22bd⑦ 同CT像。インプラント周囲に十分な骨が維持されている。

再建的な硬・軟組織マネジメントのまとめ

　前歯部複数歯欠損をインプラント治療によって審美と機能を再建することは、低下した患者のQOLを劇的に改善する可能性がある一方で、失敗するとさらに悪化させてしまうリスクもある。幸い非吸収性膜、結合組織採取法、減張テクニックの進歩とFGF-2のような成長因子を応用することによって、より困難な状況に対応できるようになってきたと感じている。一人ひとりの治療を丁寧に進め、有効なエビデンスを蓄積していきたい。

参考文献

1．Belser UC, Schmid B, Higginbottom F, Buser D. Outcome analysis of implant restorations located in the anterior maxilla：a review of the recent literature. Int J Oral Maxillofac Implants. 2004；19 Suppl：30-42.

2．Buser D, Martin W, Belser UC. Optimizing esthetics for implant restorations in the anterior maxilla：anatomic and surgical considerations. Int J Oral Maxillofac Implants. 2004；19 Suppl：43-61.

3．Urban IA, Barootchi S, Tavelli L, Wang HL. Inter-Implant Papilla Reconstruction via a Bone and Soft Tissue Augmentation：A Case Report with a Long-Term Follow-up. Int J Periodontics Restorative Dent. 2021 March/April；41（2）：169-75.

4．Mathews DP, Lawton RA. Soft Tissue Reconstruction of a Class III Ridge Deformity：Case Report with a 9-Year Follow-up. Int J Periodontics Restorative Dent. 2022 Mar-Apr；42（2）：187-93.

5．石川知弘，船登彰芳．新版4-Dコンセプトインプラントセラピー審美性と機能性獲得に必要な組織保存と再建のテクニックとそのタイミング．東京：クインテッセンス出版，2018.

6．Kokich VO Jr, Kiyak HA, Shapiro PA. Comparing the perception of dentists and lay people to altered dental esthetics. J Esthet Dent. 1999；11（6）：311-24.

7．Kokich VO, Kokich VG, Kiyak HA. Perceptions of dental professionals and laypersons to altered dental esthetics：asymmetric and symmetric situations. Am J Orthod Dentofacial Orthop. 2006 Aug；130（2）：141-51.

8．Hochman MN, Chu SJ, Tarnow DP. Maxillary anterior papilla display during smiling：a clinical study of the interdental smile line. Int J Periodontics Restorative Dent. 2012 Aug；32（4）：375-83.

9．Zetu L, Wang HL. Management of inter-dental/inter-implant papilla. J Clin Periodontol. 2005 Jul；32（7）：831-9.

10．Chow YC, Eber RM, Tsao YP, Shotwell JL, Wang HL. Factors associated with the appearance of gingival papillae. J Clin Periodontol. 2010 Aug 1；37（8）：719-27.

11．Cho HS, Jang HS, Kim DK, Park JC, Kim HJ, Choi SH, Kim CK, Kim BO. The effects of interproximal distance between roots on the existence of interdental papillae according to the distance from the contact point to the alveolar crest. J Periodontol. 2006 Oct；77(10)：1651-7.

12．Ramanauskaite A, Roccuzzo A, Schwarz F. A systematic review on the influence of the horizontal distance between two adjacent implants inserted in the anterior maxilla on the inter-implant mucosa fill. Clin Oral Implants Res. 2018 Mar；29 Suppl 15：62-70.

13．Chu SJ, Tarnow DP, Tan JH, Stappert CF. Papilla proportions in the maxillary anterior dentition. Int J Periodontics Restorative Dent. 2009 Aug；29（4）：385-93.

14．Tarnow D, Elian N, Fletcher P, Froum S, Magner A, Cho SC, Salama M, Salama H, Garber DA. Vertical distance from the crest of bone to the height of the interproximal papilla between adjacent implants. J Periodontol. 2003 Dec；74(12)：1785-8.

15．Salama H, Salama MA, Garber D, Adar P. The interproximal height of bone：a guidepost to predictable aesthetic strategies and soft tissue contours in anterior tooth replacement. Pract Periodontics Aesthet Dent. 1998 Nov-Dec；10（9）：1131-41；quiz 1142.

16．Kourkouta S, Dedi KD, Paquette DW, Mol A. Interproximal tissue dimensions in relation to adjacent implants in the anterior maxilla：clinical observations and patient aesthetic evaluation. Clin Oral Implants Res. 2009 Dec；20(12)：1375-85.

17．Luo R, Zhu Z, Huang J, Ye Y. The Esthetic Outcome of Interproximal Papilla Between Implant-Restored Unilateral and Bilateral Maxillary Central Incisors：A Cross-Sectional Comparative Study. Int J Oral Maxillofac Implants. 2022 Sep-Oct；37（5）：1063-70.

18．Salama H, Salama M. The role of orthodontic extrusive remodeling in the enhancement of soft and hard tissue profiles prior to implant placement：a systematic approach to the management of extraction site defects. Int J Periodontics Restorative Dent. 1993 Aug；13（4）：312-33.

19．Salama M, Salama H. Guidelines for aesthetic restorative options and implant site enhancement：The utilization of orthodontic extrusion. Pract Proced Aesthet Dent. 2002；14（2）：125-30.

20．Amato F, Mirabella AD, Macca U, Tarnow DP. Implant site development by orthodontic forced extraction：a preliminary study. Int J Oral Maxillofac Implants. 2012 Mar-Apr；27（2）：411-20.

21．Hochman MN, Chu SJ, Tarnow DP. Orthodontic extrusion for implant site development revisited：A new classification determined by anatomy and clinical outcomes. Seminars in Orthodontics 2014；20（3）：208-27.

22．Nozawa T, Sugiyama T, Yamaguchi S, Ramos T, Komatsu S, Enomoto H, Ito K. Buccal and coronal bone augmentation using forced eruption and buccal root torque：a case report. Int J Periodontics Restorative Dent. 2003 Dec；23（6）：585-91.

23．丹野努．オルソインプラントセラピー．東京：クインテッセンス出版，2023.

24．Kwon EY, Lee JY, Choi J. Effect of slow forced eruption on the vertical levels of the interproximal bone and papilla and the width of the alveolar ridge. Korean J Orthod. 2016 Nov；46（6）：379-85.

25．Brindis MA, Block MS. Orthodontic tooth extrusion to enhance soft tissue implant esthetics. J Oral Maxillofac Surg. 2009 Nov；67(11 Suppl)：49-59.

26．Keceli HG, Guncu MB, Atalay Z, Evginer MS. Forced eruption and implant site development in the aesthetic zone：A case report. Eur J Dent. 2014 Apr；8（2）：269-75.

27．Lin CD, Chang SS, Liou CS, Dong DR, Fu E. Management of interdental papillae loss with forced eruption, immediate implantation, and root-form pontic. J Periodontol. 2006 Jan；77（1）：135-41.

28．Tan WL, Wong TL, Wong MC, Lang NP. A systematic review of post-extractional alveolar hard and soft tissue dimensional changes in humans. Clin Oral Implants Res. 2012 Feb；23 Suppl 5：1-21.

29．Hämmerle CH, Araújo MG, Simion M；Osteology Consensus Group 2011. Evidence-based knowledge on the biology and treatment of extraction sockets. Clin Oral Implants Res. 2012 Feb；23 Suppl 5：80-2.

30．MacBeth N, Trullenque-Eriksson A, Donos N, Mardas N. Hard and soft tissue changes following alveolar ridge preservation：a systematic review. Clin Oral Implants Res. 2017 Aug；28（8）：982-1004.

31．Salama M, Ishikawa T, Salama H, Funato A, Garber D. Advantages of the root submergence technique for pontic site development in esthetic implant therapy. Int J Periodontics Restorative Dent. 2007 Dec；27（6）：521-7.

32．Ishikawa T. Root submergence with orthodontic extrusion：Old ideas but new use：the esthetic advantage of root submergence with orthodontics. American Academy of Periodontology 98th Annual Meeting 30th Oct 2012 in LA Innovations in Periodontics Session 1.（講演から引用）

33．Nordland WP, Tarnow DP. A classification system for loss of papillary height. J Periodontol. 1998 Oct；69(10)：1124-6.

34．Aroca S, Keglevich T, Nikolidakis D, Gera I, Nagy K, Azzi R, Etienne D. Treatment of class III multiple gingival recessions：a randomized-clinical trial. J Clin Periodontol. 2010 Jan；37（1）：88-97.

35．Hürzeler MB, Zuhr O, Schupbach P, Rebele SF, Emmanouilidis N, Fickl S. The socket-shield technique：a proof-of-principle report. J Clin Periodontol. 2010 Sep；37（9）：855-62.

36. Bäumer D, Zuhr O, Rebele S, Schneider D, Schupbach P, Hürzeler M. The socket-shield technique：first histological, clinical, and volumetrical observations after separation of the buccal tooth segment – a pilot study. Clin Implant Dent Relat Res. 2015 Feb；17（1）：71-82.

37. Schwimer C, Pette GA, Gluckman H, Salama M, Du Toit J. Human Histologic Evidence of New Bone Formation and Osseointegration Between Root Dentin (Unplanned Socket-Shield) and Dental Implant：Case Report. Int J Oral Maxillofac Implants. 2018 Jan/Feb；33（1）：e19-e23.

38. Mitsias ME, Siormpas KD, Kotsakis GA, Ganz SD, Mangano C, Iezzi G. The Root Membrane Technique：Human Histologic Evidence after Five Years of Function. Biomed Res Int. 2017；2017：7269467.

39. Wu DT, Raoof S, Latimer JM, Nguyen TT. Partial Extraction Therapy：A Review of Human Clinical Studies. J Oral Implantol. 2022 Oct 1；48（5）：436-54.

40. Gluckman H, Salama M, Du Toit J. Partial Extraction Therapies (PET) Part 1：Maintaining Alveolar Ridge Contour at Pontic and Immediate Implant Sites. Int J Periodontics Restorative Dent. 2016 Sep-Oct；36（5）：681-7.

41. Gluckman H, Salama M, Du Toit J. Partial Extraction Therapies (PET) Part 2：Procedures and Technical Aspects. Int J Periodontics Restorative Dent. 2017 May/Jun；37（3）：377-85.

42. Gluckman H, Du Toit J, Salama M. The Pontic-Shield：Partial Extraction Therapy for Ridge Preservation and Pontic Site Development. Int J Periodontics Restorative Dent. 2016 May-Jun；36（3）：417-23.

43. Siormpas KD, Mitsias ME, Kontsiotou-Siormpa E, Garber D, Kotsakis GA. Immediate implant placement in the esthetic zone utilizing the "root-membrane" technique：clinical results up to 5 years postloading. Int J Oral Maxillofac Implants. 2014 Nov-Dec；29（6）：1397-405.

44. Siormpas KD, Mitsias ME, Kotsakis GA, Tawil I, Pikos MA, Mangano FG. The Root Membrane Technique：A Retrospective Clinical Study With Up to 10 Years of Follow-Up. Implant Dent. 2018 Oct；27（5）：564-74.

45. Gluckman H, Salama M, Du Toit J. A retrospective evaluation of 128 socket-shield cases in the esthetic zone and posterior sites：Partial extraction therapy with up to 4 years follow-up. Clin Implant Dent Relat Res. 2018 Apr；20（2）：122-9.

46. Ogawa T, Sitalaksmi RM, Miyashita M, Maekawa K, Ryu M, Kimura-Ono A, Suganuma T, Kikutani T, Fujisawa M, Tamaki K, Kuboki T. Effectiveness of the socket shield technique in dental implant：A systematic review. J Prosthodont Res. 2022 Jan 11；66（1）：12-8.

47. Tan Z, Kang J, Liu W, Wang H. The effect of the heights and thicknesses of the remaining root segments on buccal bone resorption in the socket-shield technique：An experimental study in dogs. Clin Implant Dent Relat Res. 2018 Jun；20（3）：352-9.

48. Calvo-Guirado JL, Benítez-García JA, Maté Sánchez de Val JE, Pérez-Albacete Martínez C, Gehrke SA, Delgado-Ruiz R, Moses O. Socket-shield technique：the influence of the length of the remaining buccal segment of healthy tooth structure on peri-implant bone and socket preservation. A study in dogs. Ann Anat. 2019 Jan；221：84-92.

49. Staehler P, Abraha SM, Bastos J, Zuhr O, Hürzeler M. The socket-shield technique：a step-by-step protocol after 12 years of experience. Int J Esthet Dent. 2020；15（3）：288-305.

50. Gluckman H, Du Toit J, Salama M, Nagy K, Dard M. A decade of the socket-shield technique：a step-by-step partial extraction therapy protocol. Int J Esthet Dent. 2020；15（2）：212-25.

51. Atef M, El Barbary A, Dahrous MSE, Zahran AF. Comparison of the soft and hard peri-implant tissue dimensional changes around single immediate implants in the esthetic zone with socket shield technique versus using xenograft：A randomized controlled clinical trial. Clin Implant Dent Relat Res. 2021 Jun；23（3）：456-65.

52. Salem AS, Mowafey B, El-Negoly SA, Grawish ME. Socket-shield Technique vs Conventional Immediate Implant Placement for Esthetic Rehabilitation：A Systematic Review and Meta-analysis. J Contemp Dent Pract. 2022 Feb 1；23（2）：237-44.

53. Kan JY, Rungcharassaeng K. Proximal socket shield for interimplant papilla preservation in the esthetic zone. Int J Periodontics Restorative Dent. 2013 Jan-Feb；33（1）：e24-31.

54. Sharma A, Maheshwari K, Tiwari B, Naik D. Socket shield technique：An unconventional method for immediate implant placement - A review. Natl J Maxillofac Surg. 2022 Aug；13（Suppl 1）：S24-S35.

55. Zuhr O, Staehler P, Hüerzeler M. Complication Management of a Socket Shield Case After 6 Years of Function. Int J Periodontics Restorative Dent. 2020 May/Jun；40（3）：409-15.

56. Zucchelli G, Tavelli L, Stefanini M, Barootchi S, Mazzotti C, Gori G, Wang HL. Classification of facial peri-implant soft tissue dehiscence/deficiencies at single implant sites in the esthetic zone. J Periodontol. 2019 Oct；90（10）：1116-24.

57. 石川知弘．インプラント治療のための硬・軟組織マネジメント第10回 上顎前歯部における硬・軟組織マネジメント．Quintessence DENT Implantol. 2023；30（4）：120-35.

58. Ogawa Y, Maekawa S, Imamura K, Ishikawa T. Supra-Alveolar Periodontal Tissue Reconstruction in a Case with Severe Periodontitis：Case Report with a 2-Year Follow-up. Int J Periodontics Restorative Dent. 2023 Mar, Apr；43（2）：212-21.

59. Zucchelli G, De Sanctis M. A novel approach to minimizing gingival recession in the treatment of vertical bony defects. J Periodontol. 2008 Mar；79（3）：567-74.

60. Rasperini G, Acunzo R, Barnett A, Pagni G. The soft tissue wall technique for the regenerative treatment of non-contained infrabony defects：a case series. Int J Periodontics Restorative Dent. 2013 May-Jun；33（3）：e79-87.

61. Zucchelli G, Mazzotti C, Tirone F, Mele M, Bellone P, Mounssif I. The connective tissue graft wall technique and enamel matrix derivative to improve root coverage and clinical attachment levels in Miller Class IV gingival recession. Int J Periodontics Restorative Dent. 2014 Sep-Oct；34（5）：601-9.

62. Santoro G, Zucchelli G, Gherlone E. Combined Regenerative and Mucogingival Treatment of Deep Intrabony Defects Associated with Buccal Gingival Recession：Two Case Reports. Int J Periodontics Restorative Dent. 2016 Nov/Dec；36（6）：849-57.

63. Zucchelli G, Mounssif I, Marzadori M, Mazzotti C, Felice P, Stefanini M. Connective Tissue Graft Wall Technique and Enamel Matrix Derivative for the Treatment of Infrabony Defects：Case Reports. Int J Periodontics Restorative Dent. 2017 Sep/Oct；37（5）：673-81.

64. Trombelli L, Simonelli A, Minenna L, Rasperini G, Farina R. Effect of a Connective Tissue Graft in Combination With a Single Flap Approach in the Regenerative Treatment of Intraosseous Defects. J Periodontol. 2017 Apr；88（4）：348-56.

65. Cardaropoli D, Re S, Corrente G. The Papilla Presence Index (PPI)：a new system to assess interproximal papillary levels. Int J Periodontics Restorative Dent. 2004 Oct；24（5）：488-92.

66. Ricci G, Ricci A, Ricci C. Save the natural tooth or place an implant? Three periodontal decisional criteria to perform a correct therapy. Int J Periodontics Restorative Dent. 2011 Feb；31（1）：29-37.

67. Grunder U. Stability of the mucosal topography around single-tooth implants and adjacent teeth：1-year results. Int J Periodontics Restorative Dent. 2000 Feb；20（1）：11-7.

68. Urban IA, Tattan M, Ravida A, Saleh MH, Tavelli L, Avila-Ortiz G. Simultaneous Alveolar Ridge Augmentation and Periodontal Regenerative Therapy Leveraging Recombinant Human Platelet-Derived Growth Factor-BB (rhPDGF-BB)：A Case Report. Int J Periodontics Restorative Dent. 2022 September/October；42（5）：577-85.

69. Ishikawa T, Salama M, Funato A, Kitajima H, Moroi H, Salama H, Garber D. Three-dimensional bone and soft tissue requirements for optimizing esthetic results in compromised cases with multiple implants. Int J Periodontics Restorative Dent. 2010 Oct；30（5）：503-11.

70. Monje A, Chappuis V, Monje F, Muñoz F, Wang HL, Urban IA, Buser D. The Critical Peri-implant Buccal Bone Wall Thickness Revisited：An Experimental Study in the Beagle Dog. Int J Oral Maxillofac Implants. 2019 November/December；34（6）：1328-36.

71. Spray JR, Black CG, Morris HF, Ochi S. The influence of bone thickness on facial marginal bone response：stage 1 placement through stage 2 uncovering. Ann Periodontol. 2000 Dec；5（1）：119-28.

72. Schwarz F, Giannobile WV, Jung RE；Groups of the 2nd Osteology Foundation Consensus Meeting. Evidence-based knowledge on the aesthetics and maintenance of peri-implant soft tissues：Osteology Foundation Consensus Report Part 2-Effects of hard tissue augmentation procedures on the maintenance of peri-implant tissues. Clin Oral Implants Res. 2018 Mar；29 Suppl 15：11-3.

73. Ramanauskaite A, Schwarz F, Sader R. Influence of width of keratinized tissue on the prevalence of peri-implant diseases：A systematic review and meta-analysis. Clin Oral Implants Res. 2022 Jun；33 Suppl 23：8-31.

74. Longoni S, Tinto M, Pacifico C, Sartori M, Andreano A. Effect of Peri-implant Keratinized Tissue Width on Tissue Health and Stability : Systematic Review and Meta-analysis. Int J Oral Maxillofac Implants. 2019 Nov/Dec ; 34(6) : 1307-17.

75. Monje A, Pons R, Insua A, Nart J, Wang HL, Schwarz F. Morphology and severity of peri-implantitis bone defects. Clin Implant Dent Relat Res. 2019 Aug ; 21(4) : 635-43.

76. Jung RE, Sailer I, Hämmerle CH, Attin T, Schmidlin P. In vitro color changes of soft tissues caused by restorative materials. Int J Periodontics Restorative Dent. 2007 Jun ; 27(3) : 251-7.

77. Linkevicius T, Apse P, Grybauskas S, Puisys A. The influence of soft tissue thickness on crestal bone changes around implants : a 1-year prospective controlled clinical trial. Int J Oral Maxillofac Implants. 2009 Jul-Aug ; 24(4) : 712-9.

78. Bienz SP, Pirc M, Papageorgiou SN, Jung RE, Thoma DS. The influence of thin as compared to thick peri-implant soft tissues on aesthetic outcomes : A systematic review and meta-analysis. Clin Oral Implants Res. 2022 Jun ; 33 Suppl 23(Suppl 23) : 56-71.

79. Kan JY, Rungcharassaeng K, Umezu K, Kois JC. Dimensions of peri-implant mucosa : an evaluation of maxillary anterior single implants in humans. J Periodontol. 2003 Apr ; 74(4) : 557-62.

80. Nisapakultorn K, Suphanantachat S, Silkosessak O, Rattanamongkolgul S. Factors affecting soft tissue level around anterior maxillary single-tooth implants. Clin Oral Implants Res. 2010 Jun ; 21(6) : 662-70.

81. 石川知弘. インプラント治療のための硬・軟組織マネジメント 第2回 GBR概論. Quintessence DENT Implantol. 2022 ; 29(2) : 110-23.

82. Ishikawa T, Ueno D. Vertical Ridge Augmentation With a Honeycomb Structure Titanium Membrane : A Technical Note for a 3-Dimensional Curvature Bending Method. J Oral Implantol. 2021 Oct 1 ; 47(5) : 411-9.

83. Zaffe D, D'Avenia F. A novel bone scraper for intraoral harvesting : a device for filling small bone defects. Clin Oral Implants Res. 2007 Aug ; 18(4) : 525-33.

84. Miron RJ, Gruber R, Hedbom E, Saulacic N, Zhang Y, Sculean A, Bosshardt DD, Buser D. Impact of bone harvesting techniques on cell viability and the release of growth factors of autografts. Clin Implant Dent Relat Res. 2013 Aug ; 15(4) : 481-9.

85. Parisi L, Buser D, Chappuis V, Asparuhova MB. Cellular responses to deproteinized bovine bone mineral biofunctionalized with bone-conditioned medium. Clin Oral Investig. 2021 Apr ; 25(4) : 2159-73.

86. Caballé-Serrano J, Fujioka-Kobayashi M, Bosshardt DD, Gruber R, Buser D, Miron RJ. Pre-coating deproteinized bovine bone mineral (DBBM) with bone-conditioned medium (BCM) improves osteoblast migration, adhesion, and differentiation in vitro. Clin Oral Investig. 2016 Dec ; 20(9) : 2507-13.

87. Urban IA, Monje A, Nevins M, Nevins ML, Lozada JL, Wang HL. Surgical Management of Significant Maxillary Anterior Vertical Ridge Defects. Int J Periodontics Restorative Dent. 2016 May-Jun ; 36(3) : 329-37.

88. Urban IA, Lozada JL, Nagy K, Sanz M. Treatment of severe mucogingival defects with a combination of strip gingival grafts and a xenogeneic collagen matrix : a prospective case series study. Int J Periodontics Restorative Dent. 2015 May-Jun ; 35(3) : 345-53.

89. Urban IA, Nagy K, Werner S, Meyer M. Evaluation of the Combination of Strip Gingival Grafts and a Xenogeneic Collagen Matrix for the Treatment of Severe Mucogingival Defects : A Human Histologic Study. Int J Periodontics Restorative Dent. 2019 Jan/Feb ; 39(1) : 9-14.

90. Urban IA, Tavelli L, Barootchi S, Wang HL, Barath Z. Labial Strip Gingival Graft for the Reconstruction of Severely Distorted Mucogingival Defects : A Prospective Case Series. Int J Periodontics Restorative Dent. 2020 Nov/Dec ; 40(6) : 845-52.

91. Orsini M, Orsini G, Benlloch D, Aranda JJ, Lázaro P, Sanz M. Esthetic and dimensional evaluation of free connective tissue grafts in prosthetically treated patients : a 1-year clinical study. J Periodontol. 2004 Mar ; 75(3) : 470-7.

92. 石川知弘. インプラント治療のための硬・軟組織マネジメント 第3回 インプラント周囲軟組織マネジメント概論. Quintessence DENT Implantol. 2022 ; 29(3) : 110-25.

93. Ho FC. A modified combined approach to harvest connective tissue grafts with high quality, less morbidity, and faster healing. Int J Esthet Dent. 2020 ; 15(1) : 56-67.

94. Bosco AF, Bosco JM. An alternative technique to the harvesting of a connective tissue graft from a thin palate : enhanced wound healing. Int J Periodontics Restorative Dent. 2007 Apr ; 27(2) : 133-9.

95. Zuhr O, Bäumer D, Hürzeler M. The addition of soft tissue replacement grafts in plastic periodontal and implant surgery : critical elements in design and execution. J Clin Periodontol. 2014 Apr ; 41 Suppl 15 : S123-42.

96. Gomez-Meda R, Esquivel J, Blatz MB. The esthetic biological contour concept for implant restoration emergence profile design. J Esthet Restor Dent. 2021 Jan ; 33(1) : 173-84.

97. González-Martín O, Lee E, Weisgold A, Veltri M, Su H. Contour Management of Implant Restorations for Optimal Emergence Profiles : Guidelines for Immediate and Delayed Provisional Restorations. Int J Periodontics Restorative Dent. 2020 Jan/Feb ; 40(1) : 61-70.

98. Souza AB, Alshihri A, Kämmerer PW, Araújo MG, Gallucci GO. Histological and micro-CT analysis of peri-implant soft and hard tissue healing on implants with different healing abutments configurations. Clin Oral Implants Res. 2018 Oct ; 29(10) : 1007-15.

99. Katafuchi M, Weinstein BF, Leroux BG, Chen YW, Daubert DM. Restoration contour is a risk indicator for peri-implantitis : A cross-sectional radiographic analysis. J Clin Periodontol. 2018 Feb ; 45(2) : 225-32.

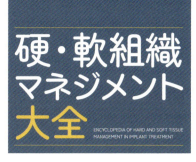

6章

組織の退縮とインプラント周囲炎に対する硬・軟組織マネジメント
—トラブルシューティング

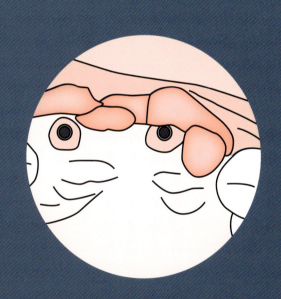

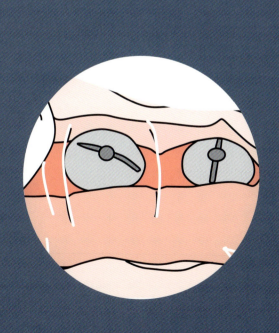

はじめに

本書では、これまで部位別のインプラント周囲硬・軟組織マネジメントについて検討してきた。最終章となる6章では、インプラント治療のメインテナンス期間中に発生する問題として、組織の退縮、インプラント周囲疾患について検討したい。

組織の退縮

上顎前歯部のインプラント治療においては審美性の獲得が必須の条件であるが、軟組織の退縮によって歯冠長が長くなることや、コンポーネントの露出によって引き起こされる審美不良が大きな問題となる。特に抜歯即時埋入においては唇側骨が保存されている抜歯窩でも12ヵ月以上の経過で最大64％におけるサイトで1mm以上の退縮が報告されている[1]。

インプラントの唇側軟組織退縮の原因として、インプラントの唇側転位、インプラント唇側骨の裂開、開窓、菲薄な軟組織、角化組織の不足、オーバーブラッシング、軟組織の炎症、補綴装置のオーバーカントゥアが考えられるが、なかでもインプラントの唇側転位がもっとも重要な原因であると考えられている[2,3]。

つまり、インプラントが唇側に転位すれば、抜歯窩治癒後にインプラント唇側に形成される骨は薄くなるか、もしくはインプラントの唇側に骨欠損が残存する。また、唇側骨が吸収したヒールドサイトに埋入された場合、あるいはGBRなどの骨造成後の歯槽堤も口蓋側の骨に抵抗を受け、インプラントは唇側に傾斜する傾向を示す。その場合、唇側骨の幅が1.8mmを下回れば治癒過程において垂直方向へ吸収し、インプラントが骨内から露出する可能性が高まり[4]、さらにインプラント埋入後の唇側骨幅が1.5mmを下回ると生理的、病的な骨吸収が大きくなることが示されている[5]。筆者は特に、**前歯部においてはインプラント埋入後、サージカルテンプレートでそのポジションを慎重に評価し、不適切であると判断された場合は、迷わず撤去、再埋入することを強く勧める**。

審美エリアへの単独埋入インプラントにおける唇側軟組織の退縮について、その量、補綴装置の形態、インプラントの頬舌的なポジション、さらに隣接部の軟組織の高さを基準に病態が分類され、その治療法が示されている[6,7]。その中で、インプラントのポジションが本来の補綴装置の唇側マージンよりも唇側に転位し、隣接部の軟組織も失われている場合は撤去が推奨されているが、筆者も同感である。その場合、硬・軟組織のマネジメント、インプラントの再埋入とリカバリーには多くの労力を要する。埋入術中の精密な確認が重要である[8,9]。再埋入時の初期固定が弱くても、適切な治癒期間を設定すればインプラントはインテグレーションする。

また、インプラントのポジションが許容範囲にあれば、必要に応じて補綴装置の形態を改変し、軟組織移植によって改善できることが示されている[7]。複数歯欠損症例の場合、インプラント埋入に関してはさらに高い精度が求められる。近遠心的なズレ、さらにそれにともなう隣接面の骨欠損のリスクも加わる。

既存のインプラント周囲に対して骨造成を行う場合、補綴装置を一時的に除去してサブマージできれば、インプラントを完全に骨内に収められる可能性があるが（**図6-1**）、補綴装置を装着したままの、特に唇側に傾斜したインプラントにおいては部分的な再生にとどまる可能性が高い。軟組織も増大し、状況を改善することが求められる（**図6-2**）。

唇側傾斜に起因する組織吸収のリカバリー症例

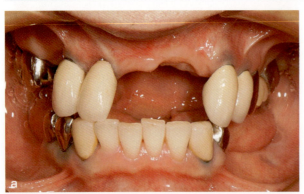 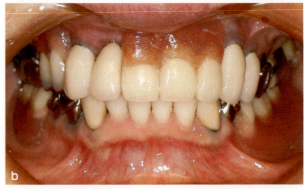

図6-1a、b 57歳女性。過去に他院にて3 2|3 4部に抜歯即時埋入でインプラント治療を受けたが、その後組織が退縮し黒ずんできた。将来が不安で、残存する欠損部にインプラント治療ができないかと来院（**a**）。欠損部には部分床義歯が装着されていたが、審美的、機能的に満足を得られていなかった（**b**）。

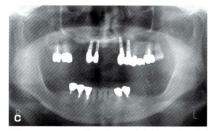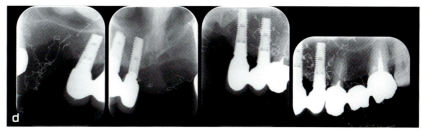

図6-1c、d X線写真では右側上顎小臼歯部、両側下顎臼歯部に垂直的な骨量の不足を認めた。

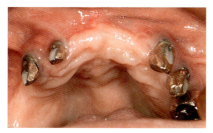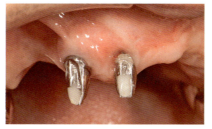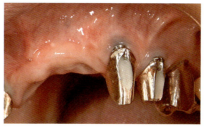

図6-1e 咬合面観からは、すべてのインプラントが唇側に傾斜していることがわかる。

図6-1f 角化組織の不足と軟組織の退縮があり、インプラント体が露出している。

図6-1g 左側はさらに傾斜が大きく軟組織が薄くなっている。ディスカラレーションも顕著である。

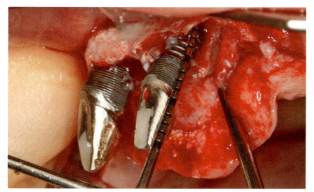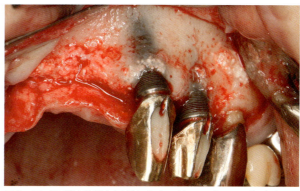

図6-1h 3|部は骨吸収がマイクロスレッド部で留まっている。骨移植材の残留を認めるが、明らかに骨が存在している。対して2|部は近心面にわたって吸収が進んでおり、軟組織に被覆された骨移植材に囲まれていた。

図6-1i |3部は菲薄な骨が存在するがインプラント体が透過して確認できる。骨頂部は骨移植材の粒子が認められ、一部は軟組織に被包されている。|4部も骨頂部は同様に軟組織に被包された骨移植材によって取り囲まれている。

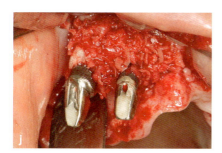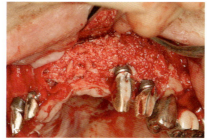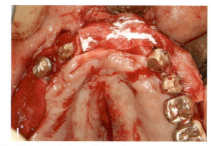

図6-1j～l まず、可及的に唇側骨を増大するために、口蓋隆起から自家骨を採取しコラーゲン膜を応用しGBRを行った。

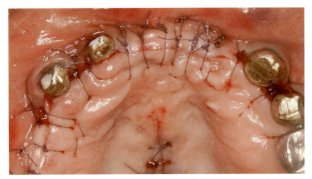
図6-1m ５|部にはチタンメッシュを応用したGBRとともにインプラントを埋入。良好に一次閉鎖が達成されている。

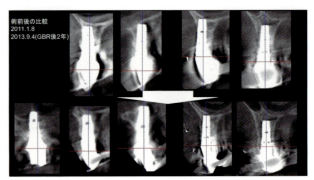
図6-1n GBR前と術後２年のCT像。基底部での骨幅の増大は成功しているが、プラットフォーム周辺の骨形態の改善は達成されていない。

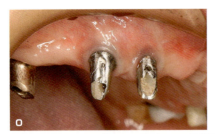
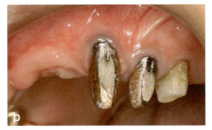
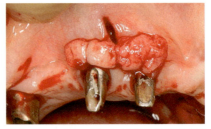
図6-1o、p GBR後３年の状態。CT像が示すようにエマージェンス部における軟組織の状態はいまだ脆弱なままである。

図6-1q エマージェンス部の条件を改善するため両側にCTGを行った。

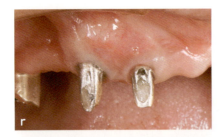
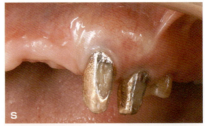
図6-1r、s CTG後15ヵ月の状態。GBRによる骨造成とその歯冠側において軟組織の増大が行われたことによって、良好な状態が得られた。表面における角化組織は不十分であるが、内側においては結合組織の厚さが得られている。

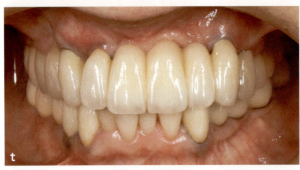
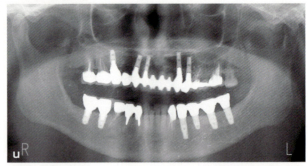
図6-1t、u 治療後の正面観とX線写真。下顎臼歯部と５|部に対する垂直的なGBRによってインプラントを埋入して歯列弓を完成し、咬合高径を挙上した。上顎の既存インプラント周囲の組織マネジメントによって良好な組織量が得られている（t）。下顎臼歯部のインプラントは大部分が再生した骨によって支持されている（u）。

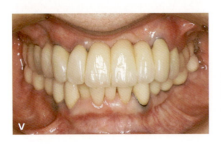
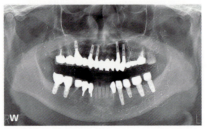
図6-1v、w GBR後11年、CTG後８年、治療終了後７年の状態。上顎インプラント周囲軟組織レベルは安定し、良好に経過している（v）。同様に、インプラント周囲骨レベルも安定している（w）。

前歯複数歯欠損における審美障害のリカバリー

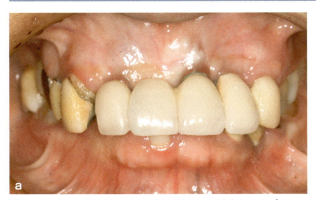
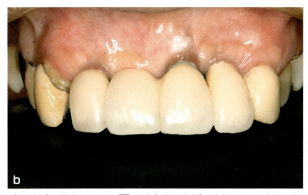

図6-2a、b　61歳女性。5ヵ月前に装着した前歯部インプラントブリッジの破折と前突している1|の咬合痛を主訴に来院した。患者は治療への恐怖心が強く前医との間にトラブルを抱えていた。顔貌から咬合高径の低下、上顎前歯の前突によるナゾラビアルアングルは90°以下となっていた。口腔内所見では過蓋咬合、歯列不整、上顎前歯はインプラントポジションの不備に由来する審美障害が起きていた。

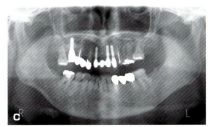
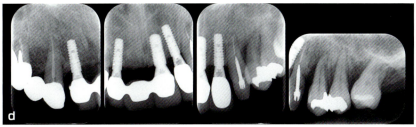

図6-2c、d　初診時のX線写真。顎関節の形態は左右対称で他の所見からも異常は認められない。咬合平面の乱れと臼歯部に過剰な咬合力がかかっていることが予測される(c)。上顎前歯インプラントは近遠心的な骨レベルが維持されており、アバットメントの角度の許容範囲である。左側上顎臼歯部には重度な骨吸収を認めた(d)。

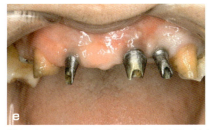
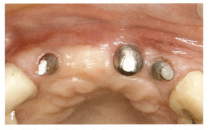
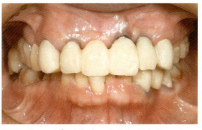

図6-2e、f　ブリッジを撤去した状態。前突したブリッジの支台となるアバットメントのアクセスホールの位置から、インプラントが過度に唇側傾斜していることがわかる。唇側軟組織が薄く角化組織の不足している1|には炎症が認められる。

図6-2g　プロビジョナルレストレーションで咬合の挙上、顎位修正、既存インプラントの位置を評価する。その結果、|2部のインプラントは埋没させることとした。

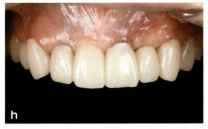
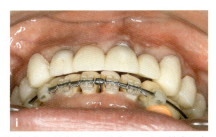
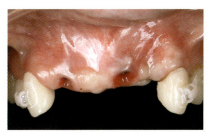

図6-2h、i　矯正治療が進み、下顎前歯の位置がおおよそ定まった時点で、より精度を上げたプロビジョナルレストレーションを作製し、軟組織マネジメントのガイドとする。

図6-2j　軟組織マネジメント術前の状態。|2部の高さは適切で、1|部は炎症が持続し退縮している。

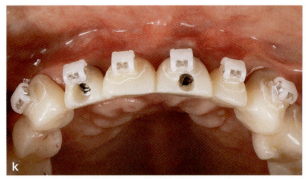
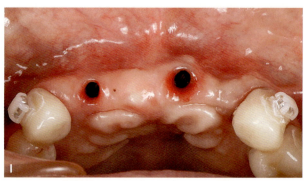

図 6-2 k, l 咬合面観ではインプラントプラットフォームが唇側に位置づけられ、さらに傾斜していることがわかる。結果として唇側の軟組織が非常に薄く、さらなる退縮のリスクがある。Zucchelliらのインプラント周囲軟組織退縮の分類は単独歯欠損に関するものであるが、あえて適用すればかろうじてClass 3にとどまる。つまりインプラントのヘッドが理想的な補綴装置のラインよりも口蓋側に位置する。軟組織マネジメントと補綴の形態変更で対処可能であると考えられた[6]。

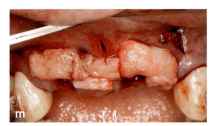
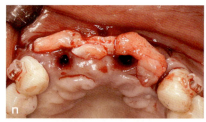
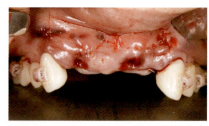

図 6-2 m, n 両側上顎結節より十分な量の質の高い結合組織を採取した。正中から2|部にかけては結合組織をメスで展開し面積を拡大して配置、|1部はインプラントのポジション、軟組織のコンディションが不良なため、より厚く十分な大きさの結合組織を配置した。

図 6-2 o フラップは2ヵ所の縦切開からトンネル形成をした。

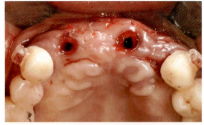
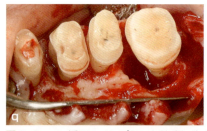

図 6-2 p 術後咬合面観ではインプラントの唇側に十分な厚みの軟組織が得られている。ポンティック部の形態も改善している。

図 6-2 q, r 矯正、インプラント治療に先立って骨縁下欠損の大きかった左側上顎臼歯部には再生療法を行った。

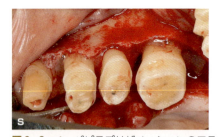
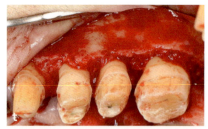
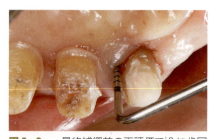

図 6-2 s, t パピラプリザベーションのフラップを展開し、デブライドメント後にエムドゲイン、自家骨、ネイティブコラーゲンメンブレンを応用した。

図 6-2 u 最終補綴前の再評価で|3に歯冠破折が起きていることが判明した。

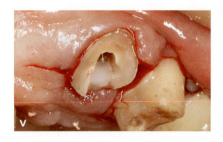
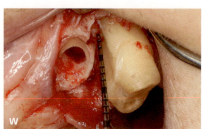

図 6-2 v 遠心口蓋の隅角部に破折ラインが認められた。

図 6-2 w |3遠心の骨レベルを維持するためにソケットシールドテクニックを選択した。感染源を完全に除去し、再度|3 4間の組織再生を図った。

図6-2x インプラントは元の|3歯根の位置が良好であったため、抜歯窩内の口蓋側壁に沿う形で埋入し、シールド片には接触させず骨形成のためのスペースを維持している。

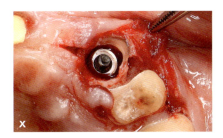
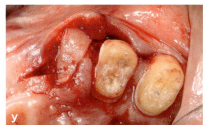

図6-2y 抜歯窩内にはDBBM（Bio-Oss）、|3 4間にはFGF-2を作用させた後、自家骨移植、パピラプリザベーションフラップとCTGで一次閉鎖を行った。

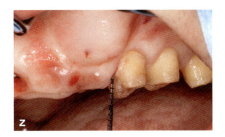
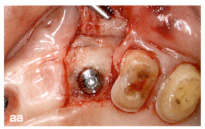

図6-2z、aa 6ヵ月後、|4近心のPPDは正常となり、アタッチメントゲインとインプラント周囲に十分な骨再生を認めた。

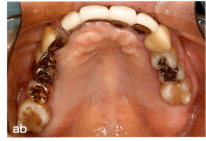
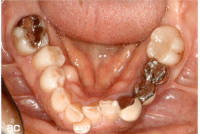

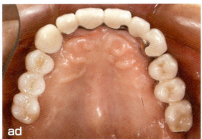
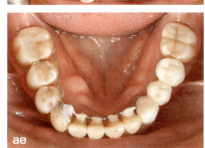

図6-2ab～ae 初診時と治療終了後の咬合面観。完全な左右対称ではないが、歯列弓の形態が改善している。咬耗した下顎前歯切端はダイレクトボンディングによって形態を修正した。また|6も同様に形態を修正している。

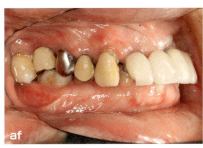
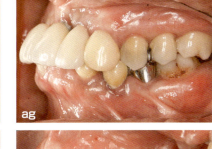

図6-2af～ai 同側方面観。過蓋咬合が改善され、咬合平面も整っている。犬歯関係は完璧ではないが、ガイドは可能となった。また前歯の傾斜が正常となった。

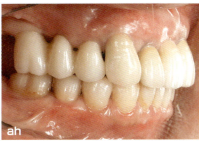
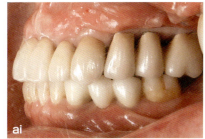

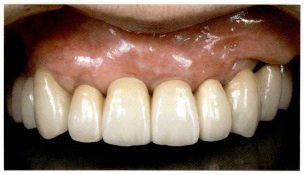

図6-2aj 治療終了後3年の状態。短期間ではあるが前歯インプラント周囲の軟組織は安定し、完全ではないが改善した審美性に患者は満足している。

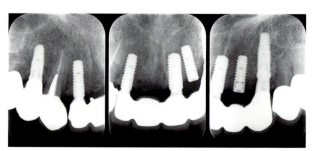

図6-2ak インプラント周囲近遠心の骨レベルは安定している。

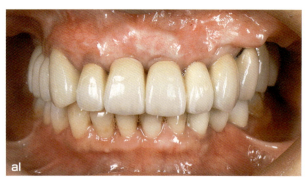

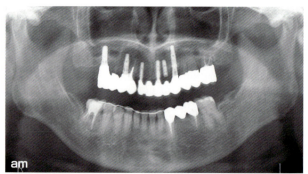

図6-2al、am 同正面観とパノラマX線写真。過蓋咬合が修正され前歯が良好にカップリングし、咬合平面も改善している。患者は当初、外科処置に対して難色を示していたが、多くの処置を長期間にわたり受けていただいた。感謝するとともにこの結果をできるだけ長く維持したいと考えている。

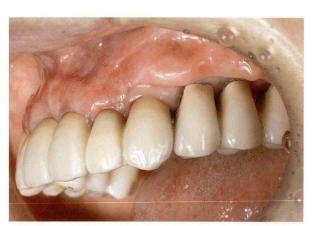

図6-2an 上顎の左側側方面観。インプラント周囲の軟組織の量は十分で、退縮のリスクは低いと思われる。

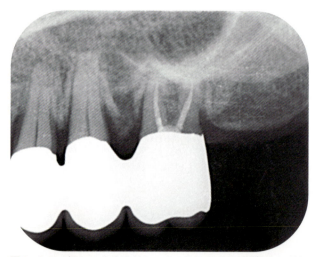

図6-2ao 6は再生療法後も3度の分岐部病変が残存し口蓋根周囲の深いポケットが残存したため切除した。頬側の分岐部病変は閉鎖している。咬合力が強いため、オーバーロードの所見が認められる。継続的な経過観察と綿密な咬合調整が求められる。

インプラント周囲炎への対応

インプラント周囲炎はまれな疾患ではない。インプラント周囲疾患は、2018年AAP（米国歯周病学会）とEFP（ヨーロッパ歯周病連盟）のコンセンサスレポート[10,11]が提出されるまでは定義づけられていなかったため、論文ごとに罹患率の差が大きかった。いくつかのシステマティックレビューにおいて罹患率は患者レベルでおよそ20％、インプラントレベルでおよそ10％と報告されてきた[12,13]。日本国内では、日本歯周病学会を中心としたOgataらの報告では267名の患者あたりのインプラント周囲炎の罹患率が9.7％であり[14]、またSakamotoらの報告では112名544本中（15年の観察期間）で、インプラントレベルでは7.7％、患者レベルで14.3％と報告されている[15]。2017年の調査において、国内に200万人以上のインプラント処置患者がいると推察され[16]、国内の歯科医院件数が7万件弱ですべての医院がインプラント治療をしているわけではないことから考えると、インプラント治療を行う歯科医院では平均で考えても相当数のインプラント周囲炎患者がいるということになる。

近年、前出のコンセンサスレポートによる新分類に基づいた調査が行われ、1998～2003年の間で平均観察期間10.9年の95名の患者の220本のインプラントについて調査した結果、インプラント周囲粘膜炎がインプラントレベルで35.3％、患者レベルで52.2％、インプラント周囲炎はそれぞれ8.7％、15.2％で、以前の基準に比べインプラント周囲炎は50％近く減少したと報告されている[17]。いずれにしてもインプラント周囲粘膜炎、インプラント周囲炎は日常で遭遇する疾患であることを認識し適切な対処が求められている。

進行パターン

インプラント周囲炎（以下、周囲炎）の進行パターンとして、その定義が0.5mm以上の骨吸収とされてはいるが、進行のパターンは非線形で、多くは機能開始から3年以内に発症することが示唆されている[18]（図6-3、6-4）。

インプラント周囲炎の進行パターン

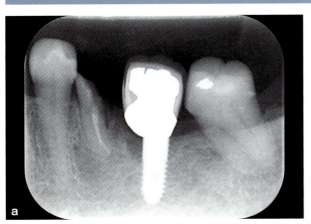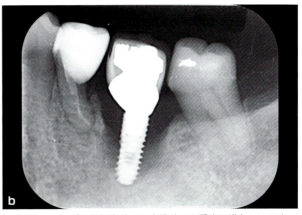

図6-3a、b　他院で埋入されたインプラントの周囲炎を指摘したが治療を受け入れられず、1年半後の再来院時には重度に進行していた。

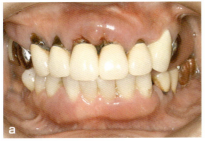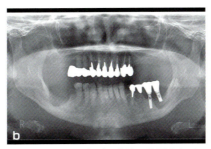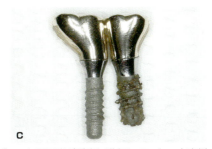

図6-4a～c　72歳女性。インプラントが動いて噛めないことを主訴に来院。歯周炎とインプラント周囲炎が重度に進行していた。本症例ももっと早い段階で適切に対処すれば、インプラントを救えた可能性がある。また、撤去でもよいので手を打てばここまで骨を失うことはなかったであろう。

原因

インプラント周囲疾患は歯周疾患と異なり、部位特異的な要素が強い疾患で、局所的な発症の誘因となる因子が報告されている。Canulloらは、125本の周囲炎のインプラントを調査して、発症となるトリガーと予測因子を挙げている（**表6-1**）[19]。また、Monjeらは、周囲炎が部位特異的であることに注目し、局所的な病因となる因子、増悪因子、そして全身的な促進因子について、生物学的正当性、文献的な裏付けをもとに検討し、まとめて報告した（**表6-2**）[20]。さらに、周囲炎の予防のため、インプラント埋入位置に関する考慮事項もまとめている（**表6-3**）。

ヒトにおいて実験的に誘発したインプラント周囲粘膜炎（以下、周囲粘膜炎）と歯肉炎について、その症状と治療に対する反応を比較すると両者とも似た経過を示すが、周囲粘膜炎のほうがより炎症が著明でブラッシング開始後も炎症の消退に時間がかかることが示されている[21]。和泉らは歯周炎と周囲炎の細菌を調査し、周囲炎が歯周炎に比べ進行が早く難治性であるのは、高い活動性を示す細菌種、病原因子、細菌間のネットワーク構造が異なることも原因である可能性を示している[22]（**図6-5、6-6**）。

表6-1 インプラント周囲炎発症のトリガーと予測因子（文献19より作成）

インプラント周囲炎を発症させるトリガー	インプラント周囲炎発症の予測因子のオッズ比
外科に起因するもの（位置の不良、骨造成の不備）；40.8%	位置の不良；48.2
補綴処置に起因するもの（セメント、マージン、過荷重）；30.4%	過荷重；18.7
プラークによるもの；28.8%	骨造成；2.35

表6-2 インプラント周囲炎の局所的な病因となる因子、増悪因子、全身的な促進因子（文献20より作成）

	要素	病因となる局所的因子	理論的根拠
病因	軟組織	角化粘膜2mm未満	ブラッシング時の不快感、炎症および粘膜の退縮
		狭い口腔前庭（4mm未満）	器具の不良なアクセス
		薄いフェノタイプ（2mm未満）	より生理的な早期の骨吸収および歯肉退縮
	硬組織	高密度の骨	より生理的な／早期の骨吸収
	外科的要因	不適切なインプラントポジション	頬舌的および／または垂直的骨吸収
		高い埋入トルク値（50Ncm超）	より生理的な／早期の骨吸収
	補綴的要因	不適切なエマージェンスプロファイル（30°超）	プラークやデブリスの堆積／圧入
		清掃性の悪い補綴装置	不良なプラークコントロール
		骨-補綴装置の接合面が1.5mm未満	炎症性の浸潤
増悪因子	補綴段階	粘膜下の残存セメント	炎症反応
	メインテナンス時	粘膜下の残存フロス	炎症反応

表6-3 インプラント周囲炎予防のための埋入位置に関する考慮事項(文献20より作成)

決定的な因子	誘因	指標	関連事項	治療法
不十分な頬側骨壁の厚み（1.5mm未満）	・不適切な歯槽骨幅 ・不適切な治療計画（過度に頬側寄りの埋入など）	・インプラントショルダーから1.5mm以上の骨幅	・角化粘膜の不足 ・審美的失敗	・同時GBR ・細い径のインプラントを用いる
深すぎる埋入（隣接CEJから6mm以上）	・不適切な治療計画（オーバードリリングなど） ・低いインプラント安定性	・CEJから6mm以下	・炎症反応を促進するプロファイル	・骨密度が低い場合はアンダードリリング ・ティッシュレベルインプラントを用いる ・粘膜貫通部の長いアバットメントを用いる
浅すぎる埋入（歯槽骨レベル／または歯槽骨縁上のポジション）	・不十分な骨量（長さ） ・不適切な治療計画 ・高い埋入トルク	・ボーンレベルインプラントにおいて1mm以上骨縁下に埋入	・コンベックス（凸型）な修復物	・骨密度が高い場合はオーバードリリング ・ボーンレベルインプラントを用いる ・ショートインプラントを用いる
近すぎる埋入（近遠心ポジション）	・不適切な治療計画	・インプラントショルダーから3mm以上	・清掃性の悪い補綴修復	・細い径のインプラントを用いる ・カンチレバー ・固定性補綴において中間インプラントの撤去を検討する

頬側寄りの埋入がトリガーとなったと考えられる症例

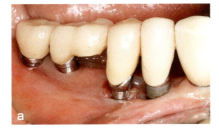
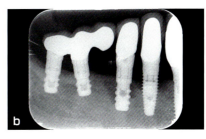

図6-5a、b　66歳女性。5|4部のインプラントは頬側に偏位している。おそらく頬側から骨吸収が起こり、ラフサーフェスに細菌が付着し、周囲炎が隣接面、舌側面へと進行していったと思われる。X線写真では先端近くまで骨吸収が進行していることがわかる。

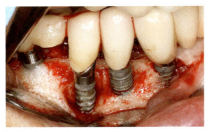
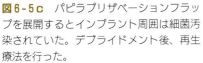

図6-5c　パピラプリザベーションフラップを展開するとインプラント周囲は細菌汚染されていた。デブライドメント後、再生療法を行った。

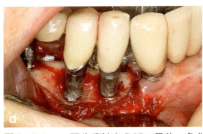

図6-5d、e　再生療法から15ヵ月後、角化組織の不足により清掃性が不十分であったため、角化組織獲得とインプラントプラスティを行う。オトガイ孔が近接し、骨面上に遊離歯肉移植片を位置づけることが困難であった。

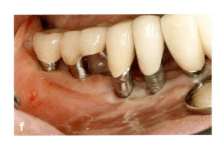
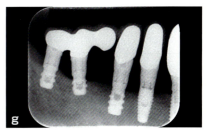

図6-5f、g　切除療法後2年の状態。頬側に偏位しているインプラントにはわずかな角化組織しか存在しない。小臼歯部のインプラントは骨再生が得られている一方、6|部のインプラントは感染はないが逆に骨吸収をまねいている。フラップを展開したことによる骨吸収が起きているかもしれない。

近接埋入がトリガーとなったと考えられる症例

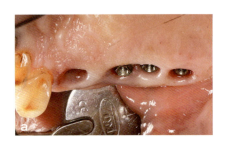
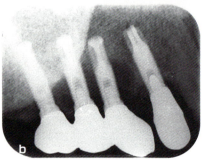

図6-6a、b　61歳男性。26年前に他院で埋入された7 6 5|部のインプラントが近接しており、周囲炎が発生した。4|部は16年前に当院で埋入している。後方3本のインプラント周囲に重度の骨吸収を認めた。

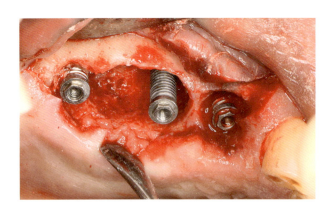

図6-6c　患者は上部構造の再作製を望まず、中央のインプラントを撤去した。それによりインプラント表面のデブライドメントが容易になった。頬舌側に高い骨壁が残存しているため再生療法を選択した。

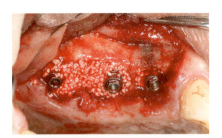
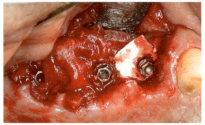
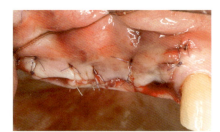

図6-6d　炭酸アパタイト（サイトランスグラニュール）を欠損内に充填した。

図6-6e　Bio-Gideで被覆した。4|部のインプラント周囲にも施行している。

図6-6f　縫合後の側方面観。

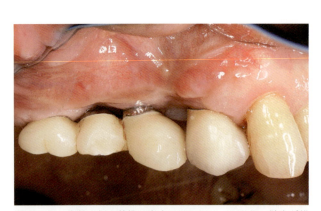
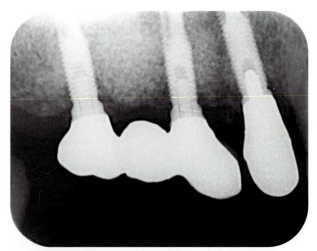

図6-6g　術後2年の状態。炎症はコントロールされ、健康が維持されている。

図6-6h　同X線写真。良好に経過している。

骨欠損は頬側から

周囲粘膜炎と周囲炎の違いは、骨欠損が進行（＞3mm）しているか否かである。Monjeらは47名の患者における周囲炎に罹患している158本のインプラントを調査し2～3壁性の骨縁下欠損が55%を占め、どの欠損タイプにおいても頬側の欠損が大きく、舌側の欠損が小さい、つまり周囲炎の骨欠損は頬側から起きている可能性を示した[23]。

やはりインプラントの頬側に十分な骨幅を獲得することが重要ではないだろうか。

治療

これまでに、歯周治療と同様に非外科的な治療と外科的治療が提唱されてきている[24]。そこで非外科療法は周囲粘膜炎には出血の減少、ポケット減少において一定の効果が見られるが、周囲炎においては単独では解決できず、外科処置に対する前処置として軟組織のコンディションを整える意味合いが強いことが示されている[25,26]。これまで示されているインプラント周囲疾患に対する治療成績は、歯周病のそれと比較して低いといわざるをえないため、周囲炎になる前に予防することが重要である[27~30]。

2014年の周囲炎に対する外科処置の結果を示すシステマティックレビューでは、ポケット減少量が切除療法で2.04mm、GBRで3.16mm、ボーンフィルは骨移植、GBRともに2.1mmと報告されている[31]。近年のコンセンサスレポートでは周囲炎に対する外科処置は最長10年の経過期間においてポケット減少、出血の抑制、X線的計測値の改善が認められている[32]。

これまでにインプラント周囲疾患に対するディシジョンツリーも示されているが、基本的に外科処置においては、歯周外科処置と同様に骨の欠損形態に応じて、つまり骨縁下欠損に対しては再生処置、骨縁上の欠損に対しては切除療法が推奨されている。そして、50%以上の骨吸収を示すインプラントに対しては撤去が進められている[33,34]。

また、FroumとRosenらは、それまでの周囲炎の治療骨吸収の進行度による分類に、さらに発症の原因、治療の予後はインプラントポジションが重要な因子であることを鑑み、サブカテゴリーとして、インプラント長軸と歯槽堤との関係（中央、頬側、口蓋側）の分類を加えている[35,36]。彼らは100名の170本のインプラントに対して再生治療を行い、平均観察期間3.6年（2～10年）で重症例なほどより多くのポケット深さの減少とX線的な骨量が得られ、50%以上骨吸収をきたしていたインプラント48本中47本が良好に維持されていると報告した。

再生した骨とインプラントが再びオッセオインテグレーションするか否かに関してはまだ明らかになってはいないが、これまでに動物や人における再インテグレーションが報告されている[37~41]。

歯周治療と周囲炎の再生治療における大きな違いの一つは、患者の同意が得られれば、上部構造を一時的に取り外し軟組織下にサブマージさせられることにある。この場合、インプラント体すべてを再び骨内に収められる可能性が出てくる[42~44]。

現在、筆者の採用している周囲炎に対する外科処置のディシジョンツリーを**図6-7**に示し、実際の治療例を**図6-8～10**にて供覧する。また、インプラントのポジションが不適切で周囲炎が進行し、インプラント体の50%以上の骨を失った場合は撤去を選択する可能性が高まる（**図6-11**）。

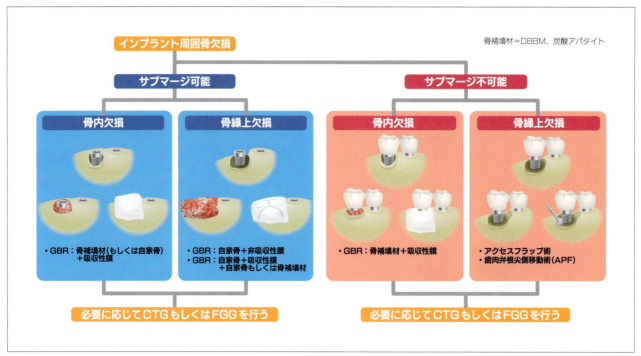

図6-7 周囲炎の骨欠損への対応(可撤性補綴装置によるディシジョンツリー／文献22を参考に作成)。補綴装置を一時的に撤去し、インプラントをサブマージすることが許されれば、GBRによって骨縁上欠損を根本的に解決できる可能性がある。

角化組織の必要性を示す症例

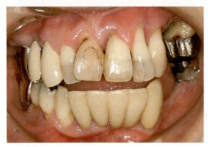

図6-8a 52歳女性。審美障害、咀嚼障害を主訴に来院。歯周病の進行によるポステリアバイトコラプス、オープンバイトにより臼歯部に過度の負担がかかっていたと思われる。

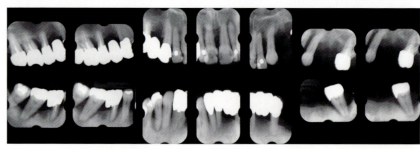

図6-8b 臼歯部は保存困難な歯が多く、インプラントを固定源とした矯正治療、残存歯の歯周補綴が必要と判断された。

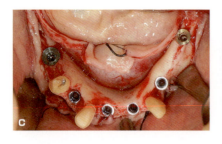
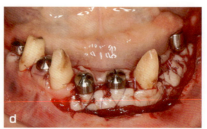

図6-8c 下顎インプラント埋入後の咬合面観。4|部は左側に比べ条件も良いが、頬側に傾斜しており、骨壁はそれほど厚くないことがわかる。

図6-8d 4ヵ月後にアバットメントを連結。2|6まではFGGを行った。条件の良かった4|部は角化組織を頬側に移動した。

6章 組織の退縮とインプラント周囲炎に対する硬・軟組織マネジメント―トラブルシューティング

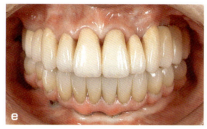
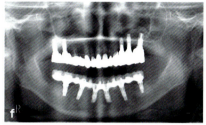
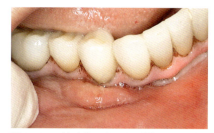

図6-8e, f 治療終了時の正面観とX線写真。患者は治療結果に大いに満足された。4|部インプラント頬側には十分な角化組織が存在していない。

図6-8g 治療終了後7年で4|部インプラント周囲に膿瘍形成を認めた。

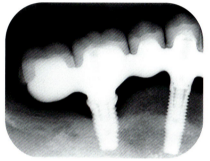
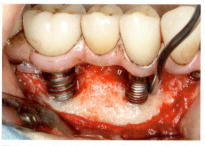
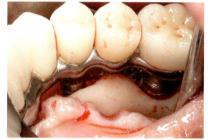

図6-8h 6 4|部のインプラントに進行した骨吸収を認める。

図6-8i 頬側の骨吸収が進行している状態。

図6-8j 頬側から骨吸収が進行し、隣接面の舌側にも波及したのではないかと考えられる骨吸収の状態。

図6-8k, l 患者はボーンアンカードブリッジを外して生活できないため、サブマージして完全な再生を目指すことは不可能であった。またこの欠損形態では再生療法は困難であると判断し、舌側の骨壁も削除する切除療法で対応した。苦渋の決断であった。

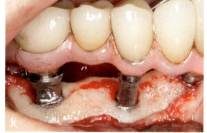
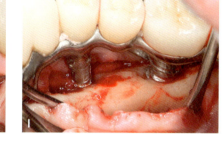

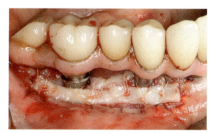
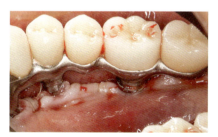
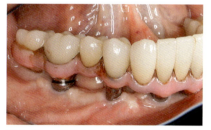

図6-8m 角化組織獲得のためFGGを行った。

図6-8n 縫合後の舌側面観。舌側の角化組織も十分ではない。

図6-8o 術後3年の状態。炎症はコントロールされている。

図6-8p 初診より16年、治療後9年、周囲炎の治療後3年の状態。今のところ安定した経過をたどっているが、下顎は5 4 3 2 1|1 2 3のブリッジで対応したほうが良かったかもしれない。

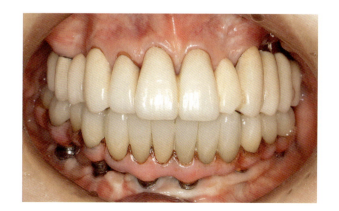

225

再生と切除のコンビネーション症例

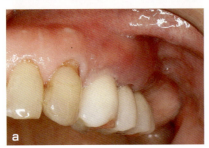
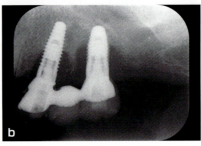
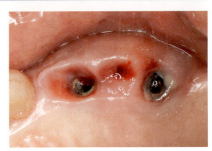

図6-9a、b　73歳女性。6年前に治療した左側上顎臼歯のインプラント部に腫脹、排膿を認め来院（a）。進行した骨縁下欠損を認めた（b）。

図6-9c　上部構造を外すと排膿を認めた。

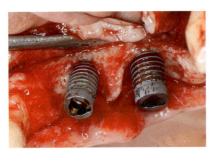
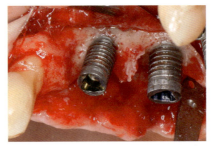
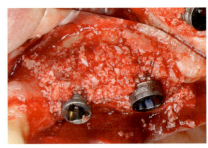

図6-9d　パピラプリザベーションフラップを形成しインプラント周囲の肉芽組織を郭清した状態。ラフサーフェスの汚染が認められる。

図6-9e　チタンブラシ、超音波チップ、グリシンパウダーアブレイジョン、音波ブラシにより除染を行った状態。骨壁は限られていたがアクセスは良好であった。

図6-9f　自家骨とBio-Ossを混和した骨移植材を欠損部に設置。

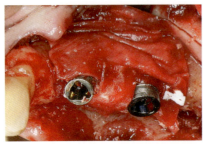
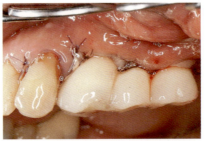
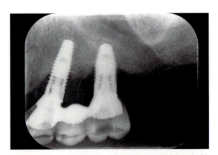

図6-9g　Bio-Gideによって骨移植材を被覆したが、スペースの維持機能は不十分である。

図6-9h　縫合によって一次閉鎖を達成した後、上部構造を復位した。

図6-9i　1年後のX線写真では骨縁下欠損が部分的に改善していることがわかる。

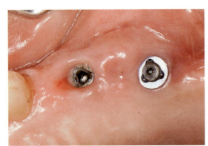
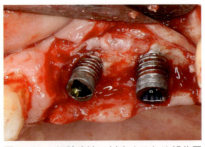
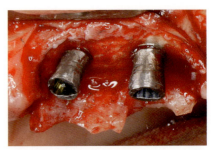

図6-9j　深いポケット、角化組織の不足もあり、再感染の兆候が認められた。

図6-9k　切除療法で対応するため部分層のフラップを形成しインプラント周囲の骨整形を行った。

図6-9l　骨縁上部分に関してはインプラントプラスティを行った。インプラントプラスティは適切に行えば効果的であると考えている[45]。

6章　組織の退縮とインプラント周囲炎に対する硬・軟組織マネジメント―トラブルシューティング

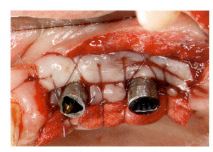

図6-9m　確実に角化組織を獲得するためにFGGを行った。

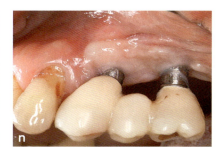

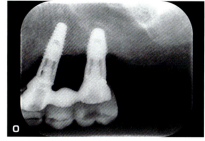

図6-9n、o　1年後の状態。プラスティされたインプラントが露出しているが、十分な角化組織が獲得され、高い清掃性が獲得されている。

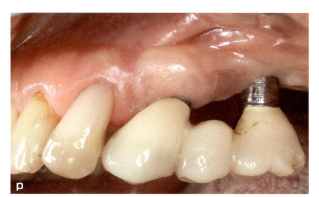

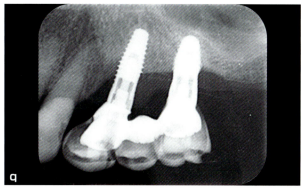

図6-9p、q　3年後の状態。|4部の軟組織は増殖傾向を示している。組織レベルが低下しメタル部も露出しているが、感染による不快症状がなくなり、患者は満足している。

完全に再生した症例

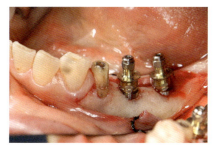

図6-10a　63歳女性。インプラントはマシンサーフェスのカラー部が露出した状態で埋入され、骨造成なしで閉創された。補綴の適切なクリアランス獲得のためにあと1mm深く埋入し、GBRを行うべきであった。

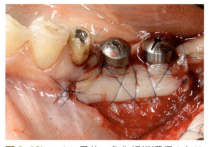

図6-10b　4ヵ月後、角化組織獲得のためFGGとともにアバットメントを連結した。

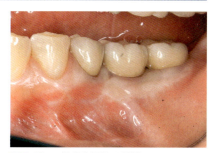

図6-10c　治療終了時の状態。

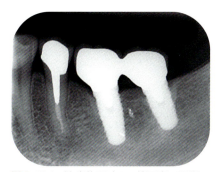

図6-10d　治療終了時のX線写真。通常のリモデリングが観察される。

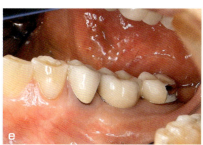

図6-10e、f　14年後、インプラント周囲炎を発症していた。

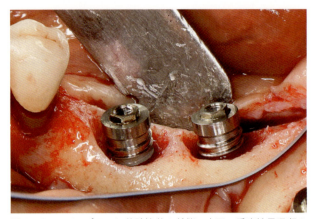

図6-10g インプラント体除染後の状態。水平・垂直性骨吸収のコンビネーション「class III -c」と診断した[24]。

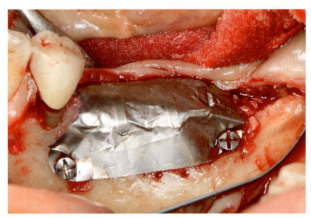

図6-10h 患者はサブマージドヒーリングに同意されたので、クリアランス不足の懸念はあったがプラットフォーム上までの骨再生を計画した。ハニカムメンブレンを応用し垂直的なGBRを行った。

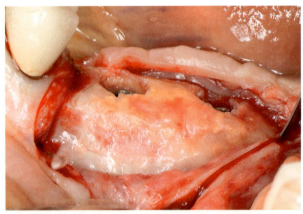

図6-10i GBR後7ヵ月にメンブレンを除去すると、良好に組織が再生していた。

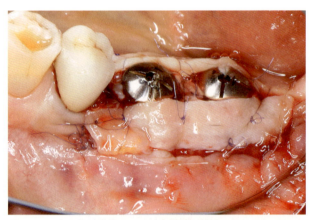

図6-10j 角化組織獲得のため結合組織を移植した。

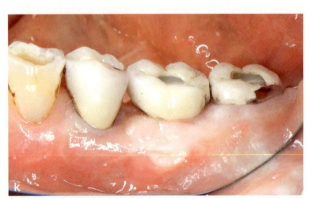
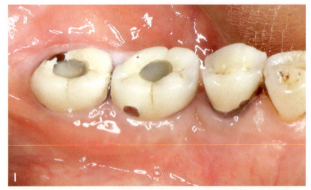

図6-10k、l GBR後1年半、角化組織獲得手術から1年経過時。補綴装置は単冠とし、フロスの使用が可能となった。

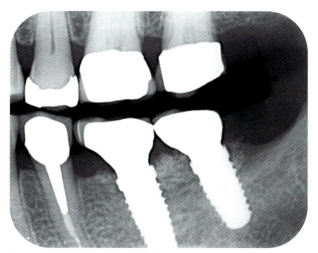
図6-10m アバットメント再連結後6ヵ月のX線写真。

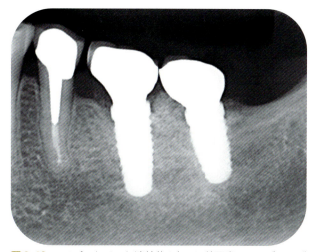
図6-10n アバットメント連結後1年のX線写真。リモデリング（ソーサライゼーション）が進行しており、慎重な経過観察が求められる。

インプラントを撤去した症例

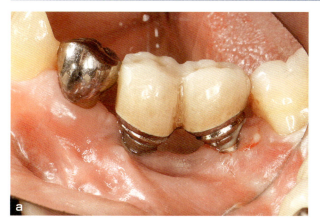
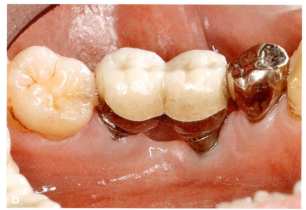
図6-11a、b 55歳男性。13年前に他院で治療したインプラントの不快感を主訴に来院。圧迫に対して排膿、BOPを認め、軟組のコンディションからも清掃性が低い。

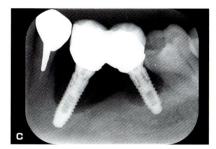
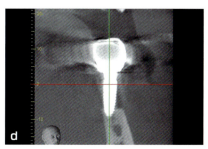
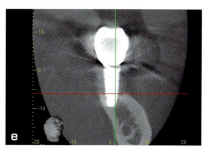
図6-11c〜e X線写真（c）ではインプラント長径の80%に至る骨吸収が認められた。CT像（d、e）では骨欠損は頬舌的に壁がなく近遠心的にわずかな壁が残る2壁性であることがわかる。

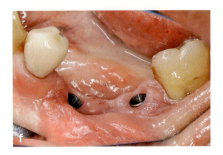
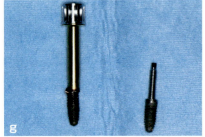

図 6-11f　撤去前の状態。

図 6-11g　インプラントは専用のデバイスで容易に撤去できた。

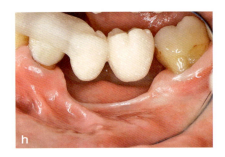
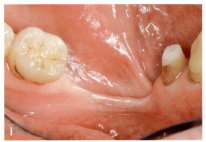

図 6-11h, i　インプラント撤去後6ヵ月の状態。重度な垂直・水平性欠損と角化組織の不足を認める。

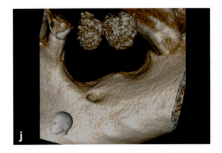
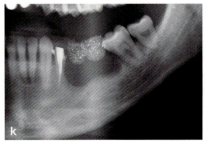

図 6-11j　ボリュームレンダリング像ではオトガイ孔が歯槽頂付近に開口していることがわかる。

図 6-11k　重度の垂直性骨欠損があり、スーパーショートインプラント（4mm）の埋入も困難である。

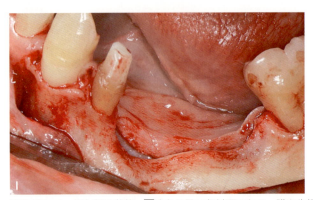
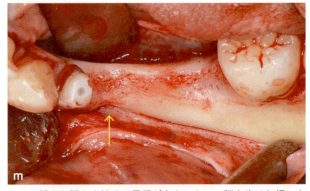

図 6-11l, m　骨欠損の状態。|4遠心の骨は急斜面であり、膜を歯根から1mm離すと膜を支持する骨縁が存在しない。隣在歯は欠損に向けて傾斜し、膜の試適、設置を困難にしている。咬合面観（m）では顎堤は狭小化していることがわかる。オトガイ孔が視認できる（矢印）。

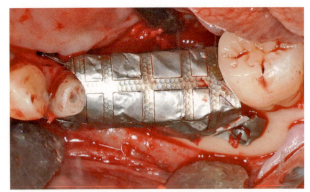
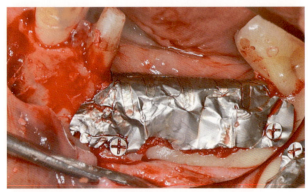

図 6-11n　メンブレン設置後の咬合面観。両隣在歯が操作の障害になっていたことがわかる。

図 6-11o　メンブレンは根面に近接しているが、接触していないことに注目。

6章 組織の退縮とインプラント周囲炎に対する硬・軟組織マネジメントートラブルシューティング

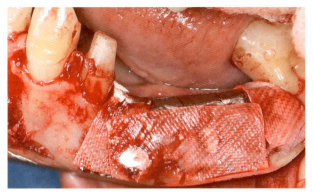

図6-11p ハニカムメンブレンの辺縁を完全に封鎖するためにクロスリンクコラーゲン膜を設置した。

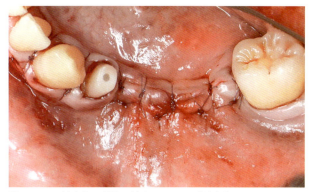

図6-11q 縫合後の状態。精密にフラップが適合している。

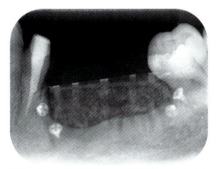

図6-11r GBR直後のX線写真。オリジナルボーン（既存骨）との境界は明瞭である。

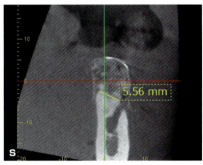

図6-11s、t 同CT像では骨伝導の面積が限られていることがわかる。上下的にできるだけ覆うことによって骨伝導面積を稼いでいる。

図6-11u 9ヵ月後、移植部位の不透過性が増し順調に成熟していることが認められる。

図6-11v 11ヵ月後の咬合面観。角化組織の不足、小帯の高位付着を認める。

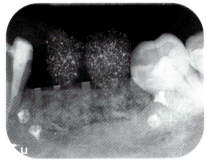
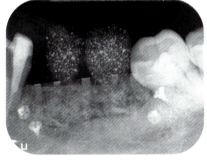

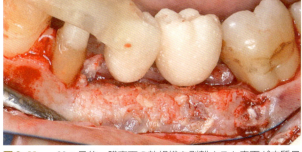

図6-11w 11ヵ月後、膜直下の軟組織を剥離すると表面が皮質骨化した新たな歯槽堤が確認された。

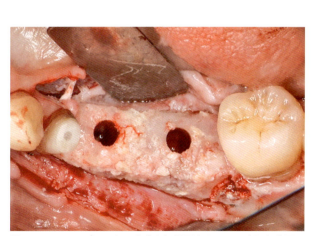

図6-11x インプラントは十分な初期固定をもって適切な位置に埋入可能であった。

231

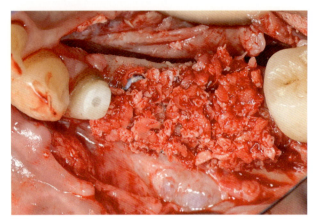

図6-11y 処置後の吸収を補償するために追加のGBRを行う。自家骨とDBBMのコンポジットグラフトを設置した。

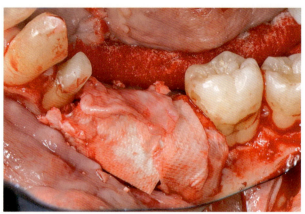

図6-11z コラーゲン膜で移植部位を被覆した。

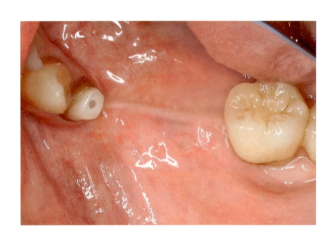

図6-11aa 3ヵ月後。角化組織は非常に限られている。

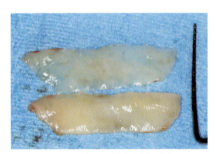

図6-11ab 口蓋から結合組織を採取。

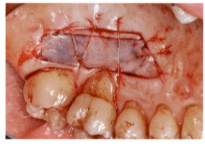

図6-11ac 上皮部分はドナーサイトに復位した。

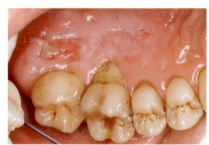

図6-11ad 採取後11日のドナーサイトの状態。上皮化がほぼ完了している。

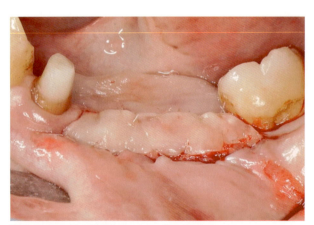

図6-11ae 結合組織をオンレーグラフトした。

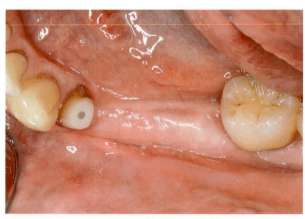

図6-11af オンレーグラフト後2ヵ月。色調も良好に調和した角化組織が獲得されている。

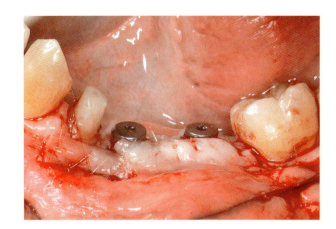

図6-11ag 4̲に同様にCTGを行い、5̲ 6̲部はアバットメントを連結した。

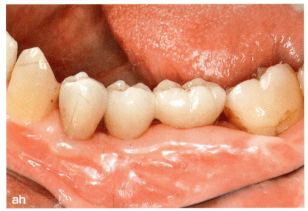
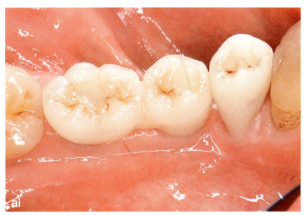

図6-11ah、ai 5ヵ月後の最終補綴装置装着時。組織レベルが均一化し、頬舌側に十分な角化組織が獲得されている。術前、既存のインプラントを無理して保存するよりもはるかに高い清掃性が得られた。

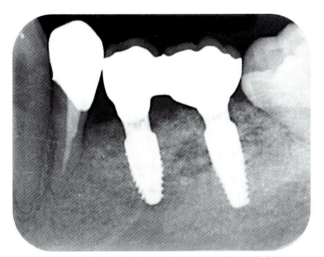

図6-11aj 治療後のX線写真では順調なリモデリングが認められた。

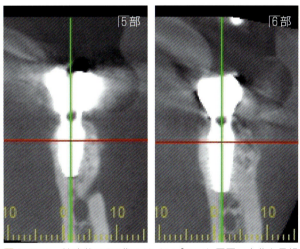

図6-11ak 治療後のCT像ではインプラント周囲に十分な骨組織が獲得されている。インプラント体の大半は再生した骨によって支持されている。

おわりに

インプラント周囲炎に対して再生療法を行う条件として、インプラントのポジションが適正であることをはじめ、補綴のデザイン、患者のコンプライアンスなど、周囲炎が再発しないような環境を整えられるかが重要なファクターとなる。身体的、経済的、時間的な犠牲を払って得られたインプラント治療による機能と審美性をインプラント周囲炎によって失われることは、患者・術者にとって大きな損害となる。

インプラント治療を手掛けるのであれば、この疾患につい

てつねに情報のアップデートを図りつつ対処していく必要が**ある**。天然歯の歯周炎と比べても、インプラント周囲炎の治療法は、デブライドメントの方法一つとってもいまだ不明なことが多い。そして、天然歯と異なり、たとえ撤去しても組織の再建ができれば、もっと良い条件で再治療を行える可能性もある一方、タイミングを逸すると重大なダメージとなる。どのように治療するかは、発症原因が解決できる可否を含めて患者と協議し決定していくべきであろう。見て見ぬふりをしてはならない。

参考文献

1. Cosyn J, Hooghe N, De Bruyn H. A systematic review on the frequency of advanced recession following single immediate implant treatment. J Clin Periodontol. 2012 Jun；39（6）：582-9.

2. Evans CD, Chen ST. Esthetic outcomes of immediate implant placements. Clin Oral Implants Res. 2008 Jan；19（1）：73-80.

3. Cosyn J, Sabzevar MM, De Bruyn H. Predictors of inter-proximal and midfacial recession following single implant treatment in the anterior maxilla：a multivariate analysis. J Clin Periodontol. 2012 Sep；39（9）：895-903.

4. Spray JR, Black CG, Morris HF, Ochi S. The influence of bone thickness on facial marginal bone response：stage 1 placement through stage 2 uncovering. Ann Periodontol. 2000 Dec；5（1）：119-28.

5. Monje A, Chappuis V, Monje F, Muñoz F, Wang HL, Urban IA, Buser D. The Critical Peri-implant Buccal Bone Wall Thickness Revisited：An Experimental Study in the Beagle Dog. Int J Oral Maxillofac Implants. 2019 November/December；34（6）：1328-36.

6. Zucchelli G, Tavelli L, Stefanini M, Barootchi S, Mazzotti C, Gori G, Wang HL. Classification of facial peri-implant soft tissue dehiscence/deficiencies at single implant sites in the esthetic zone. J Periodontol. 2019 Oct；90（10）：1116-24.

7. Zucchelli G, Mazzotti C, Mounssif I, Marzadori M, Stefanini M. Esthetic treatment of peri-implant soft tissue defects：a case report of a modified surgical-prosthetic approach. Int J Periodontics Restorative Dent. 2013 May-Jun；33（3）：327-35.

8. 石川知弘. インプラント治療のための硬・軟組織マネジメント第10回 上顎前歯部における硬・軟組織マネジメント. Quintessence DENT Implantol. 2023；30（4）：120-35.

9. 石川知弘. インプラント治療のための硬・軟組織マネジメント第9回 下顎前歯部の硬・軟組織マネジメント　テクニック編. Quintessence DENT Implantol. 2023；30（3）：120-32.

10. Renvert S, Persson GR, Pirih FQ, Camargo PM. Peri-implant health, peri-implant mucositis, and peri-implantitis：Case definitions and diagnostic considerations. J Clin Periodontol. 2018 Jun；45 Suppl 20：S278-S85.

11. Renvert S, Persson GR, Pirih FQ, Camargo PM. Peri-implant health, peri-implant mucositis, and peri-implantitis：Case definitions and diagnostic considerations. J Periodontol. 2018 Jun；89 Suppl 1：S304-S12.

12. Lee CT, Huang YW, Zhu L, Weltman R. Prevalences of peri-implantitis and peri-implant mucositis：systematic review and meta-analysis. J Dent. 2017 Jul；62：1-12.

13. Rakic M, Galindo-Moreno P, Monje A, Radovanovic S, Wang HL, Cochran D, Sculean A, Canullo L. How frequent does peri-implantitis occur? A systematic review and meta-analysis. Clin Oral Investig. 2018 May；22（4）：1805-16.

14. Ogata Y, Nakayama Y, Tatsumi J, Kubota T, Sato S, Nishida T, Takeuchi Y, Onitsuka T, Sakagami R, Nozaki T, Murakami S, Matsubara N, Tanaka M, Yoshino T, Ota J, Nakagawa T, Ishihara Y, Ito T, Saito A, Yamaki K, Matsuzaki E, Hidaka T, Sasaki D, Yaegashi T, Yasuda T, Shibutani T, Noguchi K, Araki H, Ikumi N, Aoyama Y, Kogai H, Nemoto K, Deguchi S, Takiguchi T, Yamamoto M, Inokuchi K, Ito T, Kado T, Furuichi Y, Kanazashi M, Gomi K, Takagi Y, Kubokawa K, Yoshinari N, Hasegawa Y, Hirose T, Sase T, Arita H, Kodama T, Shin K, Izumi Y, Yoshie H. Prevalence and risk factors for peri-implant diseases in Japanese adult dental patients. J Oral Sci. 2017 Mar 31；59（1）：1-11.

15. Sakamoto T, Morikawa S, Matsumoto C, Sakamoto M. Study on preverence of peri-implantitis and peri-implant mucositis. Osaka Acad Oral Implantol. 2018；32：35-9.

16. 辰巳順一. インプラント周囲疾患発症リスクと課題. 日口腔インプラント会誌. 2023；36（2）：83-8.

17. Shimchuk AA, Weinstein BF, Daubert DM. The impact of a change in classification criteria on the prevalence of peri-implantitis：A cross-sectional analysis. J Periodontol. 2021 Sep；92（9）：1339-46.

18. Derks J, Schaller D, Håkansson J, Wennström JL, Tomasi C, Berglundh T. Peri-implantitis - onset and pattern of progression. J Clin Periodontol. 2016 Apr；43（4）：383-8.

19. Canullo L, Tallarico M, Radovanovic S, Delibasic B, Covani U, Rakic M. Distinguishing predictive profiles for patient-based risk assessment and diagnostics of plaque induced, surgically and prosthetically triggered peri-implantitis. Clin Oral Implants Res. 2016 Oct；27（10）：1243-50.

20. Monje A, Kan JY, Borgnakke W. Impact of local predisposing/precipitating factors and systemic drivers on peri-implant diseases. Clin Implant Dent Relat Res. 2023 Aug；25（4）：640-60.

21. Salvi GE, Aglietta M, Eick S, Sculean A, Lang NP, Ramseier CA. Reversibility of experimental peri-implant mucositis compared with experimental gingivitis in humans. Clin Oral Implants Res. 2012 Feb；23（2）：182-90.

22. 吉江弘正，二階堂雅彦，畑めぐみ. 歯科医師・研究者チームによる歯周治療のコンセンサス4 インプラント周囲疾患. 東京：インターアクション，2021.

23. Monje A, Pons R, Insua A, Nart J, Wang HL, Schwarz F. Morphology and severity of peri-implantitis bone defects. Clin Implant Dent Relat Res. 2019 Aug；21（4）：635-43.

24. Lang NP, Wilson TG, Corbet EF. Biological complications with dental implants：their prevention, diagnosis and treatment. Clin Oral Implants Res. 2000；11 Suppl 1：146-55.

25. Renvert S, Hirooka H, Polyzois I, Kelekis-Cholakis A, Wang HL；Working Group 3. Diagnosis and non-surgical treatment of peri-implant diseases and maintenance care of patients with dental implants - Consensus report of working group 3. Int Dent J. 2019 Sep；69（Suppl 2）：12-7.

26. Roccuzzo A, De Ry SP, Sculean A, Roccuzo M, Salvi GE. Current Approaches for the Non-surgical Management of Peri-implant Diseases. Curr Oral Health Rep. 2020；7（3）：274-82.

27. Jepsen S, Berglundh T, Genco R, Aass AM, Demirel K, Derks J, Figuero E, Giovannoli JL, Goldstein M, Lambert F, Ortiz-Vigon A, Polyzois I, Salvi GE, Schwarz F, Serino G, Tomasi C, Zitzmann NU. Primary prevention of peri-implantitis：managing peri-implant mucositis. J Clin Periodontol. 2015 Apr；42 Suppl 16：S152-7.

28. de Waal YC, Raghoebar GM, Meijer HJ, Winkel EG, van Winkelhoff AJ. Prognostic indicators for surgical peri-implantitis treatment. Clin Oral Implants Res. 2016 Dec；27(12)：1485-91.

29. Serino G, Turri A. Outcome of surgical treatment of peri-implantitis：results from a 2-year prospective clinical study in humans. Clin Oral Implants Res. 2011 Nov；22(11)：1214-20.

30. Heitz-Mayfield LJA, Salvi GE, Mombelli A, Loup PJ, Heitz F, Kruger E, Lang NP. Supportive peri-implant therapy following anti-infective surgical peri-implantitis treatment：5-year survival and success. Clin Oral Implants Res. 2018 Jan；29（1）：1-6.

31. Chan HL, Lin GH, Suarez F, MacEachern M, Wang HL. Surgical management of peri-implantitis：a systematic review and meta-analysis of treatment outcomes. J Periodontol. 2014 Aug；85（8）：1027-41.

32. Khoury F, Keeve PL, Ramanauskaite A, Schwarz F, Koo KT, Sculean A, Romanos G. Surgical treatment of peri-implantitis - Consensus report of working group 4. Int Dent J. 2019 Sep；69 Suppl 2(Suppl 2)：18-22.

33. Sinjab K, Garaicoa-Pazmino C, Wang HL. Decision Making for Management of Periimplant Diseases. Implant Dent. 2018 Jun；27（3）：276-81.

34. Okayasu K, Wang HL. Decision tree for the management of periimplant diseases. Implant Dent. 2011 Aug；20（4）：256-61.

35. Froum SJ, Rosen PS. A proposed classification for peri-implantitis. Int J Periodontics Restorative Dent. 2012 Oct；32（5）：533-40.

36. Rosen PS, Froum SJ, Sarmiento H, Wadhawani CP. A Revised Peri-implantitis Classification Scheme：Adding Three-Dimensional Considerations to Facilitate Prognosis and Treatment Planning. Int J Periodontics Restorative Dent. 2022 May-Jun；42（3）：291-9.

37. Almohandes A, Carcuac O, Abrahamsson I, Lund H, Berglundh T. Re-osseointegration following reconstructive surgical therapy of experimental peri-implantitis. A pre-clinical in vivo study. Clin Oral Implants Res. 2019 May；30（5）：447-56.

38. Kim S, Hu KS, Jung UW. Reosseointegration After Regenerative Surgical Therapy Using a Synthetic Bone Substitute for Peri-implantitis：Human Autopsy Study. Int J Periodontics Restorative Dent. 2018 Jul/Aug；38（4）：585-91.

39. Fletcher P, Deluiz D, Tinoco EM, Ricci JL, Tarnow DP, Tinoco JM. Human Histologic Evidence of Reosseointegration Around an Implant Affected with Peri-implantitis Following Decontamination with Sterile Saline and Antiseptics：A Case History Report. Int J Periodontics Restorative Dent. 2017 July/August；37（4）：499-508.

40. Nevins M, Parma-Benfenati S, Galletti P, Zuchi A, Sava C, Sava C, Trifan M, Piattelli A, Iezzi G, Chen CY, Kim DM, Rocchietta I. Human Histologic Evaluations of the Use of Er,Cr：YSGG Laser to Decontaminate an Infected Dental Implant Surface in Preparation for Implant Reosseointegration. Int J Periodontics Restorative Dent. 2020 Nov/Dec；40（6）：805-12.

41. Madi M, Htet M, Zakaria O, Alagl A, Kasugai S. Re-osseointegration of Dental Implants After Periimplantitis Treatments：A Systematic Review. Implant Dent. 2018 Feb；27（1）：101-10.

42. Tinti C, Parma-Benfenati S. Treatment of peri-implant defects with the vertical ridge augmentation procedure：a patient report. Int J Oral Maxillofac Implants. 2001 Jul-Aug；16（4）：572-7.

43. Wen SC, Huang WX, Wang HL. Regeneration of Peri-implantitis Infrabony Defects：Report on Three Cases. Int J Periodontics Restorative Dent. 2019 Sep/Oct；39（5）：615-21.

44. Parma-Benfenati S, Tinti C, Romano F, Roncati M, Aimetti M. Long-Term Outcome of Surgical Regenerative Treatment of Peri-implantitis：A 2- to 21-Year Retrospective Evaluation. Int J Periodontics Restorative Dent. 2020 Jul/Aug；40（4）：487-96.

45. Stavropoulos A, Bertl K, Eren S, Gotfredsen K. Mechanical and biological complications after implantoplasty-A systematic review. Clin Oral Implants Res. 2019 Sep；30（9）：833-48.

索　引

あ

アンテリアガイダンス ……………………………… 119

い

インターポジショナルグラフト …………… 11、123、125
インプラント間乳頭 ……………………… 31、33、150
インプラント周囲炎 ……………… 120、122、219
インプラントプラスティ ……………… 122、221、226

う

ウィンドウのデザイン ……………………… 103、104

え

エマージェンスアングル ……………………… 52、122
エマージェンスプロファイル ………………… 31、124
遠心縦切開 ………………………………… 66、105
延長ポンティック ………………………… 10、123

お

オーバーカントゥア ……………………………… 212
オーバーブラッシング …………………………… 212
オープンバイト ……………………… 168、169、224
オープンヒーリング ……………………………… 123
オトガイ下動脈 …………………… 64、114、121
オトガイ孔 ……………………………… 59、64
音波ブラシ ……………………………………… 226
オンレーグラフト ………………… 32、176、177、232

か

開窓 ……………………………………… 30、212
過蓋咬合 …………………………………………… 215
下顎管 ……………… 54、59、63、64、66、114
下顎切歯単独欠損 ………………………………… 119
下顎前歯の露出量 ………………………………… 124
眼窩下動脈 ………………………………………… 95

き

急性副鼻腔炎 …………………………………… 99
矯正的挺出 ……………………………… 152、163
近心縦切開 ………………………………… 66、105

く

クラニオフェイシャルグロース ………………………… 52
グリシンパウダーアブレイジョン ………………… 226
クレスタルアプローチ ……………………… 84、95
クロスリンクコラーゲン膜 ……… 14、15、19、94、231

け

外科用ユニバーサルキュレット ……………………… 69
減張 …………………………………… 70〜72、200

こ

後上歯槽動脈 ……………………………… 86、95
鼓形空隙 ……………………………… 148、149
骨膜 ………………………………………… 68
コラーゲンシート ……………………………… 90
コンポーネントの露出 ………………………… 212
コンポジットグラフト ……………………… 19、24

さ

サージカルステント ……………………… 31、56、76
再生療法 ……………… 115、116、163、164
サイナスリフト ……………………………… 16
サブジンジバルカントゥア ……………………… 191
サブマージ ……………………… 223、224、228

し

シールド片 ……………………… 158、161、217
歯間乳頭支持エリア ……………………… 194
色調のブレンド ……………………………… 176
歯頚部断面の形態と平均値 ……………………… 118
篩骨漏斗の開通性 ……………………………… 99
支持スクリュー ……………………………… 76
歯肉 - 歯槽粘膜境（MGJ） ………………… 11
上顎洞隔壁 ……………………………… 102
上顎洞粘膜の穿孔 ……………………… 88
上顎洞瘻孔 ……………………… 92、104
ショートインプラント ………………… 50、230
唇側転位 ……………………………… 212

す

垂直的GBR	52、66
水平マットレス縫合	78
スキャロップ	128、148
スキャロップインシジョン	134、194
ストリップグラフト	174
スプリント	61
スペースマネジメント	118

せ

正中の歯間乳頭	21、148
切開	68
舌下動脈	64、114、121
舌骨筋	71
舌神経	64
接着ブリッジ	115、117
セメント質剥離	19
セルフタップ機能	76
前歯部のカップリング	127

そ

ソーサライゼーション	169、229
ソーセージテクニック	16〜18
ソケットシールドテクニック	158、216
ソケットプリザベーション	12、154
ソフトブラシ	61

た

炭酸アパタイト	49、92、222

ち

チタンブラシ	226
チタンマイクロスクリュー	76
チタンメッシュ	18
超音波チップ	226

て

ディスカラレーション	30、213
ティッシュスカルプティング	185
テーパード形状	118、144
デコルチケーション	23、75、171、198
テンポラリーシリンダー	143

と

トラップフィルター	25
トレフィンバー	94
トンネリングテクニック	156

な

ナゾラビアルアングル	215
ナローインプラント	118
軟組織の退縮	212

ね

ネイザルリフト	88
ネイティブコラーゲン膜	14
粘膜下組織	37、40、140

は

パウンドライン	55
剥離	68、69
破骨鉗子スタンツェ	107
抜歯即時埋入	38、122、182、212
ハニカムメンブレン	21、22、53、56、57、60、62、73、76、77、134〜136、195〜198
パピラシフト	134
パピラプリザベーションフラップ	216、217、221、226
パンチアウト	142

ひ

ヒールドサイト	69、75、212
光造形モデル	60、66、67
非吸収性バリア膜	18
皮質骨の穿孔	136

ふ

フィブリン糊	84
フェノタイプ	27
プライマリーフラップ	127
ブラックトライアングル	148
プラットフォームスイッチング	27、65、125、144
プロフィックススクリュー	76、136

へ

辺縁骨吸収　……………………………………　28

ほ

ボーンアンカードブリッジ　……………　115、121、225
ボーンタック　…………………………　15、16、199
母床骨　……………………………………　23、58、62
ホワイトエステティック　………………………　152
ポンティックシールドテクニック　………………　158

ま

マージンレスアバットメント　……………………　31
マイクロスクリュー　…………………………　62、76
マシーンサーフェス　………………………………　227

ら

ラテラルアプローチ　……………………　84、95、102～110
ラテラルウィンドウ　………………………………　104
ラフサーフェス　……………………………………　221

り

リボースクロスリンクコラーゲン膜　………　49、63、129
リミテッドパンチアウト　…………………　178、205
リモデリング　………………………………………　229

れ

裂開　…………………………………………　69、212

ろ

ロータリーインスツルメント　………………　69、194
ロングコンタクト　…………………………………　148

A～Z、β

b-FGF（basic fibroblast growth factor）　…………　24
biologic width（生物学的幅径）　…………………　12
BMP（bone morphogenetic proteins）　……………　24
DBBM（deproteinized bovine bone mineral）
　………………………………………………　16、60
DFDBA（demineralized freeze-dried bone allograft）
　……………………………………………………　24
d-PTFE（dense polytetrafluoroethylene）膜　………　21
EMD（enamel matrix derivative）　………………　24
interdental smile line　……………………………　148
low smile　…………………………………………　148
papilla height　……………………………………　151
papilla presence index　……………………………　163
PET（pertial extraction therapy）　…………　35、154
PRP（platelet rich plasma）　………………　17、24
rh-PDGF（recombinant human platelet derived growth
factor）　………………………………………　17、24
RST（root submergence technique）　…………　35、154
suborbicularis preparation（口輪筋下への形成）
　………………………………………………　172、201
β-TCP（β-tricalcium phosphate）　……………　84、85

後書き

　本書は2022年と2023年の2年間、『Quintessence DENTAL Implantology』誌に連載した内容を加筆、再編集したものである。連載終了後から発刊までのこの1年間に、自分自身の臨床はさらに進んでいる。「大全」という大仰なタイトルがついてしまったが、個人的にはこれが集大成とは思っていない。現時点の自分の臨床の通過点であり、これからも周囲の仲間たちと進歩し続けていきたい。

　すばらしい技工をしていただいている中島清氏とKNデンタルの皆様、貴重な寄稿をいただいた荒木康智先生、学びの参考となる症例を提供いただいた菊地康司先生、片山　昇先生、大杉和輝先生、小川雄大先生、私の精神的な支えになっている家族、石川歯科の臨床を現実的に支えていただいている歴代から現在のスタッフ、またご指導、ご教示、影響を与えてくださったすべての国内外の先生方、そして本書の執筆の機会を与えてくださり、ご協力いただいたクインテッセンス出版の松田俊介氏にこの場を借りて感謝の意を表したい。

石川知弘

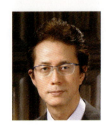

■著
石川知弘 Tomohiro Ishikawa
静岡県浜松市・医療法人社団 石川歯科院長／理事長

＜略歴＞
1988年　広島大学歯学部卒業
　　　　広島大学歯学部口腔外科第一講座
1990年　静岡県浜松市内勤務
1996年　静岡県浜松市にて石川歯科開業
2008年　船登彰芳、北島 一、福西一浩、南 昌宏とともに5-D Japan設立

＜所属・役職＞
5-D Japanファウンダー、日本臨床歯周病学会指導医
日本歯周病学会会員、日本口腔インプラント学会専門医
米国歯周病学会(AAP)会員
米国インプラント学会(AO)会員
ヨーロッパ審美歯科学会Affiliate member(EAED)
OJ(Osseointegration Study Club of Japan)相談役
静岡県口腔インプラント研究会元会長

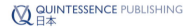

硬・軟組織マネジメント大全

2024年12月10日　第1版第1刷発行

著　者　石川知弘

発 行 人　北峯康充

発 行 所　クインテッセンス出版株式会社
　　　　東京都文京区本郷3丁目2番6号　〒113-0033
　　　　クイントハウスビル　電話(03)5842-2270(代表)
　　　　　　　　　　　　　　　(03)5842-2272(営業部)
　　　　　　　　　　　　　　　(03)5842-2273(編集部)
　　　　web page address　https://www.quint-j.co.jp

印刷・製本　サン美術印刷株式会社

Printed in Japan　　　　　　　　　　　　　　禁無断転載・複写
ISBN978-4-7812-1045-2　C3047　　落丁本・乱丁本はお取り替えします
　　　　　　　　　　　　　　　　　　定価はカバーに表示してあります